U0224213

协和

神经科住院医师手册

主 编 朱以诚

中国协和医科大学出版社

北 京

图书在版编目（CIP）数据

协和神经科住院医师手册 / 朱以诚主编. -- 北京：中国协和医科大学出版社, 2025. 2. -- ISBN 978-7-5679-2565-6

Ⅰ. R741-62

中国国家版本馆CIP数据核字第2024SH0866号

主　　编	朱以诚
责任编辑	沈冰冰
封面设计	邱晓俐
责任校对	张　麓
责任印制	黄艳霞

出版发行　中国协和医科大学出版社

（北京市东城区东单三条9号　邮编100730　电话010-65260431）

网　　址	www.pumcp.com	
印　　刷	三河市龙大印装有限公司	
开　　本	787mm×1092mm	1/32
印　　张	16.375	
字　　数	440千字	
版　　次	2025年2月第1版	
印　　次	2025年2月第1次印刷	
定　　价	69.00元	

编者名单

名誉主编 崔丽英
主　　编 朱以诚
副主编 周立新

编　　者（按姓氏笔画排序）

丁健峰	丁满秋	王一淳	王文君	王妍颖	王俊山
王莹洁	牛婧雯	毛晨晖	方世元	尹翮翔	史佳宇
付瀚辉	司倩倩	刘子悦	刘曼歌	严婧文	李　佳
李胜德	杨洵哲	吴娟娟	沙宇惠	沈东超	张　乐
张　哲	张君怡	张梦雨	张宗慕雨		陈思娴
范思远	林　楠	尚　丽	郝梦迪	胡　南	柏　琳
姜　南	姜宇涵	洪月慧	班　瑞	耿　畅	贾琛皓
倪品菲	徐　丹	唐明煜	黄杨钰	黄欣莹	曹宇泽
董立羚	韩　菲	韩广淞	舒美钧	谢曼青	谭　颖
翟菲菲	潘子昂	戴悦萱			

审　　校（按姓氏笔画排序）

王　含	卢　强	朱以诚	刘明生	刘彩燕	关鸿志
沈　航	金丽日	周立新	姚　明	袁　晶	钱　敏
倪　俊	徐　雁	徐蔚海	黄　颜	管宇宙	戴　毅
魏妍平					

编写组秘书（按姓氏笔画排序）

杨英麦　张　遥　徐　丹　谭　颖

序

北京协和医院自1921年建院以来，非常重视住院医师的严格、系统和规范化培训。每个人都会经历低年资住院医师、高年资住院医师和总住院医师的成长过程。不同年资的住院医师有不同的培养目标和要求，比如神经科总住院医师要求24小时值班制，每天上午急诊查房后要向科主任汇报急诊患者、病房重症患者和科间会诊患者的情况并指导诊疗，这种系统全面的培训有助于住院医师的成长和能力提升，最终使患者受益。

《协和神经科住院医师手册》（以下简称《手册》），作为指导日常临床工作的"口袋书"，具有知识性、实用性和高效性。《手册》的编写来自住院医师，用之于住院医师，更能贴近住院医师的需求。《手册》共分八个部分，神经内科医师工作规范、神经系统体格检查和定位诊断、神经系统诊断性检查、神经科急症的识别和处理、脑血管病的评估和治疗、其他神经系统疾病的评估和治疗、神经系统疾病的药物治疗和监测及神经系统疾病围手术期评估和处理。其中，神经系统定位诊断是基础，神经科急症的识别和处理是精髓。《手册》语言精练但不失细腻，重点突出但不失全面，在学习最需要的知识的同时，也让住院医师学会如何与患者沟通。带有情感和人文关怀的病史采集及与患者在诊断治疗方面的沟通，也许能够为我们将来在与"AI"的竞争中加分。

希望《手册》在住院医师的培训和临床工作中起到积极的指导作用，并在临床应用过程中不断完善。

北京协和医院神经科　崔丽英

2024年12月

前　言

神经科作为一个独立的二级学科，具有其独特的专业范畴和诊治思路。神经系统解剖结构及生理功能复杂，疾病的病因、机制多样，给神经系统疾病的定位和定性诊断带来了极大挑战。随着神经病学的不断发展和临床实践的不断深化，神经科的诊疗工作逐渐变得更加复杂和精细。在这样的背景下，神经科住院医师不仅面临着快速变化的医学知识和技术，还需要在繁忙的临床工作中不断提升自己的专业能力，确保患者能够得到最精准的诊断和最及时的治疗。相较内容充实的大部头书籍和资料，可随身携带且言简意赅的手册更便于一线医师在繁忙的临床工作中查阅使用，这也是我们编写《协和神经科住院医师手册》的初衷。

本书以培养和提高住院医师核心胜任力为目标，由科室教学核心团队设计协作框架，在主治医师的指导下由住院医师独立撰写，再经专业组教授审核。相关内容此前已于2022—2024年以"神经科基本功"的形式发表在《中国医学论坛报》网络平台，收获近百万阅读量，得到全国各地神经科医师的好评。本次将其再次精炼和补充，手册内容以住院医师在临床工作中面临的实际场景为线索，紧密围绕神经科住院医师临床工作所需要的知识、技能、诊疗思维和沟通交流等多方面内容，以培养临床诊疗思维为重点，以精练的文字、精简的表格、精心制作的流程图和典型的影像图片等形式展现，突出体现北京协和医院神经科诊疗工作的规范与经验。

最后，感谢所有编者在忙碌的临床工作之余仍积极参与到书稿的撰写与修改之中。感谢各位专业组教授，他们在文章撰写方面给予了详细的指导和审阅。希望本书能够成为广大神经科住院医师的得力助手，帮助大家更好地应对临床工作的挑战，不断提升专业素养，最终为患者提供更加优质的医疗服务。

编　者

2024 年 12 月

目　录

2

第一章
神经内科住院医师
工作规范

一、新收患者常规

（1）提前了解病情：通过总值班或主治医师口头病情介绍、既往住院或门诊记录，了解大致病情、本次入院目的、目前用药、门诊已完成/计划住院完成的检查。

（2）快速评估，识别急危重患者。

1）迅速评估

✓一般情况：生命体征，意识水平（GCS评分）、活动状态。

✓呼吸：呼吸频率，SpO_2，喉鸣，肺部体征。

✓循环：意识，尿量，皮肤灌注情况，基础血压，休克指数。

2）迅速完善检查：ECG、ABG、血常规、肝肾功能、C反应蛋白、心肌酶、凝血功能、血型（配血）、输血八项、必要的影像学检查（胸片、床旁超声、头CT等）。

3）迅速判断威胁生命的主要问题，并给予紧急处理。

4）及时向上级医师汇报病情。

5）病重/病危医嘱。

6）与家属沟通病情，签署病危通知书及抢救知情同意书。

（3）详细采集病史、体格检查。

（4）与患者及家属沟通。

1）首次见面时做好自我介绍。

✓"您好，我是您的主管医师，我姓×"。

✓交代病房常规：如何找到主管医师，什么情况下需要呼叫值班医师。

2）了解患者及家属对病情的理解、对治疗的预期。

3）与患者及家属讨论本次住院的诊疗计划及时间框架。

4）确定拥有主要决策权的家属，要求家属留下常用联系电话。

5）签署必要的知情同意书。

（5）开具医嘱

1）一般治疗

✓风险评估：精神症状、跌倒风险、走失风险、自杀风险。

✓活动情况：绝对卧床、床旁活动、陪护。

✓定期监测：心电监护、血压测量、血糖谱、24h I/O、测体重。

✓氧疗：鼻导管、文丘里面罩、储氧面罩、无创呼吸机。

✓饮食：普食、低盐低脂饮食、糖尿病饮食、低嘌呤饮食、低铜饮食、少渣、软食、流食、禁食禁水，肠内/肠外营养。

2）辅助检查。

3）目前用药。

（6）病历书写：入院8小时内完成首次病程记录，24小时内完成入院记录，48小时内完成主治医师首次查房记录，及时记录危急值。

二、如何汇报病例

1. 主要原则

（1）用自己的语言介绍病历：简明扼要、重点突出，4～5分钟内完成，避免照着入院记录念病历。

（2）有条理：按照时间和逻辑顺序，符合临床思维原则。

（3）有思路：体现对疾病定位和定性诊断的思考和判断，提出进一步诊疗计划。

2. 病历结构

（1）人口学特征及主诉：始终以一句话开始，"患者姓名、性别、年龄，主因×××于××时间收入病室"。

（2）现病史：以主要症状为核心，按照时间顺序介绍主诉、核心及伴随症状、加重及缓解因素、检查结果、主要治疗（重点药物需介绍剂量及疗程）及治疗反应，如"患者10天前凌晨熬夜打游戏时突发意识丧失伴四肢抽搐，双眼向右凝视、头右偏，咬破舌尖，持续约2分钟抽搐停止，大约10分钟后意识恢复，不能回忆发作过程，当日上述症状共发作3次，不伴发热、头痛、精神行为异常""当地医院查头CT未见明显异常，予左乙拉西坦500mg bid 口服，此后未再出现发作"。

（3）既往史、过敏史、个人史：重点介绍与目前病情及处理相关的信息，如"诊断2型糖尿病20年，接受胰岛素治疗，血糖控制达标"。简单介绍个人史，如"内蒙古牧民，平时接触牛羊，已婚，饮酒20年，每日半斤白酒，否认吸烟史"。

（4）体格检查：生命体征，重要的阳性及阴性体征。

（5）重要的辅助检查结果。

（6）目前诊断及诊疗计划：总结目前患者主要问题，作出定位诊断和定性诊断，提出病情判断及诊疗计划。

三、日常病程记录

（1）书写原则：重点突出、简明扼要，始终贯穿两条主线。

1）病情现状、变化及转归。

2）医师对病情的分析、判断，对病情变化的预测，拟定或调整诊治方案的思维和依据。

（2）病程格式（SOAP）。

1）日期、时间、重要治疗（如抗生素、糖皮质激素、免疫抑制剂、生物制剂）疗程，如"IVMP 1000mg×5天→IVMP 80mg第三天"。

2）Subjective（主要症状）。

✓一般情况：精神、饮食、睡眠、体力活动。

✓新发症状、既往症状的变化、重要的阴性症状。

3）Objective（客观结果）。

✓生命体征、出入量、痰量及性状。

✓查体：生命体征、心肺腹重点查体、神经查体重要阳性体征复核、新症状相关查体。

✓检验/检查结果：重要的正常指标、有临床意义的异常结果。

✓相关科室会诊意见。

4）Assessment（评估）。

✓目前存在的主要问题→诊断及鉴别诊断。

✓病情评估、预后判断、后续可能出现的问题。

5）Plan（诊疗计划）：调整诊治方案。

与患者及家属沟通的情况（告知病情、签署医疗文书、了解家属诉求等）。

（3）有创操作、输血、危急值、专业组查房、多科会诊、重大病情变化等，须及时单独记录病程。

（4）及时打印并签名。

四、患者出院管理

（1）出院需要满足的条件。

1）原发病及合并症处于稳定状态，已制订长期治疗方案。

2）所需治疗强度已降至最低，且能在院外安全地进行。

3）新加用的药物未见明显不良反应。

4）关键的化验、检查、会诊已完成并拿到结果。

（2）出院前准备。

1）患者出院后是否需应用特殊设备：如氧疗装置、肠内营养泵、胰岛素注射笔等。

2）拔除尿管、胃管、静脉通路等，如带管离院需要签署知情同意书，并告知注意事项。

3）归还患者外院资料，包括病历、化验单、影像资料等。

4）需要长期康复锻炼的患者，建议联系康复医院。

（3）出具出院证明。

1）梳理患者入院后检验、检查、会诊结果，核实出院诊断。

2）日常活动注意事项如下。

✓戒烟、戒酒，低盐低脂饮食，均衡膳食，限制每日摄入热量，低嘌呤饮食。

✓避免剧烈运动，避免过劳，康复锻炼，作息规律，放松情绪。

✓避免感染：勤通风，避免着凉，少去人群密集处，外出戴口罩。

3）出院带药。

✓药物用法、用量、疗程。

✓需要定期监测哪些化验指标，以何种频率复查。

✓需要警惕的药物相关不良反应（如阿司匹林——黑便、阿托伐他汀——肌痛）。

4）确定随访医师和门诊复诊时间，完成门诊预约。

（姜 南 周立新）

第二章
神经系统查体
和定位诊断

第二章

第一节　昏迷患者神经系统查体

一、概述

（1）本文介绍一种评估昏迷患者的结构化神经系统查体方法，亦对其他觉醒度下降的意识障碍患者神经系统查体有所帮助。

（2）昏迷患者神经系统查体的临床意义：觉醒依赖于完整的上行网状激活系统及其连接的间脑结构，包括下丘脑、丘脑底核及丘脑。只有弥漫的双侧半球损害和/或上述上行网状激活系统及其连接结构受损才有可能导致昏迷。

（3）昏迷患者神经系统查体的主要目的是定位，继而为定性诊断提供基础。根据受累部位可将昏迷分为幕上损伤、幕下损伤及弥漫损伤三大类（表2-1）。

表2-1　昏迷患者临床-解剖分类及病因提示

分类	神经系统查体表现	病因提示
幕上损伤		
双侧半球或间脑	对称体征（肌张力、丘脑梗死、癫痫疼痛反射等）可有痫性发作表现正常脑干反射	
局灶损伤继发脑干压迫	局灶定位体征脑疝体征（如同侧动眼神经麻痹＋对侧偏瘫）	出血、梗死、肿瘤、脓肿、外伤等
幕下损伤	局灶定位体征异常脑干反射	出血、缺血、占位等
弥漫损伤（幕上＋幕下）		
伴脑膜刺激征	缺乏局灶定位体征脑干受累	蛛网膜下腔出血、脑膜炎
不伴脑膜刺激征	缺乏局灶定位体征脑干受累	代谢性脑病、中毒、创伤、低体温、缺氧、系统性疾病等

二、内容

1. 昏迷患者的结构化神经系统查体

（1）昏迷患者的查体应遵循快速、简洁的原则，不应过分追求查体的完整性而延误治疗时机，这点对于生命体征不稳定、脑卒中处于溶栓时间窗、癫痫持续状态、低血糖等患者尤其重要。

在进行神经系统查体前，生命体征的评估是必要的。结构化神经系统查体包括意识水平、呼吸模式、眼部体征、脑干反射、运动、四肢反射及脑膜刺激征7部分，如表2-2所示。

表2-2　昏迷患者结构化神经系统查体

	方法及表现	临床意义
意识水平	GCS评分（基线＋动态）	如恶化，需积极寻找原因
呼吸模式	观察胸廓起伏或监护仪呼吸波形	
	潮式呼吸（Cheyne-Stokes呼吸）	代谢性脑病，大脑半球、间脑病变
	过度通气	代谢性脑病，偶见于中脑病变
	长吸式呼吸	双侧脑桥病变
	共济失调性呼吸（Biot呼吸）	脑桥延髓交界区病变
眼部体征	眼睑	
	单侧眼裂大、闭合不全	警惕周围性面瘫
	单侧眼裂小	上睑下垂
	眼睑释放试验（轻提双睑，后同时释放）	拒绝睁眼，警惕假性昏迷；如一侧下落较慢，警惕该侧偏瘫
	眨眼（自发或刺激）	脑桥网状结构完整
	眼球排列、位置及自发运动	
	水平凝视	额叶侧视中枢或PPRF损伤，亦需警惕癫痫发作
	向上凝视	缺乏定位意义，警惕癫痫

	方法及表现	临床意义
眼部体征	向下凝视	缺乏定位意义，可出现于脑干、双侧丘脑/下丘脑损伤及部分代谢性脑病
	眼球浮动：缓慢、共轭、向两侧水平移动	提示双侧大脑半球病变而脑干功能保留正常
	眼球浮动：快速共轭下跳、缓慢回复	双侧脑桥损伤
	瞳孔	
	瞳孔等大，针尖样	阿片类中毒或脑桥损伤
	瞳孔等大，缩小，对光反射存在	代谢性脑病
	瞳孔等大，中等，无对光反射	中脑损伤
	瞳孔等大，散大，对光反射差	散瞳后、应用阿托品、终末状态
	瞳孔不等大，一侧散大伴对光反射减弱	CN Ⅲ（动眼神经）受损，警惕沟回疝
	瞳孔不等大，一侧缩小且对光反射存在	Horner综合征
	眼底	
	关注玻璃体膜下出血、视盘水肿等	视盘水肿警惕颅内压增高；玻璃体膜下出血警惕蛛网膜下腔出血
脑干反射	瞳孔对光反射	双侧存在伴昏迷提示代谢性脑病可能，双侧消失伴昏迷提示结构性损伤或缺血缺氧性脑病可能
	角膜反射	存在，提示CN Ⅴ至CN Ⅶ（三叉神经、展神经、面神经）通路完整；双侧不闭眼：Ⅴ₁（三叉神经第一支眼神经）病变；一侧不闭眼：Ⅶ（面神经）病变
	头眼反射（玩偶眼反射）：操作前需排除颈椎损伤；轻扶患者头部，分别向上、下、左、右方向转动头部，观察患者眼球运动	大脑弥漫损伤时该反射保留，即眼球向头部转动相反方向移动，随后逐渐返回居中位置；脑干病变时该反射消失或不完全

	方法及表现	临床意义
脑干反射	眼前庭反射（冰水试验）：如头前反射阴性可进行该试验，试验前排除中耳炎及鼓膜穿孔。患者仰卧位，头部抬高30°，用冰水50ml缓慢注射（10ml/min）至一侧外耳道，观察眼动及眼震，待恢复基线状态时再做另一侧	冰水试验：脑干功能完整时，双眼转向注水侧，同时出现向对侧眼震；大脑半球弥漫损伤时，双眼转向注水侧，眼震不明显；脑干损伤时，眼球转动及眼震均消失
	咽反射/咳嗽反射	如存在，提示CN IX、CN X（舌咽神经、迷走神经）通路完整
运动	观察姿势	去大脑强直（四肢伸直性强直），提示中脑病变（代谢性或结构性）；去皮质姿势（上肢屈曲、下肢伸直），提示中脑以上损伤
	是否存在肌阵挛、强直-阵挛	肌阵挛常见于缺氧、中毒、代谢性脑病；强直-阵挛应警惕癫痫发作
	观察自发运动，比较肌张力、肢体坠落试验、下肢外旋征、疼痛刺激（见GCS评分）	如不对称，均提示局灶损伤
四肢反射	四肢腱反射及病理征	有助于定位及除外假性昏迷
脑膜刺激征	如有颈部损伤需慎重	阳性应警惕脑膜炎及蛛网膜下腔出血

（2）在进行上述结构化神经系统查体的同时，亦需要关注一般内科查体，包括皮肤（有无出血、皮疹、网状青斑、发绀等）、心脏查体（如有无心音、心律异常）、肺部（呼吸音是否对称，是否有异常呼吸音、皮下握雪感等）、腹部查体（是否有腹膜刺激征、器官增大等），以进一步寻找昏迷病因线索并警惕其他系统疾病所致昏迷。

2. 除外假性昏迷

闭锁综合征、严重的神经肌肉疾病（如吉兰-巴雷综合征）、心因性无反应状态（癔症性昏迷）、无动性缄默等可类似昏迷，结合病史、上述结构化查体及针对性辅助检查有助于判断上述假性昏迷状态，使患者得到精准诊治，避免医源性损伤。

三、总结

（1）上行网状激活系统、间脑或弥漫双侧半球损伤可导致昏迷。

（2）根据受累部位不同，昏迷可大致分为幕上损伤、幕下损伤、弥漫损伤（伴或不伴脑膜刺激征），上述分类有助于昏迷病因的判断。

（3）昏迷患者的结构化神经系统查体包括意识水平、呼吸模式、眼部体征、脑干反射、运动、四肢反射及脑膜刺激征7部分。

（4）不应过分强调神经系统查体的全面性而忽视病史采集、生命体征、内科查体及急症患者的迅速处置。

（5）有效识别假性昏迷，如闭锁综合征、吉兰-巴雷综合征、心因性无反应状态、无动性缄默等，可使患者得到精准诊治，避免医源性损伤。

参考文献

[1] BATEMAN D E. Neurological assessment of coma［J］. J Neurol Neurosurg Psychiatry，2001，71（Suppl 1）：i13-i17.

[2] POSNER J B，SAPER C B，SCHIFF N D，et al. Plum and Posner's diagnosis and treatment of stupor and coma［M］. Oxford University Press，2019.

[3] CAMPBELL W W. DeJong神经系统检查［M］. 7版. 崔丽英，译. 北京：科学出版社，2014.

[4] BILLER J. GRUENER G. DeMyer神经系统检查［M］. 6版. 李晓光，译. 北京：科学出版社，2013.

[5] 吴江，贾建平. 神经病学［M］. 3版. 北京：人民卫生出版社，2015.

（张　哲　范思远　周立新）

第二节　失语及构音障碍患者查体

在言语障碍中，以失语和构音障碍最为常见且最为复杂，在临床上应注意避免混淆。

一、定义

（1）失语：因大脑语言功能区、补充区及其联系纤维的局部受损，导致口语和/或书面语言的理解、表达、复述、命名、阅读和书写等过程的信号处理受损的一类言语障碍。

（2）构音障碍：由发音器官的神经肌肉器质性病变导致，产生言语的肌肉运动缓慢、无力、不精确或不协调。在输出语言时表现为发音困难、语音不清、音调异常，语速过慢、过快或暴发性言语，音量过弱或过大，言语连贯性障碍等形式，不能形成清晰、明了的语言，但词义及语法正常。因听理解和书写功能基本正常，可通过文字进行正常交流。

二、病变部位及临床表现形式

1. 失语

（1）失语的鉴别诊断：见表2-3和图2-1。

表2-3　失语的类型、定位及查体特点

失语类型	定位	查体特点
非流利性失语		
运动性失语（Broca失语）	额叶下回后部	口语表达障碍：患者在说话时遇到困难，表达不流利 复述能力轻度下降：患者在被要求复述句子或短语时可能出现一定程度的困难 命名能力轻度下降：患者可能在被要求命名物体或图片时有轻微的困难
经皮质运动性失语	Broca区的前部或上部	有Broca失语的特点，但复述能力保留较好
完全性失语	大脑左侧颞叶后部（Wernicke区）和额叶后部（Broca区）及其周围区域	患者在语言方面几乎完全丧失，既无法理解他人说的话语，也无法产生有意义的口头表达。口语表达和理解都严重受损
经皮质混合性失语	优势侧大脑半球分水岭区的大片病灶，累及额叶、顶叶、颞叶	在口头表达和理解方面出现困难，但保留一定程度的复述能力。口语表达可能是断断续续、不连贯的，同时理解他人说的话可能也是困难的

14

失语类型	定位	查体特点
流利性失语		
感觉性失语（Wernicke失语）	颞叶上回后部	流利型口语：患者能够流利说话，但其内容可能是无意义或含有许多无关词汇 理解障碍为主：患者对他人的言语理解能力受损，可能无法理解简单的问题或指令 复述和命名能力轻度下降：患者在被要求复述或命名时可能有一定程度的困难 答非所问：患者可能回答问题与问题内容不相符
传导性失语	外侧裂周围联系Broca区和Wernicke区之间的弓状纤维	流利型口语：患者能够流利说话，但特点是复述障碍为主 复述障碍：患者在被要求复述句子或短语时出现明显困难，常出现错误
命名性失语	优势半球颞中回后部	语言理解正常：患者对他人的言语理解能力保持正常 自发语言和言语复述较为流利：患者在自发说话和复述时能够流利表达 命名障碍：患者在被要求命名物体或图片时可能遇到困难
经皮质感觉性失语	Wernicke区附近的周围区域	表现为听觉理解障碍，对简单词汇和复杂语句的理解均有明显障碍，讲话流利，语言空洞、混乱而割裂，找词困难，经常是答非所问，类似于Wernicke失语，但障碍程度较Wernicke失语轻。复述功能相对完整，但常不能理解复述的含义
其他类型的失语		
失读症	优势半球顶叶、枕叶、颞叶交界区病变累及文字信息加工相关的皮质间联络纤维	无视力丧失的情况下不能辨别书面文字：患者在没有视觉障碍的情况下无法辨别书面文字，不能理解文字意义

续　表

失语类型	定位	查体特点
失写症	优势半球额中回后部	手部运动功能正常：患者的手部运动功能没有异常 书写能力丧失：患者丧失书写能力，无法书写文字 写出的内容错误：如果患者尝试写字，写出的内容可能包含词汇、语义、语法等方面的错误

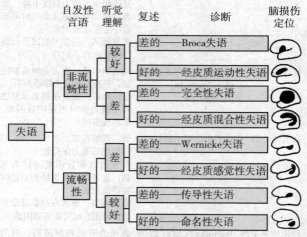

图2-1　常见失语类型的鉴别诊断流程

1）第一步：检测言语流畅度。大脑皮质病变所致失语依据会话言语的特征分成两类：流利性失语和非流利性失语，这些会话言语的范例应该包括社会交往方面的话题（"你今天好吗？"）及个别需要以短句和较长句子回答的问题（"请介绍一下你的职业"或"请说一下你的发病经过"）。虽然一些有经验的治疗师随着患者的谈话便可以确定患者言的流畅度，但是最好将患者的谈话录音并仔细分析。

2）第二步：检测听理解。失语检查中的听理解由4个分测验组成，即名词、动词、句子和执行口头命令（"用一只手把纸对折放在大腿上"）。在决定听理解的好与差时，重要的是看患者理解短句和较长句子、用对或错回答相应水平的材料和完成指令（一步到三步指令）的情况。如果患者可以理解检查中的句子或简单指令被视为理解较好，反之被视为较差。

3）第三步：检测复述能力。检查包括名词、动词（单音节词到三音节词），以及短句和较长句子复述。能够较好复述句子的可以视为复述好的类型。

（2）完整的失语症评估通常包括西方失语症检查量表（WAB-R）和波士顿诊断性失语症检查（BDAE）。然而，由于文化差异，语言功能检查的量表可能并不适用于所有人群。因此，针对中文使用者，已有专门的汉语失语症检查量表，如北京大学第一医院汉语失语成套测验（ABC）和北京医院汉语失语症检查法（CAES）。

（3）需要注意的是，没有完美的失语症分类系统。患者的语言障碍表现往往难以简单归类。例如，一位Broca失语的患者可能同时伴有轻度或中度的阅读理解障碍，而另一位同样失语的患者则可能没有此类问题。此外，患者的分类结果也可能因所采用的具体测试方法不同而有所变化。

2. 构音障碍

构音障碍因发音或构音器官的神经、肌肉病变造成发生言语的肌肉运动缓慢、无力、不精确或不协调导致语言输出时出现发音、语音、音调等方面的异常，一般听理解和书写功能正常，多数可通过文字交流。

病变部位及临床表现见表2-4。

表2-4　构音障碍的病变部位及临床表现

病变部位	临床表现
上运动神经元病变	
单侧皮质延髓束受损	唇和舌承担的辅音部分不清晰，发音和语音共鸣正常
双侧皮质延髓束受损	表现为说话带鼻音、声音嘶哑和言语缓慢
基底节病变	构音缓慢而含糊，失声调低沉，发音单调，音节颤抖，言语断节，口吃样重复言语
小脑病变	构音含糊，音节缓慢拖长，声音强弱不等甚至呈爆发性语言，言语不连贯，呈吟诗样或分节样
肌肉病变	发音费力和声音强度减弱

三、总结

（1）失语是因脑部语言功能区损伤导致口语和书面语言处理

17

问题，分为不同类型如非流利性失语和流利性失语。构音障碍则由神经肌肉问题引起，造成发音不清、语音异常。

（2）失语分类基于损伤位置，如Broca失语和Wernicke失语，可通过测试评估。构音障碍病变可能在不同脑部部位，表现为发音困难、声音异常。

（3）量表如WAB-R、BDAE及ABC等有助于分类，但个体症状多样。

参考文献

［1］SHEPPARD S M, SEBASTIAN R. Diagnosing and managing post-stroke aphasia ［J］. Expert Rev Neurother, 2021, 21（2）: 221-234.

［2］CLARK H M, UTIANSKI R L, DUFFY J R, et al. Western Aphasia Battery-Revised Profiles in Primary Progressive Aphasia and Primary Progressive Apraxia of Speech ［J］. Am J Speech Lang Pathol, 2020, 29（1S）: 498-510.

［3］FONG MWM, VAN PATTEN R, FUCETOLA R P. The Factor Structure of the Boston Diagnostic Aphasia Examination, Third Edition ［J］. J Int Neuropsychol Soc, 2019, 25（7）: 772-776.

［4］贾建平，陈生弟. 神经病学 ［M］. 8版. 北京：人民卫生出版社，2018.

（王俊山　袁　晶）

第三节　认知功能查体（MMSE和 MoCA评分）

简易精神状态检查量表（MMSE）和蒙特利尔认知评估量表（MoCA）是使用最广泛的认知障碍筛选工具之一，题目也有一定的重合。考虑到文化程度对评估结果的影响，需要记录受试者的受教育年限。在进行量表评估时，要注意避免给患者提示或暗示。本节仅对一些容易出现操作错误的地方给出提醒。

一、MMSE

MMSE满分30分，筛查的认知域主要包括定向力、瞬时记忆力、延迟回忆、注意力、计算力、语言功能、视空间功能。MMSE分数小于27分提示认知功能障碍，根据受教育水平的不同，痴呆的划分标准也不统一。正常衰老的MMSE减少约0.25

分/年，病理性下降3～4分/年。

（1）地点定向力筛查：因为很多患者对医院周边环境不熟悉，往往不能正确答出医院所在区和街道，这种情况下可以让患者说出自己家庭的详细地址，如果患者能流利地说出，也可以得分。

（2）记忆力评估：要清楚地念出"皮球""国旗""树木"这3个词，语速为每秒1个，每个词之间要间隔1秒。念完3个词后，要求患者复述一遍，如果患者没有正确地复述出3个词，则重复念一遍，直至患者能准确复述出全部3个词，最多可以重复5遍，但是只对第一次的复述评分，回答顺序不影响计分。

（3）计算力评估：只告知患者100-7连续减5次，说出每次的得数，但不能提示上一次的得数，也不能提示患者再减7，比如患者回答100-7＝93，继续提问应该说"再接着呢"，而不是"93再减7呢"。需要注意的是，如果某一次计算错误，但是接下来的数字比前一个小7，也算作正确，可得分，并且只能进行口算，不允许笔算。

（4）对折纸的三步指令要一次说完，不能分三次说，不能让患者听一句操作一步，每步指令也不能重复，也不能给患者示范。此外，建议第一步指令用非利手接纸，避免患者下意识动作得分。

（5）要求患者复述句子时，只允许患者重复一次，与原句存在任何差异，不得分。

（6）要求患者阅读"请闭上您的眼睛"这句话并照做时，要求患者闭眼才可以得分。

（7）在让患者写出一个完整句子时，缺少主语或动词不得分，如"今天出去玩了"缺少主语，不得分。

（8）画交叉五边形时，五边形需要画出5个清楚的角和边，交叉部分为四边形，线条的抖动不扣分。

二、MoCA

此处介绍北京协和医院版MoCA-P，满分30分，部分题目与MMSE重合，评价的认知域包括定向力、注意力、计算力、记忆力、语言功能、执行功能、视空间功能和抽象思维。MoCA-P的正常分数为≥26分，根据年龄有不同的划界分。若受教育年限≤12年，则总分加1分；≤6年，则总分加2分。

（1）交替连线测验易出现操作不规范，其正确的指导语为"从数字到汉字并逐渐递增的规律连线，从这里开始（指向数字1），从1连到甲，再连到2，一直连下去，到这里结束（指向汉字戊）"。当患者按照正确顺序连线且没有任何交叉线时可得分，如果患者出现任何错误且没能立即自我纠正，不得分。

（2）画钟测试需要注意的是钟表的形状必须是圆形，所有的数字都在正确的象限内，指针长短错误也不能得分。

（3）词语回忆的前两次是不计分的，在两次重复结束后，要告诉患者一会儿还要再回忆这些词，延迟回忆时只有未经提示的自由回忆可得分。

（4）听到字母"A"敲桌子考查患者的注意力，完全正确或只错1个均可得分。

（5）词语流畅性检查中，要求患者说出动物的名字，重复词语不计数，神话动物如龙、凤凰等可计数。

（6）概括词语相似性是考察患者的抽象能力，先问患者橘子和香蕉的相似性，如果患者回答的是一种具体特征，需提示让患者换种说法，如果患者仍未给出准确回答，则说："您说的没错，也可以说他们都是水果。"但不要给出其他任何解释或说明，在正式测试时也不要给出任何提示。若患者回答的是某种具体共性，如火车和自行车都有轮子或者手表和尺子都有数字，则不得分。

三、总结

（1）MMSE和MoCA作为临床常用的认知评估量表，有着良好的实用性和可操作性，对于认知障碍的快速筛查起到重要作用。但筛查量表存在一定的局限性，解读得分需要结合临床和生活能力评估，并根据病情需要进行详细的认知域评估。

（2）规范的操作是结果准确性的保证，希望临床医师可以更加规范地使用两种量表进行认知检查，以提高认知评估的有效性和准确性。另外，需要注意的是，以上两个量表均有版权，使用时避免侵权。

（王文君　毛晨晖）

第四节　自主神经系统查体

一、概述

自主神经分为交感神经和副交感神经两部分。交感神经兴奋使机体适应于"fight or flight"（战斗或逃跑）的应激状态，而副交感神经兴奋则使机体适应于"rest and digest"（休息和消化）的安静状态。二者互相协调和拮抗，对内脏功能活动进行调节，当任何一方功能亢进或不足时均可引起自主神经功能失调。自主神经系统查体将有助于了解自主神经的功能状态。

二、内容

1. 眼

（1）瞳孔对光反射：当一侧动眼神经的副交感神经纤维损伤时，瞳孔对光反射的传出路径中断，患侧眼直接和间接对光反射均消失，瞳孔扩大。

（2）Horner综合征（HS）：患侧瞳孔缩小、眼球内陷、眼裂变小、面部少汗。眼交感通路的三级神经元（下丘脑的后外侧部→C_8～T_2水平脊髓灰质中间外侧部的睫状脊髓中枢→颈上神经元）损伤均可导致HS。一级神经通路中断为节前中枢型HS，常见于卒中、颅内肿瘤等；二级神经通路中断为节前外周型HS，多与肺上沟癌、胸腔手术有关；三级神经通路中断为节后型HS，多由颈动脉损伤（动脉夹层等）、眶内病变引起。

2. 心血管系统

（1）眼心反射：患者安静卧床10分钟后计数其脉率，再嘱患者闭眼后双眼下视，检查者用手指压迫患者双侧眼球（以压力不产生疼痛为限），20～30秒后再计数脉率。正常情况脉率减慢10～12次，若脉率减慢12次以上则为迷走神经功能亢进，若脉率无改变提示迷走神经麻痹，若脉率不减慢甚至加快则提示交感神经功能亢进。

（2）直立性低血压（OH）：见表2-5。

表2-5　OH的诊断标准

分型	临床表现
经典OH	仰卧位变为直立位（或至少60°的直立倾斜试验）3分钟内，收缩压下降≥20mmHg或舒张压下降≥10mmHg，当患者存在卧位高血压时，要求收缩压下降至少30mmHg更为合适
初始OH	站立15秒内，收缩压/舒张压分别下降＞40mmHg和/或20mmHg，通常需要进行血压实时监测方能确诊
延迟OH	3分钟后出现OH

测量方法：安静平卧5分钟，测量血压（记录收缩压、舒张压）和心率；不摘袖带，站立起身，原地站立1分钟，测量血压和心率；继续原地站立3分钟，再次测量血压和心率。检查过程要注意保护患者，避免因血压低发生意外。

（3）卧立位试验：平卧位计数脉率，然后起立站直，再计数脉率。脉率增加超过12次，提示交感神经功能亢进；由直立转为平卧，脉率减慢超过12次，提示副交感神经功能亢进。

（4）深呼吸心率差：受试者平卧，以6次/分的速度进行深呼吸，共1分钟，描记心电图，记录呼吸周期中最大和最小心率之差，取3次测定的平均值。反映心脏迷走神经功能。差值≥15次/分为正常；差值11～14次/分为临界值；差值≤10次/分为异常。

（5）握拳试验：用力握拳5分钟，可引起心率增快，收缩压和舒张压升高。交感神经传出纤维功能异常时，此反应消失。

3. 皮肤及排汗

（1）皮肤潮红可由交感神经缩血管作用的缺失引起，交感神经功能亢进使小动脉收缩则导致皮肤苍白。

（2）汗液分泌障碍：无汗症和多汗症均与交感胆碱能神经纤维功能障碍相关，可通过发汗试验确定交感神经功能障碍的分布情况（洗净干燥患者皮肤，用含碘溶液涂于体表，待皮肤晾干后撒以淀粉，当皮肤出汗时，碘使淀粉变蓝色）。

（3）皮肤划痕试验：用竹签在皮肤上划一条线，数秒后出现先白后红的条纹为正常。如白色条纹持续超过5分钟提示交感神经兴奋性增高；如红色条纹迅速出现并增宽、隆起则提示副交感神经兴奋性增高或交感神经麻痹。

（4）竖毛反射：搔划或冰块刺激患者颈部（或腋下皮肤），引起竖毛反射（数秒后可见竖毛肌收缩）。竖毛肌由交感神经支配，根据反射障碍的部位可判断交感神经功能障碍的范围。

三、总结

（1）交感神经兴奋使机体适应于应激状态，而副交感神经兴奋则使机体适应于安静状态。

（2）经典OH诊断标准：仰卧位变为直立位3分钟内，收缩压下降≥20mmHg或舒张压下降≥10mmHg。

（3）皮肤划痕试验：白色条纹持续超过5分钟提示交感神经兴奋性增高，红色条纹迅速出现并增宽、隆起则提示副交感神经兴奋性增高或交感神经麻痹。

参 考 文 献

［1］吴江，贾建平. 神经病学［M］. 3版. 北京：人民卫生出版社，2015.

［2］DUUS P. Duus神经系统疾病定位诊断学［M］. 刘宗惠，徐霓霓，

译. 北京：海洋出版社，2006.

[3] GORELICK P B. Hankey's Clinical Neurology [M]. Taylor & Francis Group，2014.

[4] FREEMAN R，WIELING W，AXELROD F B，et al. Consensus statement on the definition of orthostatic hypotension，neurally mediated syncope and the postural tachycardia syndrome [J]. Clin Auton Res，2011，21（2）：69-72.

（王妍颖　周立新）

第五节　复视患者的评估与鉴别诊断

一、复视的成因

（1）复视可分为单眼复视及双眼复视：单眼复视往往是眼球局部的病变，因此需要眼科检查进一步明确。双眼复视，即神经科查体中通常所指的复视，是指在控制两个眼球运动的各自6条眼外肌中，某一眼外肌麻痹导致两眼球向麻痹肌收缩的方向运动受限，出现视物成双的表现。其机制在于患眼对实物的映像不能准确投影到黄斑区，进而在枕叶皮质的定位与健侧存在偏差，形成一实一虚两个像，引起复视。

（2）复视成像的规律：虚像总是出现在麻痹肌本应作用的方向上，越向麻痹肌方向注视，实像与虚像之间的距离越大。例如，左眼外直肌麻痹，其他眼外肌正常，则对患者而言，虚像应该出现在实像的左侧，且越向左侧注视，实像与虚像之间的距离越大。

推论：外直肌麻痹时，虚像位于患眼同侧，称为同向性复视；内直肌麻痹时，虚像位于患眼对侧，称为交叉性复视。其他眼外肌麻痹时，也可以出现实像与虚像间成角、偏斜的情况。

二、复视的评估

（1）单眼复视：提示存在局部眼病或屈光不正，转诊眼科。

（2）双眼复视：问诊以下内容。

1）向哪个方向注视时复视最严重，代表麻痹肌肉作用方向。

2）向哪个方向注视时重影彼此最接近。

3）图像的分离是垂直、水平还是倾斜的。

4）何时症状更明显。远距离提示展神经麻痹，近距离提示内直肌麻痹。

5）是否存在疼痛。

6）复视的起病形式、持续时间、加重和缓解因素。

（3）重点神经系统查体：包括以下内容。

1）瞳孔：瞳孔扩大提示动眼神经副交感纤维压迫性损害，需警惕后交通动脉瘤、肿瘤。

2）眼球位置及眼球运动。

3）其他脑神经。

4）疲劳试验。

（4）合并症：糖尿病、甲状腺疾病、酒精中毒等。

三、双眼复视的病因及鉴别诊断

（1）动眼神经麻痹：可引起垂直复视及水平复视。

1）后交通动脉瘤：位于动眼神经浅表的副交感纤维受压迫，常有瞳孔扩大和对光反射消失。

2）微血管病变：糖尿病（最常见因素）、高血压、高龄。

3）海绵窦、眶上裂、眼眶病变：往往累及其他脑神经或出现眼眶体征。

4）中脑病变：常表现为不完全性动眼神经麻痹，并可伴有对侧肢体无力等症状。

5）其他：感染、炎症、肿瘤、颞叶钩回疝及创伤。

（2）滑车神经麻痹：垂直复视的常见病因。

1）先天性：倾斜头部代偿复视。

2）外伤。

3）微血管病：糖尿病、高血压。

4）其他：感染、炎症、肿瘤。

（3）展神经麻痹：远距离注视时水平复视加重。

1）肿瘤压迫。

2）颅内压增高：压迫颅底或牵拉展神经引起麻痹（颅内压增高的假性定位体征）。

3）脑桥病变：常合并面神经损伤。

4）其他：微血管病、感染、炎症、创伤。

（4）核间性眼肌麻痹：内侧纵束病变，常见于卒中、中枢神经系统脱髓鞘疾病。

（5）重症肌无力：常合并单侧或双侧上睑下垂，易疲劳。

（6）甲状腺眼病：眼肌紧张或运动受限，向受累肌肉作用的反方向注视时加重。

（7）痛性眼肌麻痹综合征（Tolosa-Hunt综合征）：由累及海绵窦的特发性肉芽肿性炎症所致。

（8）其他疾病：Wernicke脑病、Miller Fisher综合征、海绵

窦炎症、肿瘤、血管炎等。

四、重点辅助检查

（1）基础检查：生命体征、血液化验（包括甲状腺功能、血糖）、心电图、头CT（警惕卒中）。

（2）怀疑动脉瘤：CTA、MRA。

（3）怀疑炎症：腰椎穿刺。

（4）怀疑局部病变：头MRI＋DWI＋增强、眼眶MRI及海绵窦区MRI。

（5）疑诊重症肌无力：乙酰胆碱受体抗体谱（AChR-Ab）、重复神经电刺激（RNS）、新斯的明试验。

五、总结

（1）双眼复视的神经系统查体重点在于明确哪条或哪几条眼外肌受累，是否存在瞳孔或其他脑神经异常及其他眼部表现。

（2）单条脑神经病变引起的复视鉴别诊断往往针对单条神经。

（3）有无疼痛是鉴别诊断的一个重要线索。

（4）累及双侧、多条眼外肌的病因通常需考虑如重症肌无力、Tolosa-Hunt综合征、Miller Fisher综合征等，应结合病史及查体进行诊断。

（5）如合并其他脑神经损害，通常需要结合影像学及其他实验室检查。

参 考 文 献

[1] BRAZIS P W, LEE A G. Binocular vertical diplopia [J]. Mayo Clin Proc, 1998, 73（1）: 55-66.

[2] BRAZIS P W, LEE A G. Acquired binocular horizontal diplopia [J]. Mayo Clin Proc, 1999, 74（9）: 907-916.

[3] SMITH J L. Monocular diplopia [J]. J Clin Neuroophthalmol, 1986, 6（3）: 184-185.

[4] O'COLMAIN U, GILMOUR C, MACEWEN C J. Acute-onset diplopia [J]. Acta Ophthalmol, 2014, 92（4）: 382-386.

（张宗慕雨 周立新）

第六节 眩晕患者查体（HINTS检查）

一、概述

（1）眩晕是急诊就诊患者的常见主诉之一。需要通过仔细的问诊和详细的体格检查协助明确其病因。2015年，国际Barany学会将前庭功能障碍分类分为3个层次，其中第二层包括急性前庭综合征（AVS）、发作性前庭综合征（EVS）和慢性前庭综合征（CVS）。

（2）急诊以头晕/眩晕等前庭症状为主诉就诊的患者病因分类主要有以下3种。

1）AVS：单相急性头晕/眩晕，突然发作，症状持续数天，尽管不动时症状不显著，但静态时仍感头晕/眩晕，头晕/眩晕因运动加重而不是由运动诱发。常见良性病因有前庭神经元炎（又称急性单侧前庭病变）、急性迷路炎、突发性聋伴眩晕，危险疾病为头外伤、后循环卒中、中枢神经系统炎性脱髓鞘性疾病、颅内感染、中毒等。

2）诱发性发作性前庭综合征（t-EVS）：头晕/眩晕反复发作，静态时无症状，由特殊的头部运动或体位变化（如卧－立位或坐－立位）触发头晕/眩晕发作，持续时间短，通常<1分钟。常见良性疾病为良性阵发性位置性眩晕，危险疾病为颅后窝肿瘤。

3）自发性发作性前庭综合征（s-EVS）：多种形式头晕发作，通常持续数分钟至数小时，头晕发生时似乎存在一定倾向因素（如睡眠剥夺、应激和激素水平变化），但没有显而易见的触发因素，发作间期完全无症状。常见良性病因为梅尼埃病、前庭阵发症、前庭性偏头痛，危险疾病为短暂性脑缺血发作和心律失常。

临床医师掌握这3种分组类型是应用床旁检查的关键。对于AVS来说，HINTS检查是不可或缺的检查。

HINTS检查包括头脉冲试验（又称甩头试验）、凝视诱发震颤和眼偏斜试验（又称交替遮盖试验）。HINTS检查有助于区分中枢性病因与外周性病因，协助临床医师快速识别导致头晕/眩晕的严重病因。2009年，Kattah等用HINTS检查，评价其在AVS和至少有一项卒中危险因素患者中的应用价值，发现HINTS检查能识别所有卒中患者，而磁共振成像DWI在卒中48小时假阴性率为12％。此后，HINTS检查得到各国学者的关注和推广。2019年的一项荟萃分析表明，当神经科医师进行HINTS检查时，其敏感性为96.7%，特异性为94.8%；而当急诊科医师和神经科医师共同纳入时，敏感性为83%，特异性为44%。由此可见，关于HINTS检查的手法及结果判读，仍需要在急诊科医师中进一步推广。

二、内容

1. 头脉冲试验

（1）操作方法：完成头脉冲试验前应注意除外头部和颈部创伤及严重的颈椎骨关节炎。坐在患者面前，嘱患者放松颈部，盯住医师的鼻尖或身后一定距离的某个物体。轻轻地把患者的头向一侧转动10°～20°，然后尽可能快地将患者的头部向前方转动，此时仔细观察患者的眼睛，同样的手法重复另一侧检查。

（2）结果解释：检测前庭眼反射通路受损的方法。如果患者的眼球随头部摆动，并迅速返回原位（矫正性扫视），结果为阳性，则提示同侧的周围前庭功能受损。当头晕/眩晕患者未出现矫正性扫视时，结果为阴性，则需考虑为中枢性病因。重要的是，这项测试应在目前有症状的患者身上进行。在检查时没有症状的患者（如使用前庭抑制剂后症状好转时）可能表现为阴性。

2. 眼球震颤

（1）操作方法：首先观察直视前方时的初始眼震，后嘱患者的视线跟着检查者的手指缓慢移动。手指向上、向下、向两侧移动，示指应距受检者面部40～60cm，移动速度不宜太快，移动偏离正前方应≤45°，以免出现生理性终末位眼震（如果目标物太近，在极度横向凝视时可能看到1～2次快速眼震）。

（2）结果解释：在跳动性眼震中，一个方向的速度较缓慢，另一个方向较快，通常以快相方向来描述眼震。如果患者的眼震为自发性单向水平眼震，向眼震快相方向注视时，眼震加重（符合Alexander定律），常表明周围性病因，其快相朝向健侧，一般可被固视抑制（即注视固定物体时眼震减弱，如看白墙上的钉子与看一面白墙相比，存在固视抑制）。

如果眼震方向随注视方向变化而变化，则提示中枢性病因。如果眼震方向为垂直，常提示中枢病变。如果患者水平方向外展眼震较内收眼震更明显，则与核间性眼肌麻痹相关，常见于多发性硬化和脑血管疾病等。

在测试眼震的同时，可以观察患者的眼球追踪运动（追视）。如追视异常，通常提示中枢性病变，单侧跟踪运动异常提示同侧中枢病变。

3. 眼偏斜试验

（1）操作方法：嘱患者直视前方，然后快速反复交替遮盖左右眼几次，观察去掉遮盖后的眼球是否必须经过调整才能复位。

（2）结果解释：被遮盖的眼球出现垂直偏倚则为异常，通常为一侧眼球向上矫正，另一侧向下矫正。注意水平偏倚可见于正常人，如斜视。虽然这项检查敏感性并不高，但异常结果对于检出脑干病变的特异性非常高。

三、注意事项

（1）HINTS检查的顺序没有特别规定，但往往首先检查眼震，是因为这项检查患者配合度较好，且可形成初步判断。

（2）如患者不存在眼震，则要考虑作为AVS症状的分类是否准确，以便合理解释头脉冲试验的结果。

（3）第二步通常检查眼偏斜试验，该项检查对患者的配合要求度亦较低。重要的是必须结合内科及神经科查体，尤其是脑神经、小脑体征。综合看来，如患者存在头脉冲试验结果阴性、可见凝视诱发眼震或眼偏斜试验阳性中任何一点，需警惕中枢受累。

四、总结

（1）急诊头晕/眩晕的常见类型为AVS、t-EVS和s-EVS，HINTS检查对于区分AVS患者的中枢性或周围性病因有着重要意义。

（2）检查时有头晕/眩晕症状的患者，如存在头脉冲试验阴性、可见凝视诱发眼震或眼偏斜试验阳性中任何一点，均需警惕中枢受累。

参 考 文 献

［1］BISDORFF A R, STAAB J P, NEWMAN-TOKER D E. Overview of the International Classification of Vestibular Disorders ［J］. Neurol Clin, 2015, 33（3）: 541-550, vii.

［2］李英杰，倪伟，李亚楠. 急性头晕或眩晕患者的床旁检查［J］. 中国医师杂志，2017, 19（4）: 637-640, f3.

［3］KATTAH J C, TALKAD A V, WANG D Z, et al. HINTS to diagnose stroke in the acute vestibular syndrome: three-step bedside oculomotor examination more sensitive than early MRI diffusion-weighted imaging［J］. Stroke, 2009, 40（11）: 3504-3510.

［4］MUNCIE H L, SIRMANS S M, JAMES E. Dizziness: Approach

to Evaluation and Management. Am Fam Physician [J]. 2017,
95（3）：154-162.

［5］OHLE R，MONTPELLIER R A，MARCHADIER V，et al. Can
Emergency Physicians Accurately Rule Out a Central Cause of
Vertigo Using the HINTS Examination? A Systematic Review and
Meta-analysis［J］. Acad Emerg Med，2020，27（9）：887-896.
［6］［英］普朗斯坦著. 眩晕和头晕：实用入门手册［M］. 赵钢，
韩军良，夏峰，译. 北京：华夏出版社，2012.

（吴娟娟　张　哲　周立新）

第七节　常规及特殊情况下的NIHSS评分

一、概述

NIHSS评分（国立卫生研究院卒中量表）是卒中患者常用的评价量表，兼顾了前后循环，但对于后循环卒中的权重偏低。NIHSS评分已被证实在接受过培训的人中具有较好的可重复性，但临床中也常见NIHSS评分不规范的情况，且卒中患者合并的许多特殊情况使得NIHSS评分变得困难，本文概括了常见特殊情况下的NIHSS评分细则，供临床医师参考。

二、内容

1. NIHSS评分（表2-6）

表2-6　NIHSS评分

项目	评分标准
1a. 意识水平 即使因为患者存在气管插管、语言障碍、口咽气管创伤/绷带扎裹等阻碍，而无法完成全面评价，检查者也必须选择一个反应。只有患者对伤害性刺激无反应（而不是反射性姿势）时才能给3分	0＝清醒，反应灵敏 1＝不清醒，但轻微刺激能唤醒患者，以遵从指令回答问题或作出反应 2＝不清醒，需反复刺激才能引起注意，或反应迟钝，需要强烈或疼痛刺激才有动作（非刻板性） 3＝作出的反应仅有反射性动作或自主神经反射，或完全无反应、软瘫且无反射

项目	评分标准
1b. 意识水平提问 询问月份、患者年龄。回答必须正确,不能因为答案接近正确而给部分分数。不能理解问题的失语和木僵患者给2分。因气管插管、口咽气管创伤、任何原因的严重构音障碍、语言障碍或非失语相关的其他任何原因所致不能说话者计1分。仅对初次回答评分,检查者不要以语言或非语言线索进行提示	0=两项均正确 1=一项正确 2=两项均不正确
1c. 意识水平指令 要求睁眼、闭眼,非瘫痪手握拳、张手。如果无法使用手,可选择其他一步指令作为替代。若患者作出明确无误的尝试,但因无力无法完成整个动作,可以给分。若患者对指令无反应,可用动作示范(默演),并记录结果(例如,无法完成,完成一个或两个指令)。对创伤、截肢或其他身体障碍的患者,应给予合适的一步指令。仅对第一次的动作评分	0=两项均正确 1=一项正确 2=两项均不正确
2. 最佳凝视 只测试水平眼球运动。对随意或反射性(头眼反射)眼球运动计分,但不做冷热水试验。能够被随意或反射性动作纠正的眼球同向偏斜计1分。孤立的脑神经麻痹(第Ⅲ、Ⅳ、Ⅵ对脑神经),计1分。对所有失语患者均可检查凝视。对眼球创伤、绷带包扎、盲人或有视觉或视野疾病的患者,由检查者选择一种反射性运动来测试。与患者建立目光接触,然后在患者左右两侧移动,有时能够发现部分凝视麻痹	0=正常 1=部分凝视麻痹;单眼或双眼凝视异常,但无强迫偏斜或完全凝视麻痹 2=强迫偏斜或不能被头眼反射纠正的完全凝视麻痹

项目	评分标准
3. 视野 面对面地检查视野，每只眼单独检查，恰当地选择数指或视觉威胁的方法检测4个象限视野。可适当鼓励，如果患者能正确地看向活动手指侧，计为正常。若存在单眼盲或眼球摘除，评估正常眼的视野。明确的非对称盲（包括象限盲），计1分。任何原因的全盲给3分。双侧同时刺激时，若存在对消，计1分。此结果可用于第11项评分	0＝无视野缺失 1＝部分偏盲 2＝完全偏盲 3＝双侧偏盲（全盲，包括皮质盲）
4. 面瘫 要求或通过默演鼓励患者示齿或抬眉及闭眼。对反应差或不能理解的患者，观察患者对伤害性刺激作出的面部表情的对称性，进行打分。如果存在面部创伤/绷带包扎、经口气管插管、胶带或其他物理障碍遮挡面部，应尽可能将其移除	0＝正常，对称运动 1＝轻度瘫痪（鼻唇沟扁平，微笑时不对称） 2＝部分瘫痪（下面部完全或接近完全瘫痪） 3＝一侧或两侧完全瘫痪（上下面部无运动）
5. 上肢运动 将肢体置于适当位置：伸展手臂（手掌向下）呈90°（坐位）或45°（仰卧位）。如果手臂在10秒之内下落，则记录为漂移。通过紧迫的声音和默演鼓励失语的患者，但不要使用伤害性刺激。从非瘫痪侧手臂开始，依次检查每个肢体。只有在截肢或肩关节融合的情况下，检查者将评分记录为UN，并清楚地写下对该选择的解释	0＝无漂移；肢体保持90°（或45°）整10秒 1＝漂移；肢体能达到90°（或45°），但在10秒之内下落，不撞到床或其他支撑物 2＝部分对抗重力；肢体不能达到或保持（被提示后）90°（或45°），漂移至床面，但能够部分对抗重力 3＝不能对抗重力；手臂下落 4＝无运动 UN＝截肢或关节融合，解释：___ 5a 左上肢 5b 右上肢

项目	评分标准
6. 下肢运动 将肢体置于适当位置：腿部抬起30°（始终在仰卧位检查）。如果腿在5秒之内下落，则记录为漂移。通过紧迫的声音和默演鼓励失语的患者，但不要使用伤害性刺激。从非瘫痪侧腿开始，依次测试每个肢体。只有在截肢或髋关节融合的情况下，检查者将评分记录为UN，并清楚地写下对该选择的解释	0＝无漂移；腿保持30°的姿势整5秒 1＝漂移；腿在5秒内下落，但未撞到床 2＝部分对抗重力；腿在5秒内下落到床上，但能够部分对抗重力 3＝不能对抗重力，腿立即下落到床上 4＝无运动 UN＝截肢或关节融合，解释：＿＿＿ 6a 左下肢 6b 右下肢
7. 肢体共济失调 此条目旨在发现单侧小脑病变的证据。患者应睁眼进行测试。如果有视野缺损，请确保在完整的视野中进行测试。在两侧分别进行指鼻试验和跟－膝－胫试验，只有当共济失调与无力不相称时，才记录为共济失调。无法理解或瘫痪的患者不存在共济失调。仅在截肢或关节融合的情况下，检查者才能将评分记录为UN，并清楚地写下对该选择的解释。在失明的情况下，通过让患者的手臂从伸直的位置触碰鼻子来测试	0＝不存在 1＝一个肢体存在 2＝两个肢体存在 UN＝截肢或关节融合，解释：＿＿＿
8. 感觉 测试患者对针刺的感觉或痛苦表情，或在反应迟钝或失语患者中对伤害性刺激的躲避。只有卒中引起的感觉丧失被评为异常，检查者应根据需要测试尽可能多的身体部位［手臂（而不是手）、腿、躯干、面部］，以准确检查偏身感觉丧失。只有当患者明确地表现出严重或完全感觉丧失时，才能计2分。因此，木僵和失语患者的得分很可能为1分或0分。脑干卒中患者若出现双侧感觉丧失可计为2分。如果患者无反应且四肢瘫痪，则得分为2分。昏迷患者（条目1a＝3）该条目自动得2分	0＝正常；没有感觉丧失 1＝轻度至中度感觉丧失；患者感觉患侧的针刺感较不尖锐或迟钝；或者针刺的浅表痛觉消失，但触觉存在 2＝严重至完全感觉丧失；患者没有意识到面部、手臂和腿部被触碰

项目	评分标准
9. 最佳语言 在前述检查中，将获得大量关于理解的信息。对于本条目，要求患者讲述附图中发生的事情，命名附表中的物品，并阅读附表中的句子。理解能力可根据这里的反应，以及对之前一般神经系统检查中所有指令的反应来进行判断。若视力丧失干扰检查，请患者识别放在手上的物体，复述并对话。应要求气管插管患者通过书写进行表达。昏迷患者（条目1a＝3）该条目自动得3分。检查者必须为木僵或配合受限的患者选择一个分数，但只有当患者无言语且不能执行任何一步指令时，才能计3分。	0＝无失语；正常 1＝轻度至中度的失语；流利性和理解能力有明显丧失，但表达的想法或表达形式无明显受限。然而，言语和/或理解的减少，使得针对所提供材料的对话变得困难或无法进行。例如，在针对所提供材料的对话中，检查者能够从患者的反应中识别出图片或命名卡内容 2＝严重失语；所有交流都通过碎片化的表达进行，依赖于倾听者的推测、询问和猜测。可以交换的信息范围是有限的，倾听者承担很大的沟通负担。检查者无法从患者的反应中确定所提供的材料 3＝无言语，全面性失语；没有可行的言语或听理解
10. 构音障碍 如果想要认为患者正常，则必须通过要求患者阅读或重复附表中的单词来获得足够的证据。如果患者有严重失语，可以对自发言语的构音清晰度进行评估。只有当患者处于插管状态或有其他身体障碍而不能对话时，检查者才将分数记录为UN，并清楚地写下对此选择的解释。不要告诉患者接受测试的原因	0＝正常 1＝轻度至中度构音障碍；患者至少在一部分词语中表现含糊不清，最坏的情况下，虽然存在一定困难，但能够理解患者的言语 2＝严重构音障碍；在没有任何失语或与失语不相称的情况下，患者的言语含糊不清，无法理解，或者是无言语、无法构音 UN＝插管或其他物理屏障，解释：___
11. 对消或不注意（既往称忽视） 在前述检查中，可能已经获得足够的信息来识别忽视。如果患者存在严重的视觉丧失导致无法进行双侧同时视觉刺激，而皮肤刺激正常，则得分正常。如果患者存在失语，但确实表现为对双侧的注意，则得分正常。视觉空间忽视或病感缺失也可被视为异常的证据。由于仅对存在的异常进行评分，因此该条目不会是无法检查	0＝无异常 1＝视觉、触觉、听觉、空间或自身的不注意或其中一种感觉的双侧同时刺激存在对消 2＝严重偏身不注意或一种以上感觉的对消；无法识别自己的手或只定向到空间的一侧

注：UN，无法检查。

2. 特殊情况下的NIHSS评分（表2-7）

表2-7 特殊情况下的NIHSS评分

项目	昏迷	失语	失明	气管插管	截肢或关节融合	木僵
1a. 意识水平	3分					
1b. 意识水平提问	2分	不能理解问题的计2分，可以书写回答		1分		不能理解问题的计2分
1c. 意识水平指令	2分	若对指令无反应，可用动作示意			选择一个替代操手的动作指令，如伸舌	
2. 最佳凝视	根据头眼反射	与患者建立目光接触，绕床走，或根据头眼反射	根据头眼反射			
3. 视野	使用双侧视觉威胁进行检查，能看向活动侧计0分	检查不受限	若单眼盲或眼球摘除，以正常眼计分，若全盲（任何原因）计3分			
4. 面瘫	3分	不能理解的，可以动作示意，若无反应，给予有害性刺激				

项目	昏迷	失语	失明	气管插管	截肢或关节融合	木僵
5. 上肢运动	5a＝4分 5b＝4分	不要用有害性刺激，可辅助其肢体达到指定位置，并给予手势引导			UN（记录原因）	
6. 下肢运动	6a＝4分 6b＝4分				UN（记录原因）	
7. 肢体共济失调	0分	不能理解不计分	以伸展的上肢碰触鼻尖进行测试		UN（记录原因）	
8. 感觉	2分	检查其对针刺或伤害性刺激的表情变化或躲避，多为0～1分				检查其对针刺或伤害性刺激的表情变化或躲避，多为0～1分
9. 最佳语言	3分		识别放在手上的物品，复述和自发语	以书写来回答		选择一个恰当计分
10. 构音障碍	2分	根据其自发语言或复述语言进行打分		UN（记录原因）		
11. 对消或不注意（既往称忽视）	2分	确实表现为对双侧的注意，计为正常	如双侧对双侧皮肤刺激正常，计为正常			

注：UN，无法检查。

三、NIHSS评分的几个易错点

（1）根据患者的第一反应评分，患者没有反应过来也应如实记录（对于意识水平提问，如果患者回答了错误答案但是很快纠正，应按照第一反应记录；但如果患者在思考或自言自语，应该等待他们的正式回答）。

（2）评分时不允许对患者进行辅导，除非指导语中有。

（3）有些项目只有绝对存在时才能计分，如与肌力不匹配的共济失调。

（4）记录患者实际做的，而不是你认为患者可以做的。

（5）检查后立即记录，不要凭记忆，所见即所得（除1a项可以返回修改）。

（6）无法检查（UN）的条目需记录原因。

（7）既往疾病的后遗症都应如实记录。

（8）意识水平提问时，询问年龄回答出生日期应视为错误答案。

（9）凝视只测水平眼球运动。

（10）注意视野缺损与对消的区别。

（11）测量上下肢运动时，每个肢体应分别检查。

（12）注意共济失调仅检测指鼻试验和跟–膝–胫试验，目的是发现小脑病变。

（13）感觉只检测与卒中相关的感觉缺失，且不检测肢体远端。

（14）评分要快，普通患者需5分钟左右，复杂患者可稍长，但一般不超过10分钟。

四、总结

NIHSS评分有详细打分规则，不能凭直觉打分。对于特殊情况，检查及评分方法均有其特殊之处。为保证评分一致性，临床医师应经过培训方可进行NIHSS评分。

参 考 文 献

［1］KWAH L K，DIONG J．National Institutes of Health Stroke Scale（NIHSS）［J］．J Physiother，2014，60（1）：61．

［2］KASNER S E．Clinical interpretation and use of stroke scales［J］．Lancet Neurol，2006，5（7）：603-612．

［3］National Institute of Health，National Institute of Neurological Disorders and Stroke．Stroke Scale［EB/OL］．（2022-09-16）．

https://www.stroke.nih.gov/documents/NIH_Stroke_Scale_508C.pdf.

[4] National Institute of Health, National Institute of Neurological Disorders and Stroke. Stroke Scale Booklet [EB/OL]. (2022-09-16). https://www.stroke.nih.gov/documents/NIH_Stroke_Scale_Booklet_508C.pdf.

[5] https://www.nihstrokescale.org/. 2022-09-16.

[6] 国家卫生健康委员会脑卒中防治工程委员会. 中国急性缺血性脑卒中静脉溶栓指导规范//中国脑卒中防治指导规范（2021年版）[EB/OL]. (2021-08-27). http://www.nhc.gov.cn/yzygj/s3593/202108/50c4071a86df4bfd9666e9ac2aaac605.shtml.

[7] 中国卒中中心联盟. 美国国立卫生研究院卒中量表（NIH Stroke Scale, NIHSS）[EB/OL]. (2022-09-16). http://china-stroke.chinastroke.net/files/materials/20200825/20200825161904308_0.pdf.

（吴娟娟　周立新）

第八节　排尿障碍的定位诊断

一、概述

1. **排尿的解剖学基础（图2-2）**

（1）3个肌肉（图2-2）：①膀胱逼尿肌。自主神经支配，为非随意肌，收缩时促进排尿。②尿道内括约肌。自主神经支配，为非随意肌，收缩时阻止排尿。③尿道外括约肌。躯体运动神经支配，为随意肌，收缩时阻止排尿。

（2）3个神经见图2-2。

1）盆神经（副交感神经＋感觉神经）。①副交感神经纤维：起自骶髓副交感中枢，末梢释放乙酰胆碱，兴奋M3受体，引起膀胱逼尿肌收缩，最终促进排尿。②感觉神经：周围突触接收膀胱壁的感觉刺激，中枢突触进入骶髓。

2）胸腰髓交感神经：起自胸腰段脊髓交感中枢，末梢释放去甲肾上腺素，抑制膀胱逼尿肌的M3受体使其松弛，或兴奋尿道内括约肌的α_1受体使其收缩，最终阻止排尿。

3）阴部神经（躯体运动神经）：起自骶髓前角，引起尿道外括约肌的自主收缩，最终阻止排尿。

（3）3个中枢见图2-2。

1）高级中枢：中央旁小叶，负责有意识的排尿活动。有兴

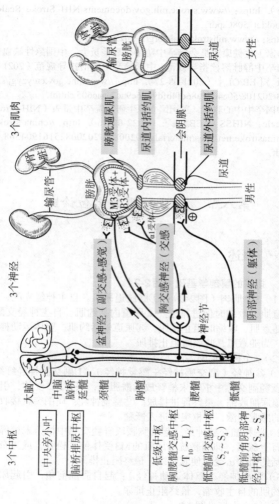

3个中枢

中央旁小叶

脑桥排尿中枢

低级中枢
胸腰髓交感中枢
（$T_{10} \sim L_2$）
骶髓副交感中枢
（$S_2 \sim S_4$）
骶髓前角阴部神
经中枢（$S_2 \sim S_4$）

3神经

盆神经（副交感+感觉）

胸交感神经（交感）

阴部神经（躯体）

α1受体

3个肌肉

膀胱逼尿肌

尿道内括约肌

尿道外括约肌

M3受体+
β3受体

大脑
中脑
脑桥
延髓
颈髓
胸髓
腰髓
骶髓

肾脏
输尿管
膀胱
会阴膜
尿道

男性

肾脏
输尿管
膀胱
尿道

女性

神经节

图2-2 排尿的解剖学基础

奋和抑制两方面作用，但以抑制为主。

2）次高级中枢：脑干是高级和低级排尿中枢之间的中继站，称为脑桥排尿中枢。协同排尿相关的肌肉活动，保证逼尿肌收缩的同时尿道括约肌开放。

3）低级中枢：①胸腰髓交感神经中枢，发出胸腰髓交感神经纤维，主司抑制排尿。②骶髓副交感排尿中枢，发出盆神经的副交感纤维，主司促进排尿。③骶髓前角阴部神经中枢，即Onuf核，发出阴部神经，主司自主排尿。

2. 排尿的过程（图2-3）

（1）膀胱空虚时——感觉传入，骶髓副交感排尿中枢传出：①兴奋交感（膀胱逼尿肌舒张、尿道内括约肌收缩）。②抑制副交感（膀胱逼尿肌不收缩），最终导致不排尿。

（2）膀胱充盈时——膀胱的痛觉沿脊髓丘脑束上行，膀胱的充盈感和尿意沿脊髓后索薄束上行感觉传入，同时向上传入皮质感到尿意。

1）如环境允许排尿：骶髓副交感排尿中枢传出：①兴奋副交感（尿道内括约肌收缩）。②抑制交感（膀胱逼尿肌收缩、尿道内括约肌舒张），最终导致排尿。

2）如环境不允许排尿：皮质下行纤维抑制骶髓初级排尿中枢，并兴奋骶髓前角阴部神经中枢和胸腰髓交感神经中枢，使膀胱逼尿肌松弛，尿道内、外括约肌收缩，抑制排尿。

二、排尿障碍的定位诊断

由于神经系统病变而导致的下尿路功能障碍统称为神经源性膀胱。基于上述排尿的神经解剖和生理基础，不同部位损害时可出现不同的临床表现（图2-4）。

1. 大脑皮质（中央旁小叶或其下行纤维束）病变

（1）机体丧失对骶髓的正常抑制，也就是排尿反射不再受意识控制，称为无抑制性神经源性膀胱。因为骶髓初级排尿反射弧仍然完整，所以排尿的力量、尿线都正常，且无残余尿。膀胱感觉也可正常。

（2）患者主要表现为急迫性尿失禁和膀胱高反应性，即使仅有少量尿液也可诱发排尿，不能由意志控制而尿液经尿道流出。

（3）常见病因包括脑出血、脑梗死、上矢状窦血栓形成、多发性硬化等。

2. 脑干及骶部以上脊髓病变

（1）初级排尿中枢完整，此时膀胱排尿功能只受脊髓反射弧的影响，称为反射性神经源性膀胱，表现为逼尿肌反应亢进、膀胱排空频繁，急迫性尿失禁，伴膀胱逼尿肌与尿道括约肌的协

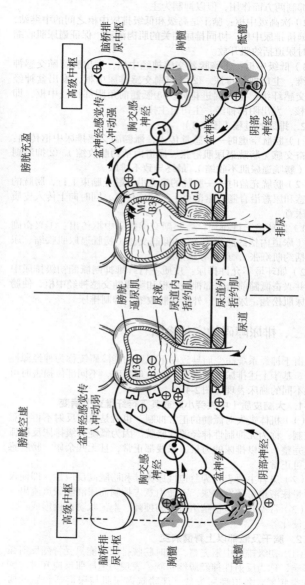

图 2-3　储尿和排尿过程的生理基础

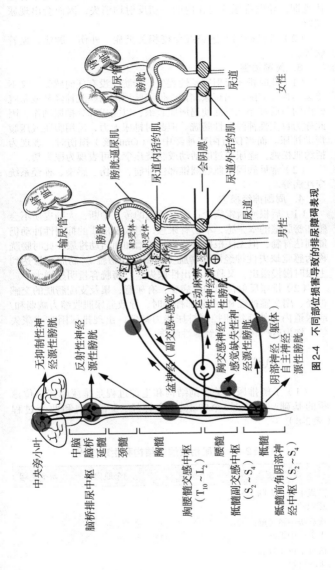

图 2-4 不同部位损害导致的排尿障碍表现

41

调障碍。但骶部以上的急性脊髓损伤在最初6～12周处于脊髓休克期，导致排尿反射在内的一切反射均消失，因而会出现尿潴留。

（2）常见病因有感染或免疫相关炎症、外伤、肿瘤、血管病等。

3. 骶髓损害

（1）此时排尿反射完整性丧失，膀胱既没有任何感觉，又不受运动神经支配，出现尿潴留。但膀胱周围的膀胱神经丛或膀胱壁内的节后神经元仍能使逼尿肌收缩，以完成部分排尿动作，因此称为自主性神经源性膀胱。但此时排尿无力，需用腹肌或压腹帮助排尿。而当仅有阴部神经中枢（Onuf核）损伤时，表现为括约肌松弛，逼尿肌过度活动或膀胱痉挛，可表现为尿失禁。

（2）常见病因有骶髓圆锥部位肿瘤、外伤、感染、神经系统变性病等。

4. 周围神经损害

（1）后根或后索病变：膀胱感觉的传入中断，大脑皮质不会感知膀胱壁的牵张感，不会有尿意，但大脑皮质的抑制性冲动仍能到达脊髓，但无法根据膀胱容量的增加而启动排尿，此时膀胱称为感觉缺失性神经源性膀胱（无张力性膀胱）。膀胱容量达到上限时慢慢溢出，又称为溢出性尿失禁，膀胱容量明显增大。

（2）排尿反射传出神经病变：有尿意，累及支配膀胱的交感神经、副交感神经和/或阴部神经时，导致逼尿肌收缩力减弱和/或尿道内、外括约肌控制排尿能力减低，出现排尿困难或尿失禁，称为运动麻痹性神经源性膀胱。

三、总结

（1）了解排尿相关解剖结构和生理过程是排尿障碍定位诊断的基础，需掌握3个中枢、3个神经、3个肌肉和两个过程（表2-8）。

表2-8 排尿相关解剖结构和生理过程

3个中枢	3个神经	3个肌肉	两个过程
高级中枢（大脑）—意识调控			
次高级中枢（脑干）—中继站			
低级中枢（脊髓）—排尿反射			

3个中枢	3个神经	3个肌肉	两个过程
骶副交感中枢	→盆神经（副交感＋感觉神经）	→膀胱逼尿肌收缩（促进排尿） →尿道内括约肌松弛（促进排尿）	主司反射性排尿
胸交感中枢	→胸交感神经	→膀胱逼尿肌松弛（抑制排尿） →尿道内括约肌收缩（抑制排尿）	主司储尿
骶阴部神经中枢	→阴部神经（躯体运动神经）	→尿道外括约肌（收缩抑制排尿）	主司自主憋尿

（2）不同部位损害的排尿障碍特点见表2-9。

表2-9　不同部位损害的排尿障碍特点

损伤部位	名称	表现
皮质	无抑制性神经源性膀胱	急迫性尿失禁和膀胱高反应性
脑干、骶部以上脊髓	反射性神经源性膀胱	逼尿肌反应亢进，伴急迫性尿失禁，排尿肌肉运动协调障碍
骶髓	自主性神经源性膀胱	尿潴留
周围感觉神经	感觉缺失性神经源性膀胱	无尿意，溢出性尿失禁。膀胱容量增大
周围运动神经	运动麻痹性神经源性膀胱	排尿困难或尿失禁

（刘子悦　周立新）

第三章
神经系统诊断性检查

第三章

物系类分析查

第一节　腰椎穿刺术的操作规范和注意事项

一、适应证

（1）中枢神经系统感染性疾病（如病毒性脑炎、细菌性脑膜炎）。

（2）中枢神经系统非感染性炎性疾病（如多发性硬化、自身免疫性脑炎）。

（3）肿瘤：恶性实体肿瘤脑转移（如脑膜癌）、血液系统肿瘤侵犯中枢神经系统（如原发或继发中枢神经系统淋巴瘤）、某些中枢神经系统原发肿瘤。

（4）鉴别影像学阴性的蛛网膜下腔出血。

（5）神经根与周围神经病变［如吉兰-巴雷综合征、慢性炎性脱髓鞘性多发性神经根神经病（CIDP）］。

（6）怀疑或排除颅内压异常。

（7）脊髓造影和鞘内注射药物治疗。

二、禁忌证

（1）存在脑疝风险者，如非交通性脑积水、颅后窝占位性病变、小脑扁桃体下疝畸形（Arnold-Chiari畸形）。

（2）穿刺路径中有化脓性感染灶、脊柱结核者。

（3）血小板计数显著降低，不能纠正的出血倾向者。

（4）腰椎穿刺平面以上的脊髓压迫导致脊髓功能处于即将丧失的临界状态者。

（5）某些脑和脊髓发育异常（如脊髓脊膜膨出）者。

三、操作技巧

（1）常用体位：（对于右利手操作者）患者左侧卧位，屈颈抱膝，尽量保持脊柱前屈以拉开椎间隙，尽量使患者背部平面和床面垂直，脊柱与床平行；其他体位包括坐位。

（2）穿刺部位：双侧髂嵴最高点连线与脊柱中线相交处为L_4棘突。一般选择$L_4 \sim L_5$椎间隙或$L_3 \sim L_4$椎间隙进针。通过触诊寻找椎间隙，选取椎间隙中点位置处作为进针点以提高成功率。

（3）无菌操作：操作前需洗手，佩戴帽子、一次性口罩，佩戴无菌手套，以常规标准方法围绕定位点消毒铺巾。

（4）穿刺路径：利多卡因逐层（皮内、皮下）局部麻醉，每次注射前需回抽检查是否有血液。检查腰椎穿刺针，以针头斜面向上角度（沿矢状位）从穿刺点进针，进针方向略倾斜向头侧，同时针需垂直于患者的背部平面。逐步、缓慢进针，进入皮肤时遇到第1次阻力，进入韧带后感受到第2次阻力，当针头穿过韧带和硬脊膜时可感受到阻力消失的落空感。需注意，并非所有患者均可及明显落空感，且不同体型患者进针深度差异较大，可定期拔出针芯查看，但再次进针时需放回针芯。

（5）穿刺失败时可能原因如下。①针尖探及骨性成分：椎间隙定位不准；针尖向头侧倾斜方向过大、过小。②进针路径通畅但无脑脊液：进针深度过深或过浅、针头过度偏斜向患者左/右侧。如需调整进针方向，应退针后重新穿刺。多次穿刺尝试与局部组织水肿、术后背部疼痛相关，一般不建议尝试超过4次。

（6）测压：脑脊液流出后使用测压计测压，应指导患者放松，并缓慢伸展下肢。

（7）留取脑脊液标本：用无菌试管连续留取标本，规范无菌操作。留取标本时不应尝试抽吸脑脊液，这样会增加出血和腰椎穿刺后头痛风险。一般留取脑脊液30ml以内是安全可耐受的，建议作为可接受的最大量。

（8）结束操作：放回针芯后拔针，贴敷贴，清理操作环境。

四、并发症

（1）腰椎穿刺后头痛：最常见，可能的危险因素包括年轻、女性、BMI低、既往头痛病史、担心腰椎穿刺并发症等。使用无创腰椎穿刺针能够降低腰椎穿刺后头痛风险。Cochrane系统综述显示，与操作后立即活动相比，平卧4小时对于预防腰椎穿刺后头痛无显著获益；补液对于预防腰椎穿刺后头痛也无显著获益。

（2）感染：罕见，严格无菌操作，避免穿刺路径有感染病灶。

（3）出血：多为损伤蛛网膜或硬膜静脉所致，出血量一般较少且不引起临床症状，需与原发性蛛网膜下腔出血鉴别。

（4）脑疝：最危险，对于颅内压增高且必须行腰椎穿刺者，穿刺前可先予降颅压治疗。

（5）其他：静脉窦血栓形成、表皮样瘤、展神经麻痹、神经根症状、腰背痛。

五、注意事项

（1）建议腰椎穿刺前完善头CT/MRI的情况：局灶性神经系统缺损症状和体征（脑神经以外）、视盘水肿、新发癫痫发作、严重意识障碍、严重免疫缺陷、既往中枢神经系统疾病。

（2）为降低出血并发症（如硬膜下血肿），接受抗栓治疗的患者在腰椎穿刺前可酌情暂停抗栓药物，不同药物的停药时间可参考相关指南或共识。但对于某些紧急情况（如怀疑化脓性脑膜炎），停药等待将延迟诊断，是否停药需权衡利弊。

六、小知识点

无创腰椎穿刺针是指一类侧面开口、针头成笔尖样或圆锥样、前端封闭的腰椎穿刺针（图3-1），相较于传统腰椎穿刺针有锋利斜面、前端开口的设计，其在进入硬脊膜时更倾向于拨开韧带纤维而非切断纤维，因而退针后创口更小、脑脊液漏的程度更轻。

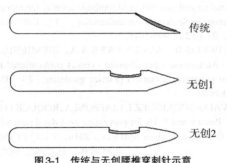

传统

无创1

无创2

图3-1 传统与无创腰椎穿刺针示意

多项随机对照研究结果显示，无创腰椎穿刺针较之于传统针腰椎穿刺其操作后体位性头痛、听力异常、神经根症状、术后补液率、静脉血贴使用率均更低，腰椎穿刺失败率无组间差异。目前推荐在所有腰椎穿刺患者中（成人和儿童）使用无创腰椎穿刺针，虽然单价更贵，但其推广使用可能降低整体医疗花费。

参考文献

[1] ELLENBY M S, TEGTMEYER K, LAI S, et al. Videos in

clinical medicine．Lumbar puncture［J］．N Engl J Med，2006，355（13）：e12．

［2］吴江，贾建平．神经病学［M］．3版．北京：人民卫生出版社，2015．

［3］ENGELBORGHS S，NIEMANTSVERDRIET E，STRUYFS H，et al．Consensus guidelines for lumbar puncture in patients with neurological diseases［J］．Alzheimers Dement（Amst），2017，8：111-126．

［4］STRAUS S E，THORPE K E，HOLROYD-LEDUC J．How do I perform a lumbar puncture and analyze the results to diagnose bacterial meningitis?［J］．JAMA，2006，296（16）：2012-2022．

［5］COSTERUS J，BROUWER M C，VAN DE BEEK D．Technological advances and changing indications for lumbar puncture in neurological disorders［J］．Lancet Neurol，2018，17（3）：268-278．

［6］WRIGHT B L，LAI J T，SINCLAIR A J．Cerebrospinal fluid and lumbar puncture：a practical review［J］．J Neurol，2012，259（8）：1530-1545．

［7］GOGARTEN W，VANDERMEULEN E，VAN AKEN H，et al．Regional anaesthesia and antithrombotic agents：recommendations of the European Society of Anaesthesiology［J］．Eur J Anaesthesiol，2010，27（12）：999-1015．

［8］ROCHWERG B，ALMENAWER S A，SIEMIENIUK R A C，et al．Atraumatic（pencil-point）versus conventional needles for lumbar puncture：a clinical practice guideline［J］．BMJ，2018，361：k1920．

［9］AREVALO-RODRIGUEZ I，CIAPPONI A，ROQUEÉ I FIGULS M，et al．Posture and fluids for preventing post-dural puncture headache［J］．Cochrane Database Syst Rev，2016，3（3）：CD009199．

（付瀚辉　范思远　周立新）

第二节　腰椎穿刺检查项目及结果解读

一、概述

（1）腰椎穿刺对许多神经系统疾病的诊断、鉴别诊断、疗效及预后判断具有重要价值，腰椎穿刺也是部分疾病特殊治疗的入径。

（2）成人脑脊液（CSF）总量为110～200ml，平均130ml，

每日生成量400～500ml。

二、颅内压、常规及生化检查（表3-1）

表3-1 颅内压、常规及生化检查

	正常	异常
压力	80～180mmH₂O	颅内压增高：＞200mmH₂O 颅内压降低：＜70mmH₂O 压颈试验：压迫颈静脉压力迅速上升，放松后迅速下降。压颈时压力不上升，或上升、下降缓慢为阳性，提示椎管梗阻、侧窦血栓、颈静脉血栓。注：压颈前先行压腹试验，颅内压增高为压颈试验禁忌
性状	无色透明	血性：三管试验，连续三管均匀一致，提示蛛网膜下腔出血（SAH）；三管颜色依次变淡，提示穿刺损伤 黄变：脑脊液蛋白浓度升高（≥1.5g/L），高胆红素血症（＞171.0～256.5μmol/L），蛛网膜下腔陈旧出血
白细胞	（0～5）×10⁶/L	升高见于脑脊髓膜和/或脑实质的炎性病变
蛋白质	0.15～0.45g/L	升高见于中枢神经系统多种疾病
葡萄糖	2.5～4.4mmol/L 即50%～70%血糖	降低：感染（细菌、分枝杆菌、支原体、真菌等）；非感染（脑膜癌、严重蛛网膜下腔出血、白血病、淋巴瘤、结节病等）
氯化物	120～130mmol/L	不具备病因特异性，结核性脑膜炎可出现氯化物明显降低

三、细胞学（表3-2）

表 3-2　脑脊液细胞学

中性粒细胞炎性症	淋巴细胞炎性症	中性粒细胞和淋巴细胞 混合性炎症	嗜酸性粒细胞性炎症 （>10%）	肿瘤细胞
细菌性脑膜炎	神经型布氏杆菌病	结核性脑膜炎慢性期	脑寄生虫病	确诊脑膜转移癌金标准
结核性脑膜炎早期	莱姆病	李斯特菌感染	嗜酸性粒细胞增多症	
病毒性感染超急性期	病毒性感染	神经型布氏杆菌病	异物反应	
（24～48小时内）	梅毒	隐球菌性脑膜炎		
神经白塞急性期	神经白塞恢复期	神经白塞急性期		
MOGAD	炎性脱髓鞘疾病			
	自身免疫性症			

注：MOGAD，抗髓鞘少突胶质细胞糖蛋白免疫球蛋白抗体相关疾病。

四、寡克隆区带（OB）（表3-3）

（1）单克隆：免疫球蛋白来自单一浆细胞株，电泳上为单一条带。

（2）寡克隆：免疫球蛋白来自多个浆细胞株，电泳上有2条或2条以上狭窄且不均匀的不连续条带。

表3-3　脑脊液OB

分型	CSF	血清	SOB	提示	疾病
1型	（-）	（-）	（-）		
2型	（+）	（-）	（+）	IgG鞘内合成	MS、自身免疫性脑炎、感染（结核、梅毒、艾滋病、病毒性脑炎等）
3型	（+）	（+）	（+）	IgG鞘内合成	MS、急性脊髓炎、部分感染、系统性自身免疫病（SLE等）
4型	（+）	（+）	（-）	无IgG鞘内合成	吉兰-巴雷综合征、肿瘤、部分系统性自身免疫病
5型	单克隆	单克隆			副蛋白血症

注：SOB，特异性寡克隆区带；MS，多发性硬化；SLE，系统性红斑狼疮。

五、病原学（表3-4）

表3-4 脑脊液病原学

脑脊液	化脓性脑膜炎	结核性脑膜炎	神经型布氏杆菌病	神经梅毒	隐球菌性脑膜炎	病毒性脑炎
压力	升高	升高	正常或升高	正常或升高	明显升高	正常或升高
细胞数（×10^6/L）	常 > 1000	100 ~ 500	10 ~ 200	10 ~ 400	20 ~ 200	常 < 250
葡萄糖（mmol/L）	CSF/血 ≤ 0.4	轻度降低	降低	正常	降低	正常
蛋白（g/L）	常 > 1	常 1 ~ 5	升高	0.45 ~ 2	升高	常 < 1.5
病原学	革兰染色、细菌培养首选	抗酸染色、分枝杆菌培养、结核菌 Xpert、核酸/PCR 检测	细菌培养阳性、试管凝集试验 > 1:100、补体结合试验 > 1:10、抗人免疫球蛋白试验 > 1:400	特异性抗体：TPPA、血 TPPA 阳性提示感染过、终身阳性；非特异性抗体：血 RPR 及 VDRL，反映感染活动性。若 CSF TPPA 阴性，则神经梅毒的可能性较小。若 CSF RPR 或 VDRL 阳性可诊断神经梅毒	墨汁染色、隐球菌抗原测定：快速、敏感性、特异性高	金标准：PCR 检测到病毒（如 HSV、VZV、CMV）DNA

注：TPPA，梅毒螺旋体颗粒凝集试验；VDRL，性病研究实验室试验；RPR，快速血清反应素试验；PCR，聚合酶链反应。

（1）**血清和脑脊液乙型脑炎病毒特异性IgM抗体检测敏感性高于脑脊液核酸检测，IgM抗体阳性有确诊意义。**

（2）对于人类疱疹病毒（HHV），包括单纯疱疹病毒（HSV）、巨细胞病毒（CMV）和EB病毒（EBV）等，不推荐抗体检测作为主要诊断试验。

（3）脑脊液PCR是中枢神经系统疱疹病毒及肠道病毒感染的主要确诊方法。

（4）对于病因不明、经验治疗效果不佳、重症及免疫缺陷（抑制）的脑炎、脑膜炎和脑脓肿患者，建议送检脑脊液宏基因组二代测序（mNGS）。

六、其他

（1）淋巴瘤：细胞学发现异型淋巴细胞（可利用免疫组化分型）和流式细胞术发现单克隆恶性细胞群证据可协助诊断。

低细胞计数可能影响流式细胞术的评估并降低敏感性，采用脑脊液MYD88 L265P突变分析联合白介素-10（IL-10）水平检测，对诊断原发性中枢神经系统淋巴瘤的敏感性和特异性较高（分别为94%和98%）。

（2）脑脊液拷贝数变异（CNV）分析可作为脑膜癌病的诊断标志物，对诊断脑膜癌病具有较高的敏感性。

（3）神经丝轻链蛋白（NfL）：反映多发性硬化的病情严重程度、治疗反应和疾病预后。

（4）脑脊液中总tau蛋白和磷酸化tau蛋白（p-tau）升高为tau蛋白沉积的生物标志物。

（5）脑脊液中检测到多巴胺合成通路上代谢产物（包括新蝶呤、生物蝶呤、5-羟基吲哚乙酸、高香草酸）异常可帮助诊断多巴反应性肌张力障碍。

参 考 文 献

[1] 吴江，贾建平. 神经病学［M］. 3版. 北京：人民卫生出版社，2015.

[2] 中华医学会神经病学分会感染性疾病与脑脊液细胞学学组. 脑脊液细胞学临床规范应用专家共识［J］. 中华神经科杂志，2020，53（11）：875-881.

[3] 中华医学会神经病学分会感染性疾病与脑脊液细胞学学组. 中枢神经系统感染性疾病的脑脊液宏基因组学第二代测序应用专家共识［J］. 中华神经科杂志，2021，54（12）：1234-1240.

[4] 任海涛，刘珊，房柯池，等. 采用脑脊液宏基因组二代测序联

合拷贝数变异分析技术辅助诊断脑膜癌病［J］. 中华神经科杂志，2023，56（5）：526-531.

（王妍颖　范思远　周立新）

第三节　抗神经抗体检测

一、概述

（1）神经系统自身免疫病的研究发展迅速，了解常见抗神经抗体及其检测方法有助于临床医师解读抗体检测结果。

（2）本文介绍抗神经抗体的常用实验室检测技术，并列举神经系统自身免疫病的常见抗体及其检测手段和样本选择等。

二、抗神经抗体常用检测方法及流程（表3-5）

表3-5 抗神经抗体常用检测方法及流程

检测方法	应用	特点	检测流程示意
基于细胞底物的实验（CBA）	自身免疫性脑炎抗体谱，如抗NMDAR等抗体；炎性脱髓鞘疾病抗体谱，如抗AQP4、抗MOG等抗体；周围神经病相关抗体，如抗NF155等抗体；肌炎相关抗体，如抗HMGCR、抗MDA5等抗体；重症肌无力相关抗体，如抗AChR、抗MuSK抗体	极大程度保留抗原本身结构，可检测针对构象表位抗原的抗体；检测特定靶抗原	

患者血清脑脊液

表达特定抗原的细胞

患者血清/脑脊液中抗体与特定抗原孵育结合

带有荧光标记的二抗与人抗体结合

荧光显微镜

用于检测特定抗体

57

续 表

检测方法	应用	特点	检测流程示意
基于组织底物的实验（TBA）	已知抗体的确定 筛选未知抗体	TBA法阴性，说明检测样本中存在抗神经抗体，但难以确定具体抗原，需结合CBA法 当临床疑诊自身免疫介导的神经系统疾病（如原发性自身免疫性小脑共济失调），但具体抗原不明时，TBA法可提供支持证据	

神经组织切片

患者血清脑脊液中抗体与神经组织结合

带有荧光标记的二抗与人抗体结合

荧光显微镜

患者血清脑脊液

用于筛选是否存在抗神经抗体

检测方法	应用	特点	检测流程示意
线性免疫印迹法（膜条法）	副肿瘤抗体谱，如抗Hu、抗Yo、抗Ri等抗体 肌炎抗体，如抗SRP、抗Scl-70、抗Jo-1等抗体	检测针对线性抗原的抗体 检测特定靶抗原	患者血清/脑脊液 包被相应抗原的条带 → 全自动免疫印迹仪 若样本中具有相应抗体，则在对应条带上显示

续 表

检测方法	应用	特点	检测流程示意
放射免疫沉淀法（RIPA）	重症肌无力抗体，如抗AChR、抗MuSK抗体	定量检测 有放射性	

4.放射性碘释放γ粒子经仪器处理可读取数据

2.放射性碘标记乙酰胆碱受体抗原（用于与待测抗体结合）

3.加入抗人IgG抗体，孵育后低温离心，形成可沉淀复合物

1.试管中加入待测血清

三、抗神经抗体与相应神经系统疾病

1. 自身免疫性脑炎（表3-6）

表3-6 不同自身免疫性脑炎的临床特点和样本检测方法

对应抗原	人口学特征	肿瘤	临床综合征/症状	检测方法	检测样本	检测意义
NMDAR	青年女性居多	50%（12～45岁女性）	全脑炎；认知下降或精神行为异常，癫痫发作，运动障碍，语言障碍，自主神经功能障碍，意识水平下降	CBA	脑脊液（主要）+血清	诊断性试验
LGI1	中老年男性居多	5%～10%	边缘性脑炎；面-臂肌张力障碍，睡眠障碍，低钠血症	CBA	血清（主要）+脑脊液	诊断性试验
GABAbR	中老年男性居多	小细胞肺癌	边缘性脑炎	CBA	脑脊液+血清	诊断性试验
AMPAR	中老年女性居多	小细胞肺癌、胸腺瘤	边缘性脑炎	CBA	脑脊液+血清	诊断性试验
CASPR2	中老年男性居多	胸腺瘤	边缘性脑炎，莫旺综合征	CBA	脑脊液+血清	诊断性试验
GAD	中年女性居多	胸腺瘤、小细胞肺癌	僵人综合征，边缘性脑炎或癫痫，小脑共济失调	CBA	脑脊液（主要）+血清	诊断性试验
IgLON5	中老年居多	—	脑病伴突出的睡眠障碍	CBA	血清+脑脊液	诊断性试验

2. 副肿瘤神经综合征（表3-7）

表3-7　不同副肿瘤神经综合征的临床特点和样本检测方法

对应抗原	流行病学	肿瘤占比（%）	肿瘤类型	临床综合征	检测方法	检测样本	检测意义
Hu	老年女性居多	>80	小细胞肺癌≥非小细胞肺癌，其他神经内分泌肿瘤，神经母细胞瘤	边缘性脑炎，脑脊髓炎，感觉神经元病，假性肠梗阻	线性免疫印迹法	血清＋脑脊液	诊断性试验
Yo	中年女性居多	>90	卵巢癌，乳腺癌	亚急性小脑共济失调	线性免疫印迹法	血清＋脑脊液	诊断性试验
Amphiphysin	老年女性居多	80	小细胞肺癌，乳腺癌	脑脊髓炎，僵人综合征，感觉神经元病	线性免疫印迹法	血清＋脑脊液	诊断性试验
Ma2	中年男性居多	>75	精原细胞瘤，非小细胞肺癌，肺癌	边缘性脑炎，间脑炎	线性免疫印迹法	血清＋脑脊液	诊断性试验
CV2	中老年居多	>80	小细胞肺癌，胸腺瘤	脑脊髓炎	线性免疫印迹法	血清＋脑脊液	诊断性试验

3. 中枢神经系统炎性脱髓鞘疾病（表3-8）

表3-8 不同中枢神经系统炎性脱髓鞘疾病的临床特点和样本检测方法

对应抗原	人口学特征	临床综合征	检测方法	检测样本	检测意义
MOG	儿童或青年多发	视神经炎，脑膜脑炎，脑干脑炎，脊髓炎	CBA	血清	诊断性试验
AQP4	青年女性多发	视神经炎，急性脊髓炎，极后区综合征，急性脑干综合征，急性间脑综合征，急性大脑综合征	CBA	血清	诊断性试验

4. 周围神经病相关抗体（表3-9）

表3-9 不同抗体相关周围神经病的临床特点及样本检测方法

抗原类型	人口学特征	临床综合征	检测方法	检测样本	阳性率（%）
神经节苷脂抗体					
GM1	—	AMAN，AMSAN（IgG1，IgG3），MMN（IgM）	免疫印迹法	血清	—
GD1a	—	AMAN，AMSAN	免疫印迹法	血清	—
GT1a	—	PCB，ataxic GBS	免疫印迹法	血清	—
GQ1b	—	PCB，MFS，AMSAN	免疫印迹法	血清	—
GD1b	—	AMSAN	免疫印迹法	血清	—
NF186	中年男性多见	感觉运动周围神经病	CBA	血清	0～5.7
CNTN1	中老年男性多见	运动系统受累为主，震颤，感觉性共济失调	CBA	血清	1.9～7.5
NF155	青年男性多见	远端获得性脱髓鞘性对称性周围神经病，感觉性共济失调，震颤	CBA	血清	75～18

抗原类型	人口学特征	临床综合征	检测方法	检测样本	阳性率（%）
MAG	老年男性多见	远端脱髓鞘性感觉运动神经病	CBA	血清	12

注：AMAN，急性运动轴索性神经病；AMSAN，急性运动感觉性轴索性神经病；MMN，多灶性运动神经病；MFS，Miller Fisher综合征；PCB，咽颈臂变异型吉兰-巴雷综合征。

参考文献

[1] 中华医学会神经病学分会神经感染性疾病与脑脊液细胞学学组. 中国自身免疫性脑炎诊治专家共识（2022年版）[J]. 中华神经科杂志，2022，55（9）：931-949.

[2] 中国免疫学会神经免疫分会. 抗髓鞘少突胶质细胞糖蛋白免疫球蛋白G抗体相关疾病诊断和治疗中国专家共识[J]. 中国神经免疫学和神经病学杂志，2020，27（2）：86-95.

[3] 中国免疫学会神经免疫分会. 中国视神经脊髓炎谱系疾病诊断与治疗指南（2021版）[J]. 中国神经免疫学和神经病学杂志，2021，28（6）：423-436.

[4] 刘炳佑，孙翀，郑永胜，等. 抗结区及结旁区抗体阳性的慢性炎症性脱髓鞘性多发性神经根神经病的抗体检测及临床特征[J]. 中华检验医学杂志，2022，45（1）：30-35.

（柏 琳 范思远 关鸿志）

第四节 头CT平扫读片要点

一、概述

（1）头CT检查简单、快捷，在急诊及MRI检查受限时往往作为颅脑影像学的首选。

（2）头CT对急性出血有很高的敏感性，读片时应首先注意有无出血表现。

二、出血性病变

头CT在出血性病变的应用包括明确诊断、判断出血部位、评估出血量、判断血肿是否破入脑室及预测血肿扩大风险。

（1）特点：高密度→低/等密度，病变密度会随出血的不同阶段而有所不同。周围可有低密度水肿带。贫血患者的出血可呈等密度或稍高密度。

（2）出血量估计：长×宽×（层厚×层数）×1/2，其中长、宽为血肿面积最大层面。长、宽及层厚单位为厘米。

（3）类型：包括以下几种。

1）硬膜外血肿：颅骨内板下方双凸形或梭形高密度影，不过颅缝，可过中线。若血肿内部密度不均或出现"漩涡征"，提示可能存在活动性出血。

2）硬膜下血肿：颅骨与脑表面之间新月形高密度、混杂密度、等密度或低密度影，可过颅缝，不过中线；除大脑凸面外，也可见于大脑镰旁、小脑幕区，注意避免误诊为蛛网膜下腔出血。

3）脑实质出血：脑实质内高密度影，周围环绕低密度影，高密度影CT值一般在50～100Hu。脑实质出血的血肿内密度不均，岛征、黑洞征等征象与血肿扩大相关。脑实质出血可破入脑室及蛛网膜下腔。

4）蛛网膜下腔出血：脑沟、脑池等蛛网膜下腔内线样高密度，出血量大时可呈条状或柱形分布。发病6小时以内CT敏感性最高，之后逐渐下降。

（4）鉴别：需与以下高密度病变鉴别。

1）钙化：CT值（＞100Hu）通常大于出血（50～100Hu），但也可有重叠。难以鉴别时可行双能CT或带SWI/相位图的MRI，或数小时后复查观察病灶有无变化。生理性钙化常见于基底节、松果体、脉络丛、大脑镰/硬脑膜、小脑齿状核等位置。病理性钙化见于囊虫病、巨细胞病毒感染、弓形虫病、结节性硬化、脑肿瘤、甲状旁腺功能异常、Fahr病等情况。

2）对比剂残留：高密度通常在24小时后消失。可通过动态复查头CT、头MRI联合磁敏感加权成像（SWI）、头双能去碘CT等方法进行鉴别。

3）富于细胞的肿瘤：淋巴瘤、髓母细胞瘤、脑膜瘤、生殖细胞瘤等。

4）脑血管畸形：如海绵状血管瘤、动静脉畸形等，即使不伴出血，也可因病灶内血流缓慢或钙化而表现为高密度。可呈锯齿样外观。

5）非酮症高血糖偏侧舞蹈症：可见单侧基底节高密度影，纠正高血糖后高密度影可消失。

6）脑皮质层状坏死：表现为脑回样或线样高密度，沿脑表面曲线走行。

7）伪影：几何形分布，越过不同解剖结构。

除出血性病变外，头CT还可反映脑实质及颅骨病变、脑积水、颅内静脉窦血栓等多部位的病变。

三、脑实质病变

（1）脑梗死：特点如下。

1）早期可见脑动脉高密度征。

2）数小时后可出现脑水肿、灰白质分界不清（其中岛叶、豆状核与周边白质边界不清分别称为"岛带征""豆状核征"），逐渐形成低密度梗死病灶。

3）数天后可出现梗死病变区域明显肿胀及占位效应。

4）发病2周后，慢性期梗死病灶密度逐渐减低至接近脑脊液，形成软化灶或囊腔。

（2）占位：包括肿瘤、脓肿、血肿、血管畸形等。可继发中线移位、脑室受压、脑疝。脑疝包括以下情况。

1）大脑镰下疝：胼胝体、扣带回向对侧移位，同侧侧脑室受压，对侧侧脑室扩张。

2）小脑幕切迹疝：同侧中脑周围池增宽，对侧中脑周围池变窄，对侧颞角扩大，中脑受压、旋转。

3）枕骨大孔疝：小脑扁桃体下移，向前挤压延髓，可有延髓池闭塞、梗阻性脑积水。

（3）脑水肿：脑沟变浅、脑室变小，灰白质界限模糊，脑实质密度整体下降。

四、脑积水

（1）梗阻性脑积水：第四脑室出口以前的脑脊液循环障碍导致的脑积水。梗阻部位上游脑室边缘模糊或伴低密度影，脑池或脑沟受压。

（2）交通性脑积水：第四脑室出口以后的脑脊液循环障碍导致的脑积水。脑室系统普遍扩张，无梗阻表现，可伴脑室周围低密度影。

（3）正常颅压脑积水：脑室系统普遍扩张，无梗阻表现，可伴脑室周围低密度，Evan's指数（轴位图像上两侧侧脑室前角间最大距离与同一层面最大颅腔横径之比）>0.3，冠状位CT可见DESH征象（蛛网膜下腔凸面变窄与外侧裂及基底池扩大不匹配）。

五、颅骨病变

（1）骨折：可见骨质连续性中断、骨折线，可伴颅内积气，需注意有无硬膜外血肿、硬膜下血肿、弥漫性轴索损伤等其他颅内病变。

（2）骨质破坏：见于肿瘤性疾病、真菌感染、甲状旁腺功能亢进、Paget病等。注意鉴别蛛网膜颗粒压迹，其多为圆形或卵圆形，位于中线两侧2～3cm。

六、颅内静脉窦血栓

（1）CT平扫可见静脉窦走行区域高密度影"三角征""条索征"等。

（2）间接征象包括静脉或静脉窦引流区域脑组织水肿、出血、静脉性梗死等。

七、总结

（1）头CT是急诊及头MRI受限情形下颅脑病变的首选检查，对急性出血性病变敏感。

（2）应重点关注有无脑实质病变及颅骨病变、脑积水、颅内静脉窦血栓等急重症情况。

（3）读片时注意病灶的部位、密度、边缘、占位效应等情况、病灶随时间的演变，结合病史作出判断。

（4）头CT平扫不能明确诊断时，可酌情完善MRI、脑血管检查、增强检查等进一步影像检查。

参 考 文 献

［1］鱼博浪. 中枢神经系统CT和MR鉴别诊断［M］. 西安：陕西科学技术出版社，2005.

［2］HOLLINGSWORTH J，MIRABELLI M M. Neurologic emergencies on computed tomography of the head［J］. Semin Ultrasound CT MR，2017，38（4）：384-398.

［3］MORALES H. Pitfalls in the imaging interpretation of intracranial hemorrhage［J］. Semin Ultrasound CT MR，2018，39（5）：457-468.

（刘曼歌　周立新）

第五节　头MRI读片要点

一、概述

（1）头MRI兼具无辐射、多参数成像、无骨性伪影、任意方位断层（通常分为轴位、矢状位、冠状位）直接成像的优势，被广泛应用于神经系统疾病的诊断和鉴别诊断，也成为神经科医师必备的基本功之一。

（2）熟练掌握头MRI读片的前提和基础是掌握脑的正常解剖和变异及其在MRI上的表现，识别MRI的不同检查序列及其应用。头MRI读片的重点和最终目的是通过分析和判读MRI上病灶图像和信号的特点，结合临床信息作出精准的影像诊断。

二、MRI序列

包括很多序列，如T1加权成像（T1WI）、T2加权成像（T2WI）、液体抑制反转恢复序列（FLAIR）、弥散加权成像（DWI）、磁敏感加权成像（T2WI*或SWI）、增强扫描、动脉自旋标记灌注成像（ASL）、灌注成像（PWI）、磁共振波谱成像（MRS）、磁共振血管成像（MRA）、磁共振静脉成像（MRV）等。

临床上多数将T1WI、T2WI、FLAIR和DWI作为常规扫描序列，结合患者的临床情况适当增加特殊的序列，如脑血管病会在常规序列的基础上选择MRA，颅内感染性疾病会选择增强序列等。

下面重点介绍常规序列的信号特点和应用。

1. T1WI

常用于显示解剖结构，长T1呈低信号，短T1呈高信号；灰白质对比好，通过脑脊液低信号（黑）、脑灰质呈稍低信号（灰）、脑白质呈稍高信号（白）识别序列。

提示：头MRI上短T1信号见于以下情况。

（1）血红蛋白降解产物，如脑出血亚急性期、动脉瘤、动脉夹层壁内血肿、颅内静脉窦血栓形成。

（2）含脂肪类物质，如脂肪瘤、类脂性囊肿（如畸胎瘤）。

（3）含黏液、蛋白质或胆固醇结晶，如胶样囊肿、Rathke囊肿。

（4）含黑色素病变，如黑色素瘤。

（5）离子沉积，如肝性脑病、肝豆状核变性、钙化。

（6）其他，如皮质层状坏死、糖尿病非酮症高渗性偏侧舞蹈症等。

2. T2WI

（1）常用于显示病灶，长T2呈高信号，短T2呈低信号。

（2）通过脑脊液高信号（亮）、脑灰质呈稍高信号（白）、脑白质呈稍低信号（灰）识别序列。

3. FLAIR

（1）T2WI压水序列，抑制自由水信号（如脑脊液、囊肿等），不能抑制结合水。

（2）显示脑沟、脑池、脑室旁病灶具有优势，区分液化坏死（FLAIR低信号）和水肿或脱髓鞘病灶（FLAIR高信号）。

（3）灰白质对比差，通过脑脊液低信号（黑）、脑灰质呈稍高信号、脑白质呈低信号识别序列，以后二者与T1WI加以区分。

4. DWI和ADC（表观弥散系数）

（1）DWI同时受T2WI和弥散双重因素影响，DWI高信号不一定是弥散受限，需结合ADC图确定。

（2）DWI高信号＋ADC低信号提示细胞毒性水肿（即弥散受限，水分子聚集在细胞内），DWI信号不高＋ADC高信号提示血管源性水肿、间质性水肿。

5. T2WI*和SWI

用于显示磁敏感信号，如血红蛋白、含铁血黄素、静脉血、钙化。二者均可显示微出血（圆形或卵圆形低信号区，通常直径2～5mm，最大可达10mm），SWI较T2WI*分辨率更高。

6. 增强扫描

反映血脑屏障是否完整，通常为静脉注射钆对比剂后，在T1WI上扫描。

7. MRS

利用磁共振技术和化学位移作用对体内的组织化学成分进行分析，以波谱的形式表示，可提供病变组织的代谢功能及生化方面的信息（图3-2）。

三、MRI各方位成像特征

1. 轴位

平行于人体中轴线扫描，为最常用的方位。在较靠上的大脑皮质下层面，可通过"Ω征"识别中央沟，其前方为中央前回，后方为中央后回。在第三脑室顶层面，从岛叶向内依次是屏

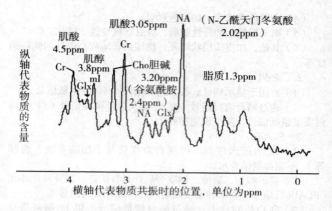

图3-2　MRS常见化合物波峰位置（横轴）及物质含量（纵轴）参考

注：Cr，肌酸；mI，肌醇；Cho，胆碱；NA，N-乙酰天门冬氨酸；Glx，谷氨酰胺。

状核、外囊、壳核、苍白球、内囊，以左侧内囊为例，其形状呈"＜"形，豆状核组成它的外界，内囊前肢内界为尾状核头部，内囊后肢内界为丘脑。

2. 矢状位

由头颅右侧到左侧进行扫描，可较好地显示鞍区病变及中脑、脑桥、小脑萎缩等病变。

3. 冠状位

由头颅前方向后扫描，显示颞叶内侧病变（如海马硬化），硬脑膜病变（如"奔驰征"）、中枢神经系统炎性脱髓鞘疾病病灶具有优势。

四、常见神经系统疾病的头MRI特征

1. 脑梗死动态演变（表3-10）

表3-10　脑梗死动态演变

	T1WI	T2WI	DWI	ADC
超急性期（0～6小时）	等信号	高/等信号	高信号	低信号
急性期（6～72小时）	低信号	高信号	高信号	低信号
亚急性期（3～10天）	低信号	高信号	高信号	低信号
慢性期（>10天）	低信号	高信号	低信号	高信号

2. 脑出血动态演变（表3-11）

表3-11　脑出血动态演变

	T1WI	T2WI	DWI	SWI	成分
超急性期 （0～6小时）	低信号	高信号	高信号	边缘低	中央氧合血红蛋白，外周脱氧血红蛋白
急性期 （7～72小时）	等/稍低信号	低信号	低信号	低信号	脱氧血红蛋白
亚急性早期 （3～6天）	高信号	低信号	低信号	低信号	细胞内高铁血红蛋白
亚急性晚期 （7～14天）	高信号	高信号	高信号	低信号	细胞外高铁血红蛋白
慢性期 （＞14天）	低信号	低信号	低信号	低信号	含铁血黄素

五、典型神经系统疾病的头MRI特征

1. 血管病

穿支动脉粥样硬化性疾病（BAD）

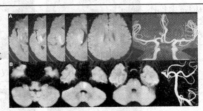

颅内静脉窦血栓（CVST）

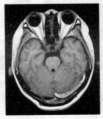 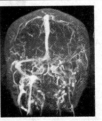

左横窦走行区短T1信号（左）；MRV左横窦显示不清，乙状窦及颈内静脉未见显示（右）

脊髓血管畸形

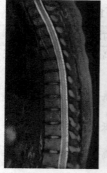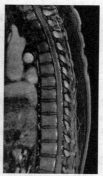

T2压脂相（左）可见脊髓内长节段不均匀稍长T2异常信号，$T_{10}\sim L_1$水平脊髓背侧椎管内可见多发迂曲条状T2流空影，增强后（右）可见多发强化。提示硬脊膜动静脉瘘可能

伴皮质下梗死和白质脑病的常染色体显性遗传性脑动脉病（CADASIL）

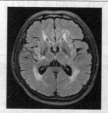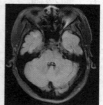

FLAIR双侧外囊白质高信号，双侧颞极白质高信号

CAA

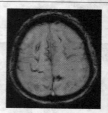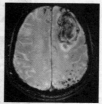

SWI：多发额顶叶表浅含铁血黄素沉积（左）；左额叶出血灶，左枕叶皮质及皮质下多发微出血灶（右）

2. 运动障碍性疾病

十字面包征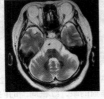

见于多系统萎缩，可见脑体积缩小。脑桥横行纤维和小脑中脚的变性和神经胶质增生使其含水量增加。T2相脑桥十字形高信号影

黑质燕尾征消失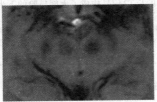

正常人SWI上黑质后外侧呈线性或逗号样高信号，类似于燕尾状，帕金森病患者由于铁沉积、黑质萎缩等异常，表现为黑质小体高信号消失，即燕尾征消失

蜂鸟征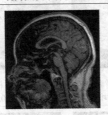

见于进行性核上性麻痹，中脑体积小，中脑上缘平坦或凹陷。本例中脑短轴/脑桥短轴＝0.44，MRPI＝14.24

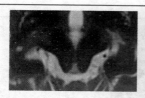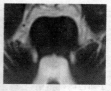

大熊猫脸 小熊猫脸	肝豆状核变性：大熊猫脸征（左）：红核在T2相上呈现对称性的低信号，为大熊猫的眼，红核周围的内侧丘系、大脑脚上部、红核脊髓束及皮质脑干束神经纤维受累表现为T2高信号，构成大熊猫脸上半部白色的轮廓；而双侧上丘、中脑导水管周围灰质神经核团正常的短T2信号及中脑导水管的长T2信号构成了大熊猫脸的下半部。小熊猫脸征（右）：中脑下部层面的双侧大脑脚、上丘、导水管、导水管周围灰质核团、中央上核等构成了小熊猫脸的大体结构，而双侧受累而呈长T2信号的红核周围纤维束与短T2的中央被盖束勾勒出小熊猫的双眼

3. 感染及炎症性病变

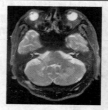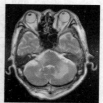

进行性多灶性白质 脑病（PML）	T2脑桥、右桥臂、双侧小脑多发泼墨样白质病变，随访期间逐渐增大（左2022-01，右2022-03）

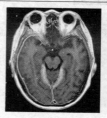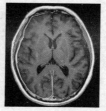

硬脑膜强化	T1增强相可见右侧大脑半球、小脑半球及小脑幕硬脑膜弥漫增厚强化。本例患者诊断为ANCA相关血管炎、肥厚性硬脑膜炎

软脑膜强化

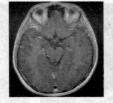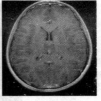

T1增强相可见双侧大脑半球软脑膜弥漫强化。本例患者诊断为脑膜脑炎

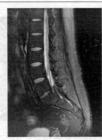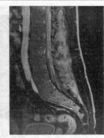

马尾神经根强化

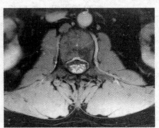

T2压脂相矢状位、T1增强相矢状位、T1增强相轴位可见马尾神经根增粗强化。本例患者诊断为T细胞淋巴瘤

类固醇激素反应性慢性淋巴细胞性炎症伴脑桥血管周围强化（CLIPPERS）

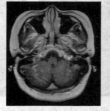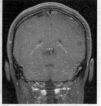

T1增强相可见脑桥、桥臂、小脑多发斑点状异常强化

急性坏死性脑病（ANE）

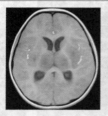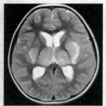

MRI双侧丘脑异常信号，呈靶样征或者多纳圈征。左T1增强相，右T2相

发热感染相关性癫痫综合征（FIRES）

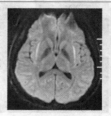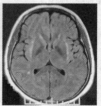

MRI可见双侧屏状核病变（左为DWI相与右为FLAIR相）

伴胼胝体压部可逆性病变的轻度脑病（MERS）

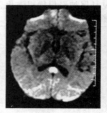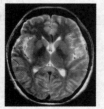

可见胼胝体压部异常信号（左为DWI相，右为T2相）

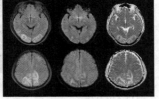

可逆性后部白质脑病（PRES）

双侧大脑后部（顶枕叶）白质为主的多发较对称的FLAIR高信号，ADC值升高，部分病灶呈DWI高信号

4. 中枢神经系统脱髓鞘病

见第六章第四节视神经脊髓炎谱系疾病的诊疗要点，以及第六章第五节多发性硬化的诊断与治疗。

5. 遗传性代谢性及中毒性脑病

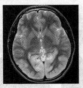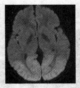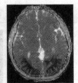

线粒体脑肌病伴高乳酸血症和卒中样发作（MELAS）

双侧颞顶枕叶皮质多发长T2信号，DWI高信号，ADC减低。左图为T2WI相，中图为DWI相，右图为ADC相

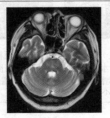

渗透性脱髓鞘综合征（ODS）

T2相可见脑桥三叉戟征

Wernicke脑病

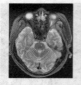 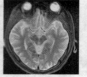 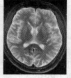

T2相显示双侧乳头体、丘脑、第三脑室、中脑导水管旁FLAIR高信号

6. 其他

运动神经元病，锥体束变性

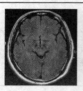 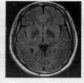 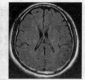

可见双侧锥体束走行区对称FLAIR高信号

平山病

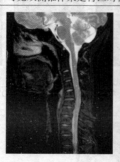 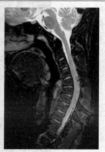

生理位置（左）颈椎稳定性欠佳，颈椎反弓。屈颈位（右）$C_5 \sim C_6$水平脊髓前方硬膜外间隙变窄，脊髓后方硬膜外间隙增宽，其内见血管流空信号，脊髓前部受压。髓内可见少许T2稍高信号

颈椎病Pancake
征

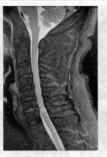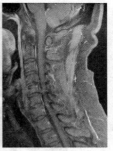

C_3～C_7椎间盘突出，C_6～C_7椎管狭窄严重，该节段髓内可见长T2信号，增强可见强化。颈椎间盘突出时压迫脊髓水肿，出现异常信号，在椎管狭窄最严重的节段稍下方可见结节状强化，外圈强化为主，类似Pancake。是脊髓型颈椎病的较特征性的影像表现

遗传性弥漫性
白质脑病合并
轴索球样变
（HDLS）

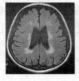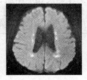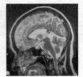

FLAIR相可见双侧脑室旁白质高信号（左），持续DWI高信号（中），胼胝体变薄（右）

中枢神经系统
表面铁沉积症

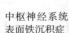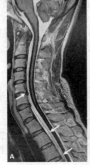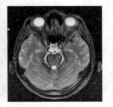

T2加权相可见额叶底面、脑干、小脑、脊髓表面低信号。左图颈椎MRI可见腹侧纵向硬膜外积液（箭头）

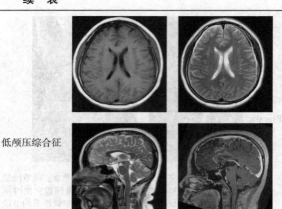

低颅压综合征

T1轴位（左上）、T2轴位（右上）、T2矢状位（左下）可见左侧硬膜下出血、右侧硬膜下积液，脑组织下移。T1增强相（右下）可见硬脑膜弥漫线样广泛强化。本例患者诊断为椎管内麻醉后脑脊液漏

六、总结

（1）头MRI读片的前提和基础是掌握脑的正常解剖和变异及其在MRI上的表现，识别MRI的不同检查序列及其应用。

（2）临床实践中需结合患者的具体情况适当增加特殊序列的扫描。

（3）在认识理解不同疾病的头MRI影像特征基础上，通过分析和判读MRI上病灶图像和信号的特点，结合临床信息作出精准的影像诊断。

参考文献

［1］金征宇. 医学影像学［M］. 北京：人民卫生出版社，2015.

［2］金征宇. 医学影像学［M］. 北京：中国协和医科大学出版社，2006.

［3］吴江，贾建平. 神经病学［M］. 3版. 北京：人民卫生出版社，2015.

（王妍颖　严婧文　周立新）

第六节　高分辨磁共振成像的读片技巧

一、概述

（1）高分辨磁共振成像（HRMRI），通常在神经科用于观察颅内动脉管壁。HRMRI是一种医学成像技术，利用磁共振成像（MRI）来提供高分辨率、高对比度的图像，用于显示颅内血管结构和动脉管壁的细微细节。这项技术通常用于研究和评估颅内动脉粥样硬化等血管疾病，尤其是细小的动脉。

（2）HRMRI具有一些优势，如非侵入性、无需使用放射性物质，以及能够提供高分辨率的图像，有助于更好地了解动脉管壁的结构和异常情况。这项技术的进步有助于提高对血管疾病的诊断准确性，并为研究血管病理生理学提供重要的信息。

（3）与传统的MRI相比，HRMRI的主要区别在于图像分辨率和目标应用。

1）图像分辨率：HRMRI相比传统MRI具有更高的图像分辨率。高分辨率意味着HRMRI可以提供更详细、更清晰的图像，能够显示出更小的结构细节。这对于观察细小的血管或组织结构非常有价值。

2）应用领域：传统MRI广泛用于医学影像学中，用于检查和诊断各种疾病和损伤，如脑部疾病、脊柱病变、关节损伤等。而HRMRI主要用于观察颅内血管结构和动脉管壁，特别是研究颅内血管疾病，如动脉粥样硬化。

3）检测敏感性：由于HRMRI的高分辨率，它对于检测微小的异常或变化更为敏感。在评估颅内动脉管壁的细微结构和病变时，HRMRI可以提供更准确的信息。

4）时间和成本：HRMRI通常需要更长的扫描时间和更高的成本，因为高分辨率图像需要更多的数据采集和图像处理。相比之下，传统MRI通常更快、更经济实惠。

二、HRMRI读片前准备

（1）基本解剖学知识：需要对人体解剖学有基本的了解，特别是与颅内动脉相关的解剖结构（包括颈动脉系统与椎-基底动脉系统）。这将有助于在HRMRI图像中识别不同的动脉和组织结构。

（2）MRI基础知识：了解MRI的原理、图像采集技术和脉冲序列。这包括了解T1加权成像、T2加权成像等不同脉冲序列的特点。

（3）血管疾病知识：了解不同类型的血管疾病，如动脉粥样硬化、动脉夹层、动脉血栓等。了解这些疾病的特点和HRMRI上的表现有助于进行准确的诊断和解释。

（4）多模态影像结合：在HRMRI解释时，有时需要结合其他影像学技术的信息，如CT扫描、数字减影血管造影（DSA）等，以提供更全面的诊断和评估。

（5）经验积累：对于HRMRI解释，经验是非常重要的。临床医师需要进行实践，阅读学术文献，并在经验丰富的医学影像学专家的指导下进行学习和训练。

三、HRMRI读片的思路参考

（1）临床信息获取：患者进行HRMRI检查的原因。在阅片之前，需要明确患者的临床信息，包括症状、病史、实验室检查结果等。这些信息有助于在HRMRI图像解读时进行定向观察，以寻找与临床症状相关的异常。

（2）传统MRI序列读片：在HRMRI读片之前，对传统MRI序列进行分析非常重要，因为它提供了HRMRI所未能显示的一些重要信息，有助于指导后续的HRMRI读片，重点包括但不限于以下方面。

1）弥散加权成像（DWI）：对DWI序列的观察可以帮助确定是否存在急性或慢性缺血性病变，定位梗死灶及其供血动脉。

2）磁共振血管成像（MRA）：MRA是显示脑动脉的重要序列。观察MRA序列可以帮助确定动脉是否狭窄、闭塞或是否存在动脉夹层等异常，指导后续HRMRI序列的定位观察。

（3）解剖结构定位：熟悉主要颅内大血管（颈内动脉、大脑中动脉、大脑前动脉、椎动脉、基底动脉及大脑后动脉）的解剖位置、毗邻结构及其在轴位（水平位）、冠状位、矢状位上的切面表现。

1）通常HRMRI检查项目都会包含3D TOF-MRA序列，在不熟悉血管具体解剖位置时，可利用DICOM阅片软件的参考线功能，对比TOF-MRA图像进行血管定位。

2）如果从轴位（水平位）、冠状位、矢状位中的一个角度观察无法定位，可以尝试同时在其余两个角度上进行定位，并利用参考线辅助定位。

（4）动脉观察：仔细观察HRMRI图像中的动脉，寻找可能的异常，如动脉粥样硬化斑块、动脉夹层、动脉血栓等。同时还需要关注动脉壁的厚度、信号强度及是否有血管炎等特殊表现。

（5）对比双侧、近远端图像：在HRMRI图像中，对比双侧动脉或病变部位近远端动脉的图像有助于发现差异和异常。必要时还需要将病变的HRMRI图像与正常对照进行比较。

（6）结合临床信息：医师会将HRMRI图像的观察结果与患者的临床信息结合起来，进行综合分析和诊断。这有助于确保HRMRI解释与患者的病情相符，并为后续治疗和管理提供指导。

四、部分疾病的典型征象

（1）粥样硬化斑块：粥样硬化是动脉壁内形成沉积物（斑块）的一种疾病，通常由胆固醇、钙和其他物质组成。在HRMRI图像上，粥样硬化斑块可能呈现为血管壁偏心状增厚或信号改变（图3-3）。

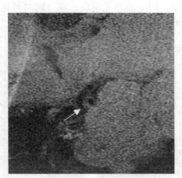

图3-3　HRMRI示血管壁偏心状增厚

（2）动脉夹层：动脉夹层是动脉内膜和外膜之间的撕裂，导致血液在撕裂处积聚形成夹层。在HRMRI图像上，动脉夹层可能表现为血管壁的双重轮廓，形成"假腔"。常见的动脉夹层HRMRI征象包括为双腔征、内膜瓣、壁内血肿信号、假性动脉瘤等。

（3）动脉血栓：动脉血栓是血液中的凝血物质在动脉内形成血栓。在HRMRI图像上，动脉血栓可能表现为血管腔内填充，即动脉腔内出现短或等T1信号（图3-4）。

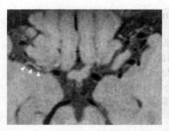
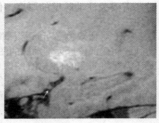

图3-4 HRMRI示动脉血栓

（4）血管炎：血管炎是血管壁的炎症性疾病，可能导致血管壁增厚、变形或狭窄。在HRMRI图像上，血管炎可能表现为血管壁环形强化或增厚（图3-5）。

（5）烟雾病：烟雾病是一种罕见的血管疾病，特征是小动脉受损，形成模糊的烟雾状影像。在HRMRI图像上，烟雾病可能表现为管腔缩窄、闭塞而并无斑块形成，同时可见多个小血管的信号或模糊的侧支血管影像（图3-6）。

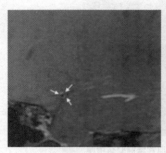
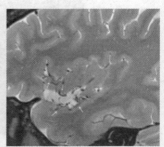

图3-5 HRMRI示管壁环形强化　　图3-6 HRMRI示大脑中动脉闭塞

注：可见侧支血管流空影。

参考文献

[1] XU W-H, LI M-L, GAO S. Intracranial plaque regression after intensive medical treatments: a high-resolution MRI observation [J]. Ann Transl Med, 2014, 2 (8): 82.

[2] WU Y, WU F, LIU Y, et al. High-resolution magnetic resonance imaging of cervicocranial artery dissection imaging features

associated with stroke [J]. Stroke, 2019, 50 (11): 3101-3107.

[3] XU W. High-resolution MRI of intracranial large artery diseases: how to use it in clinical practice? [J]. Stroke Vasc Neurol, 2019, 4 (2): 102-104.

（张宗慕雨　徐蔚海）

第七节　脑电图读图要点

一、概述

（1）脑电图是从头皮或颅内记录到的局部一定空间范围内神经细胞电活动总和。

（2）脑电图临床主要用于癫痫的诊断、分类和病灶的定位，对区别脑部器质性或功能性病变和弥漫性或局限性损害，以及脑炎、中毒性和代谢性等各种原因引起的脑病等均有辅助价值。

（3）脑电图受年龄、意识状态、用药等影响，在判读脑电图前需明确检查者的年龄、利手、状态（闭眼、睁眼、清醒、嗜睡、睡眠、意识状态）、用药情况（镇静催眠药、抗癫痫发作药、抗精神病药、中枢兴奋药）等。下面以成年人脑电图为例，介绍脑电图读图要点。

二、脑电图基本特征

（1）频率：1秒钟内相同周期的脑波重复出现的次数（表3-12）。

表3-12　脑电图频率分类

分类	频率（Hz）	分类	频率（Hz）
α频带	8～13	δ频带	0.3～3.5
β频带	14～30	θ频带	4～7.5

（2）波幅：1个脑波的波谷到波峰的垂直距离（表3-13）。

表3-13　脑电图波幅分类

分类	波幅（μV）	分类	波幅（μV）
低波幅	<25μV	高波幅	75～150μV
中波幅	25～75μV	极高波幅	>150μV

（3）调节与调幅：调节指脑电图的频率调节，调幅指脑波波幅变化规律（表3-14）。

表3-14 脑电图正常调节与调幅定义

	定义
正常调节	同一次记录的一段时间内，同一部位的频率差不应超过1Hz，两侧半球相应部位的频率差不应超过0.5Hz
正常调幅	正常成人脑波的基本节律，特别是清醒期的枕区α节律呈现渐高－渐低的梭形串，每串节律持续约1秒，两串之间为少量低波幅β活动

（4）分布方式：见表3-15。

表3-15 脑波的分布方式

	分布方式
广泛性	脑电活动出现在双侧半球的各个脑区，左右半球相应区域频率及波幅基本对称
弥漫性	与广泛性相似，但波形、波幅和/或频率有随机的不对称及不同步现象
一侧性	一侧半球的特殊脑电活动
局部性	局限在某一局部的特殊脑电活动
多灶性	在两个或两个以上不相邻的部位且不在同一时间出现的特殊脑波
游走性	某一特征的脑波活动从一个部位逐渐移行至同侧半球或对侧半球的另一个部位
对称或不对称性	大脑两半球各对应区域脑电活动的波形、频率和波幅大致相同为对称，反之为不对称

（5）出现方式：见表3-16。

表3-16 脑电图波形出现方式

	出现方式
活动	泛指任何一种连续出现的占优势的脑波
节律	频率和波形大致恒定的脑波连续出现
爆发	突出于背景并持续一段时间，突然出现，突然停止
阵发	突出于背景并持续一段时间，出现和终止不突然

出现方式	
周期性	某种突出于背景的脑波或波群以相似的间隔重复出现
散发	单次脑波以不规则的间隔时间出现在某些导联
偶发	在一次常规脑电图记录中仅出现 $1 \sim 2$ 次
一过性	某种突出于背景的脑波仅在某种状态下少量而无规律出现，持续时间短暂
同步性或不同步性	两个或两个以上部位乃至两侧半球同时出现为同步，反之为不同步

三、诱发试验

（1）睁闭眼试验：在清醒状态下的脑电图描记中令患者闭眼放松，每间隔10秒左右令患者睁眼 $3 \sim 5$ 秒，如此反复 $2 \sim 3$ 次。

1）正常反应：睁眼后经过＜1秒潜伏期，枕区节律受到抑制，称为α阻滞，闭眼 $1 \sim 1.5$ 秒内枕区节律恢复。

2）异常反应：α阻滞不完全或完全不抑制见于视力障碍或枕叶病变，一侧更有意义。

（2）过度换气试验：令患者在闭目状态下连续做3分钟的深呼吸，呼吸频率在 $20 \sim 25$ 次/分，换气量为正常的 $5 \sim 6$ 倍。

1）正常反应：过度换气 $2 \sim 3$ 分钟出现双侧同步的高波幅慢波反应。

2）异常反应：慢波早期出现和延迟消失反映脑血管调节功能不良；当存在局部脑损伤时，过度换气可诱发局部或一侧性慢波增强，或两侧慢波波幅明显不对称；出现癫痫样放电，过度换气对诱发双侧对称同步3Hz棘慢复合波最敏感，常伴有典型失神发作。

（3）间断闪光刺激试验：依次在睁眼、闭眼、合眼状态下进行下列序列的闪光刺激。首先递增序列：1Hz、2Hz、4Hz、6Hz、8Hz、10Hz、12Hz、14Hz、16Hz、18Hz、20Hz；然后递减序列：60Hz、50Hz、40Hz、30Hz、25Hz。每个频率刺激持续10秒，间隔至少7秒。

1）正常反应：节律性间断闪光刺激直接兴奋枕叶初级视觉皮质，可以使α节律受到阻滞；当刺激频率接近自身枕区节律的频率时，枕区节律与刺激频率同步，即光驱动反应。光肌源反应指闪光刺激引起面部、头部和四肢出现与刺激有锁时关系的肌阵挛，脑电图有非脑源性类棘波样电活动。

2）异常反应：过度节律同化或明显不对称的节律同化常见

于癫痫患者；闪光刺激诱发出癫痫样放电伴或不伴临床发作，多见于光敏性癫痫或儿童及青少年特发性全面性癫痫，也可见于进行性肌阵挛癫痫。

四、睡眠脑电图（表3-17）

表3-17　睡眠脑电图分期及特征

分期	特征
嗜睡期	α节律解体，散在α波，低波幅θ波，阵发θ节律
N1期	阵发θ节律，顶尖波
N2期	睡眠纺锤，K综合波，少量顶尖波
N3期	以δ波为主，慢波活动频率在0.5～2.0Hz，振幅标准为>75μV，主要出现于额区，少量睡眠纺锤
REM期	低－中波去同步化混合波

五、正常脑电图

（1）α节律：清醒状态下出现在后头部的8～13Hz的节律，一般在枕区电压最高，成人常低于50μV，闭眼且精神放松情况下容易出现。

（2）β活动：是正常成人清醒脑电图的主要成分，分布广泛，波幅通常较低，多<20μV。

（3）中央区μ节律：清醒安静状态下出现于一侧或双侧中央区的一种梳状节律，频率在9～11Hz，波幅在30～80μV，不受睁眼-闭眼的影响，但可被躯体运动阻滞。

（4）θ波：正常成年人清醒状态时仅有少量散在的低波幅θ波，主要分布在额、中央区，此外在颞、顶区也有少量分布，一般不形成节律。

（5）λ波：清醒期出现在枕区的双相或三相尖波，正相成分最突出，波幅一般不超过50μV，波底较宽，为200～300ms，在注视活动的物像、眼球扫视运动或节律性闪光刺激时容易出现。

六、异常脑电图

（1）背景活动异常：非特异性异常，与弥漫性或局部脑功能障碍有关。

1）正常节律的改变：包括枕区α节律频率减慢，波幅衰减，调节性差，反应性消失，双侧不对称等。

2）慢波性异常：基本脑波节律慢化，见于各种轻至中度脑部病变；持续弥漫性慢波活动，提示弥漫性脑损伤；间断节律性δ活动，可见于多种中枢神经系统病变，颞区间断节律性δ活动与颞叶癫痫有密切关系；广泛性非同步性慢波，是最常见但最缺乏特异性的异常，可见于各种病因引起的双侧半球弥漫性病变；局灶性或一侧性持续性慢波，提示局部结构性脑损伤。

3）快波性异常：快波活动异常增强或衰减；药物性快波反应减少或消失。

4）局部电压衰减：在局部背景电压明显降低的基础上，正常应该出现的一些生理性脑波活动（如α节律、β活动、睡眠纺锤、顶尖波、K综合波等）电压亦明显减弱或消失。

5）暴发－抑制：中－高波幅的暴发性活动与低电压或电抑制状态交替出现。是大脑皮质和皮质下广泛损伤或抑制的表现。见于以下情况：严重缺血缺氧性脑损伤、婴儿癫痫性脑病、麻醉状态、苯巴比妥或苯二氮䓬类药物中毒、临终状态等。

6）低电压/电静息：脑电活动电压持续低于20μV为低电压；持续低于2μV或呈等电位线为电静息。低电压见于各种病因所致严重脑功能损伤，亦可见于麻醉状态或镇静剂中毒；电静息见于严重脑功能损伤/深昏迷及脑死亡患者。

（2）阵发性异常：特点如下。

1）癫痫样放电：①棘波，波形锐利，突出于背景活动，负相棘波的上升支陡峭，下降支稍缓，多数波幅＞100μV，时限为20～70ms。②尖波，与棘波相似，但时限在70～200ms。③多棘波，为连续出现两个或两个以上的双相或多相棘波。④棘慢/尖慢复合波，一个棘波/尖波后面紧跟一个慢波。⑤多棘慢复合波，连续一个以上棘波后面跟随一个慢波。⑥高度失律，持续弥漫性不规则高波幅慢波中混以各种杂乱的、不同步或不对称的棘波、尖波及多棘波。

2）周期性波：①三相波，脑波沿基线上下有3次明显偏转（典型三相波为负－正－负），可散发也可呈周期性发放。②广泛性周期性癫痫样放电，某种突出于背景的广泛性棘波、尖波、慢波或复合波以相似的间隔反复刻板出现。③周期性一侧性癫痫样放电，癫痫样放电（棘波、棘慢复合波、尖波、多棘波等）每间隔1～2秒周期性反复出现在一侧半球或一侧局部。

特殊疾病周期性波见表3-18。

表3-18 不同疾病周期性波

疾病	特征
克－雅病	广泛性周期性双相或三相尖波，间隔0.5～2.0秒
亚急性硬化性全脑炎	广泛性周期性尖波或慢波，间隔4～20秒
代谢中毒性脑病	广泛或局灶性周期性双相或三相尖波，间隔1～2秒
单纯疱疹病毒性脑炎	广泛性、一侧性或双侧额颞周期性尖波、多棘波、慢波，间隔1.5～5秒

七、成人脑电图诊断标准

（1）正常脑电图：符合下列所有项时为正常脑电图。

1）脑波分布有正常的部位差别，左右基本对称，双侧半球相应部位的波幅差不超过30%。

2）清醒期全头部α波频率差不超过2Hz；后头部α节律在9～11Hz，主要分布在双侧枕区；双侧枕区α节律的波幅最高，调幅最好，生理反应最明显；在前头部可出现α频段的不规则节律，一般比枕区慢1Hz以下，称之为类α样节律；同一时段内左右两侧α波频率差不超过0.5Hz，有正常调幅；α指数平均为75%。

3）β活动在20%以下，波幅不超过20μV，以额、颞区为主。

4）θ活动不超过5%，波幅不超过30μV。

5）全部记录中偶见δ活动，波幅不超过50μV。

6）过度换气、闪光刺激等诱发试验无异常反应。

7）生理性睡眠波顺序出现，睡眠周期正常。

8）无阵发性异常电活动。

（2）界线性脑电图：有下述一项表现可称为界线性脑电图。

1）α节律的频谱增宽，变化范围＞2Hz；波幅超过100μV，或轻度节律不规则。

2）双侧半球相应部位波幅差超过30%。

3）中等波幅β活动分布广泛或数量超过40%。

4）额区低波幅θ活动轻度增多，数量超过10%～15%。

5）低波幅δ活动轻度增多。

6）出现某种临床意义不确定的波形。

7）睡眠周期紊乱。

（3）轻度异常脑电图：有下述一项表现即为轻度异常脑电图。

1）α节律不规则，不稳定，调节、调幅不佳，频率减慢至8Hz，波幅超过100μV，生理反应不明显。

2）两侧半球相应部位波幅差超过50%。

3）β活动明显增多，波幅高于50μV。

4）θ活动明显增多，主要出现在额区。

5）δ活动轻度增多。

6）过度换气出现中等波幅θ频段慢波活动早期出现或延迟消失。

（4）中度异常脑电图：有下列异常之一为中度异常脑电图。

1）基本节律明显减慢，枕区为7～8Hz的慢α节律，或α节律完全消失，被4～7Hz的θ节律取代。

2）左右明显不对称。

3）出现较多散在3Hz左右中等波幅的δ波或δ活动。

4）正常生理性睡眠波在一侧或双侧消失，或正常睡眠周期消失。

（5）高度异常脑电图：有下列异常之一为高度异常。

1）背景以δ波为主，可有少量θ活动，或少量α频段、β频段的低波幅快波复合在慢波之上。

2）背景以θ节律为主，有少量散在δ波、α波、β波。

3）广泛性α活动。

4）波幅和频率无规则，完全失去节律性。

5）周期性波。

6）持续低电压或电静息状态。

（6）阵发性异常：直接描述阵发性异常（癫痫样放电）的波形、频率、出现时间、空间分布、出现方式、数量（半定量）和诱发方式。

八、常规脑电图报告内容

（1）确认检查者的年龄、意识状态、利手、临床诊断、用药情况等一般信息。

（2）判断背景活动：枕区优势节律、背景异常活动等。

（3）诱发试验脑电图变化。

（4）睡眠：正常睡眠波是否如期顺序出现，睡眠周期是否正常等。

（5）有无脑电图阵发性异常。

（6）脑电图结论。

［1］刘晓燕，吴逊. 临床脑电图学［M］. 北京：人民卫生出版社，2006.

［2］大熊辉雄. 脑电图判读step by step入门篇［M］. 周锦华，译. 北京：科学出版社，2001.

（王莹洁　林　楠　卢　强）

第八节　肌电图常用参数和临床意义

一、概述

（1）电诊断检查是神经系统查体的延伸，可协助进行定位诊断、协助正确定性诊断、缩小鉴别诊断范围、提高早期诊断率。

（2）本文简略介绍神经传导检查和针极肌电图常用参数及判读。

（3）常用电生理检查包括神经传导检查、F波、H反射、针极肌电图、皮肤交感反应、重复神经电刺激等。

二、神经传导检查

1. 常用参数

（1）运动神经传导检查：复合肌肉动作电位（CMAP）的潜伏期、波幅、时限、面积、传导速度。

（2）感觉神经传导检查：感觉神经动作电位（SNAP）的起始潜伏期、峰潜伏期、波幅、时限、传导速度。

2. 结果判断

（1）是否存在感觉和运动神经病变，病变的范围、分布模式。

（2）判断轴索损害和脱髓鞘病变。

1）轴索损害：波幅明显下降（＞50%），传导速度正常或轻度减慢（不低于正常下限的75%），远端潜伏期正常或轻度延长（不超过正常值上限的130%）。

2）脱髓鞘病变：传导速度明显减慢（慢于正常值下限的75%），远端潜伏期明显延长（超过正常值上限的130%），波幅正常或降低。波形离散或继发轴索损害时波幅可明显降低。运动神经传导阻滞时远端刺激CMAP波幅相对较好，近端刺激

CMAP波幅明显下降，提示髓鞘或郎飞结病变。

3. 临床意义

（1）协助确定定位及病变范围。

（2）判断病变严重程度。

（3）提供定性诊断线索。

1）周围神经病变主要以轴突损害和脱髓鞘为主。

2）脱髓鞘病变可见于经典型吉兰-巴雷综合征，即急性炎性脱髓鞘性多发性神经根神经病（AIDP）、慢性炎性脱髓鞘性多发性神经根神经病、腓骨肌萎缩症1型、副蛋白血症性周围神经病、多灶性运动神经病等。

3）轴索损害多见于中毒（酒精、化疗药物等）、代谢及营养缺乏（糖尿病、卟啉病、维生素B_{12}缺乏等）、血管炎性周围神经病。

4）特殊情况：少数肌病更易累及远端肌肉，或某些非常严重且受累范围广的肌病，CMAP波幅可能降低。在Lambert-Eaton肌无力综合征（LEMS）、肉毒毒素中毒可见CMAP波幅在静息状态通常明显下降，潜伏期及传导速度通常正常。

三、F波

F波是超强电刺激神经干后运动神经的逆行冲动使前角细胞兴奋的回返放电，在M波之后出现。

1. 常用参数

F波最短潜伏期、F波出现率、F波传导速度、平均潜伏期。

2. 结果判断

神经脱髓鞘病变时，可以出现F波潜伏期延长和/或出现率降低（<80%）。前角细胞或轴索病变时可见出现率下降，速度和潜伏期相对正常。

3. 临床意义

（1）可反映近端神经的功能：远端刺激运动传导正常、F波异常，提示神经根、神经丛、近端运动神经病变。

（2）AIDP早期运动神经传导检查可能完全正常，可有F波潜伏期延长和/或出现率降低。

（3）F波出现率降低、巨大F波增加、相同形态F波出现率增加，提示前角运动神经元受累可能。

四、H反射

H反射是脊髓的单突触反射，反射弧的传入部分起自于肌梭的ⅠA类纤维，冲动到达脊髓的前角细胞经突触联系后，由α运动神经纤维传出，可反映近端神经病变。

1. 常用参数

H反射最小潜伏期：与对侧比较，＞1.5ms为异常。

2. 结果判断

反映S1节段感觉传入和运动传出通路病变，有助于发现近端神经病变。

3. 临床意义

（1）一般与跟腱反射相符。

（2）多发性神经病、近端胫神经和坐骨神经病、腰骶神经丛和S1神经根病可出现H反射潜伏期延长。

（3）糖尿病周围神经病变早期可出现H反射潜伏期延长。

五、针极肌电图

1. 常用参数

（1）异常自发活动：异常肌纤维电位，包括纤颤电位、正锐波、肌强直放电、复合重复放电等；异常运动单位电位，包括束颤电位，二联、三联和多联电位，肌颤搐放电，神经性肌强直放电。

（2）肌肉轻收缩时的运动单位动作电位（MUAP）：时限、波幅、多相波百分比及运动单位募集特点。

（3）肌肉大力收缩时运动单位的募集相型和波幅：混合相、单纯相、病理干扰相。

2. 结果判断

（1）慢性神经源性损害和肌源性损害的鉴别（表3-19）。

表3-19 慢性神经源性损害和肌源性损害的鉴别

	慢性神经源性损害	肌源性损害
异常自发活动	纤颤电位、正锐波、束颤电位	纤颤电位、正锐波
MUAP时限	增宽（上升＞20%平均值）	缩短（下降＞20%平均值）
MUAP波幅	增高	降低
募集相	募集减少，单纯相	早募集，病理干扰相

（2）一般多相波比例不超过20%，多相波比例增多在神经源性损害、肌源性损害均可出现，肌源性损害更常见。

3. 临床意义

（1）前角细胞及其以下的运动单位病变的诊断和鉴别诊断：运动神经元病、神经根病、神经丛病、周围神经病及肌病。

（2）判断神经源性损害的范围或节段：协助判断神经根病的损害节段。诊断肌萎缩侧索硬化（ALS）时进行延髓部及颈、胸、腰骶部多个节段检测。脊旁肌肌电图有助于判断神经根和神经丛病变。

（3）结合NCS进一步协助判断轴索损害和脱髓鞘病变：轴索损害时针极肌电图出现神经源性损害特点。单纯脱髓鞘病变、没有继发轴索损害时针极肌电图通常无异常发现。

（4）判断病情复发：肌炎患者随诊复查出现自发电位提示复发可能。

六、皮肤交感反应

皮肤交感反应（SSR）指人体接受刺激出现的皮肤反射性电位，来源于交感神经传出纤维释放的冲动，兴奋皮肤的汗腺，在皮肤表面记录到SSR。主要反映自主神经系统交感神经的病变。

1. 常用参数

SSR的潜伏期、波幅和波形。

2. 结果判断

（1）潜伏期超过平均值＋2.58秒为延长；波形消失为异常；波幅降低为异常，但波幅变异较大。

（2）SSR受皮肤温度、年龄影响，且存在适应现象。

3. 临床意义

主要用于客观评价是否存在交感神经病变，交感神经病变可见于糖尿病周围神经病变、淀粉样变性周围神经病等。

七、重复神经电刺激

重复神经电刺激（RNS）是指以一定的频率超强重复刺激运动神经干，在其支配的肌肉记录CMAP，观察波幅的变化程度，是诊断神经-肌肉接头部位病变最有价值的方法。

1. 常用参数

（1）低频RNS（通常刺激频率2～5Hz），比较第1个和第4个刺激的反应，观察波幅递减的程度。

（2）高频RNS（通常刺激频率10～50Hz），观察波幅有无异常递增。

如果患者配合，可在低频电刺激后进行1分钟的最大限度等长收缩运动，然后在2～4分钟内重复检查低频RNS，可提高低频刺激阳性率。此外，如高频刺激患者因疼痛难以耐受，可用短时易化试验代替高频刺激：首先进行一次超强刺激得到CMAP波幅，进行10秒的最大限度等长收缩运动，然后再次给予单个刺激，如运动后CMAP波幅增高＞100%，提示突触前膜病变，作用等同于高频刺激。

2. 结果判断

（1）低频刺激后波幅递减＞15%被认为异常，高度提示神经肌肉接头突触后膜病变，正常人波幅递减不超过10%；波幅递增＞100%高度提示神经肌肉接头突触前膜病变。

（2）波幅递减的计算：第4、5波比第1波波幅下降百分比。

（3）波幅递增的计算：最高波幅比第1波波幅上升百分比。

3. 临床意义

（1）主要用于神经肌肉接头突触前膜、突触后膜疾病的诊断和鉴别诊断。

（2）重症肌无力：低频、高频刺激均递减。

（3）LEMS：高频刺激波幅递增，低频刺激波幅可递减。

（4）代谢性肌病、离子通道肌病、严重的失神经支配疾病（运动神经元病）时也可出现低频递减。

八、总结

（1）神经传导检查和肌电图检查可协助确定前角、神经根、神经丛、周围神经、肌肉的定位及病变范围，区分脱髓鞘病变和轴索损害，针极肌电图有助于区分神经源性和肌源性损害，可协助定性诊断，缩小鉴别诊断范围。

（2）F波、H反射有助于发现近端神经病变。

（3）SSR主要反映自主神经系统交感神经的病变。

（4）RNS是诊断神经肌肉接头部位病变最有价值的方法。

参考文献

［1］崔丽英. 简明肌电图学手册［M］. 北京：科学出版社，2006.

［2］党静霞. 肌电图诊断与临床应用［M］. 北京：人民卫生出版社，2005.

［3］吴江，贾建平. 神经病学［M］. 3版. 北京：人民卫生出版社，2015.

［4］PRESTON D C，SHAPIRO B E. 肌电图与神经肌肉疾病：从临床到电生理学［M］. 3版. 朱冬青，黎鸣，朱愈，译. 北京：人民卫生出版社，2021.

（李　佳　朱婧雯　刘明生）

第九节　肌电图脱髓鞘与轴索损害的鉴别

一、脱髓鞘与轴索损害鉴别的意义

（1）辅助定性：轴索性周围神经病涉及疾病谱广，但脱髓鞘为主的病变病因相对较少，结合临床表现对定性诊断有一定提示作用，此处列举可致脱髓鞘损害常见病因。

1）卡压性单神经病：腕管综合征、肘管综合征等。

2）免疫介导疾病：急性炎性脱髓鞘性多发性神经根神经病（AIDP）、慢性炎性脱髓鞘性多发性神经根神经病（CIDP）、Lewis-Sumner综合征（LSS）、多灶性运动神经病（MMN）。

3）遗传性疾病：常见的遗传性周围神经，如腓骨肌萎缩症1型（CMT1）、腓骨肌萎缩症X型（CMTX）、遗传性压力易感性神经病（HNPP）、Refsum病；有些疾病可伴有髓鞘性周围神经病变，如多种类型脑白质营养不良。

4）异常蛋白血症/血液系统疾病：意义未明单克隆丙种球蛋白血症（MGUS）、POEMS综合征、淋巴瘤、冷球蛋白血症、巨球蛋白血症。

5）白喉。

6）中毒：胺碘酮、他克莫司、阿糖胞苷、砷中毒急性期、N-正己烷中毒。

（2）判断预后：脱髓鞘损害的预后常优于轴索损害。

二、典型电生理表现

脱髓鞘电生理表现如下。

（1）远端运动潜伏期延长、运动传导速度减慢、F波潜伏期延长或传导速度减慢、运动神经传导阻滞和异常波形离散。

（2）运动神经传导阻滞电生理标准：在CIDP和MMN，要求近端较远端CMAP波幅或面积下降超过50%作为诊断标准，在AIDP则要求下降20%以上。在判断神经传导阻滞时，测定神经的远端CMAP负相波波幅应至少为正常值下限的20%以上，或负相波波幅不低于1mV。

（3）传导阻滞或跨节段传导速度减慢可帮助确定节段性脱髓鞘或卡压部位，常见于AIDP、CIDP、MMN、腕管/肘管综合征等，而遗传性脱髓鞘周围神经病（如CMT1）传导速度虽显著减慢，但因为神经纤维传导普遍均一减慢，并不出现传导阻滞（图3-7）。

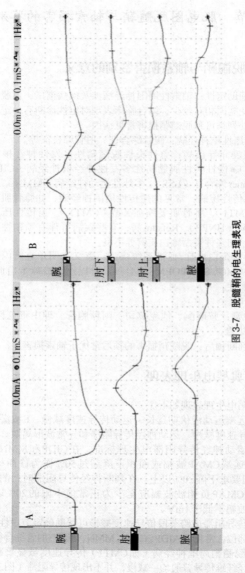

图 3-7 脱髓鞘的电生理表现

注：16岁，男性，诊断CIDP。A. 左正中神经运动传导见肘－腋处传导阻滞；B. 左尺神经运动传导可见波形离散。

轴索损害电生理表现：CMAP波幅明显降低，末端潜伏期正常或轻度延长，损害很严重时才会出现传导速度轻微下降。但CMAP波幅下降，并不一定都是轴索损害。

三、髓鞘和轴索合并损害的判断

（1）脱髓鞘为主：运动神经传导速度减慢，低于正常值下限的75%（当上肢＜40m/s、下肢＜30m/s通常较为肯定）；远端运动潜伏期明显延长，F波潜伏期延长，超过正常值上限的130%；存在明确的传导阻滞；异常波形离散。

（2）轴索损害为主：波幅下降为主，传导速度正常或轻度减慢，不低于正常值下限的75%，潜伏期正常或轻度延长，不超过正常值上限的130%。

（3）当神经传导速度有下降，同时有明显波幅下降时，区分髓鞘和轴索损害较为困难，需要结合临床和随诊变化。

（4）感觉神经传导速度明显下降时，也支持髓鞘病变。

（5）当感觉或运动神经传导无法记录到波形时，并不能判断髓鞘或轴索病变。

参考文献

[1] 崔丽英. 简明肌电图学手册［M］. 北京：科学出版社，2006.
[2] 卢祖能，曾庆杏，李承晏，等. 实用肌电图学［M］. 北京：人民卫生出版社，2000.

（沈东超　朱婧雯　刘明生）

第十节　周围神经超声的临床应用

一、概述

（1）周围神经超声检测可以显示周围神经的形态学特点，作为电生理检测的重要补充，神经横截面积（CSA）增大是周围神经超声检测的最重要参数，其分布特点和增大程度有助于不同疾病之间的鉴别。

（2）周围神经超声是超声技术在周围神经中的应用，通常需要使用高频探头（≥12mHz）来对周围神经走行浅表区域的形态学特征进行测定，又称高频神经超声。

（3）高频神经超声主要从两个角度对周围神经进行评估，包括垂直于神经走行的横切面和平行于神经走行的纵切面，以前者应用较多。在正常周围神经，横切面通常表现为蜂窝样结构，包括低信号的神经纤维束和高信号的神经束膜，以及高信号的神经外膜（图3-8）。

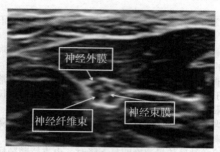

图3-8　健康人群正中神经示意

（4）目前临床关注的周围神经超声指标主要为周围神经CSA，即通过估测高回声神经外膜内神经的横截面积来评价神经是否增粗。国内外均已建立正常人不同周围神经超声CSA正常值，但受测量方式、人口学因素影响存在差异。同一种族正常值可通用。

（5）其他可观察的内容包括周围神经形态变化的分布、神经束结构回声和形态、神经内外血流信号变化、神经自身或邻近占位病变、神经弹性改变等。

二、周围神经超声临床应用

1. 卡压性周围神经病

（1）适应证：腕管综合征和肘管综合征。可提高诊断的敏感性，明确神经受压部位的结构特点，确认有无囊肿、肿瘤、骨赘、肌腱、异常发育的血管等；对手术的选择也有重要指导价值。

（2）超声表现：在神经受压部位，可见毗邻组织对周围神经的压迫，如腕管综合征者可见腕横韧带处正中神经受压变扁平，其近端神经明显增粗，可有水肿和血流信号增加（图3-9）。

2. CIDP

（1）适应证：①临床疑诊CIDP，但神经传导检查达不到诊断标准。②神经传导证实为髓鞘病变，但需要与遗传性髓鞘周围

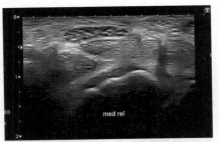

图3-9　1例腕管综合征患者周围神经超声

注：可见腕管处正中神经显著增粗。

神经病鉴别。③对周围神经形态变化进行动态随访，指导治疗方案的调整。

（2）超声表现：①CIDP患者通过超声可检测到神经增粗表现，表现为局灶性明显增粗（图3-10）和/或普遍轻度增粗；神经束也可增粗，回声可增高或减低。②少数CIDP患者的神经超声可正常。

3. MMN

（1）适应证：不对称、纯运动受累的肢体无力、萎缩，疑诊MMN，但电生理检测达不到诊断标准。特别是运动神经传导无法检测到臂丛病变时，臂丛神经超声检查可提供形态学信息。

（2）超声表现：①神经超声如检测到局灶性神经增粗，神经束增粗可支持MMN。②MMN患者的神经超声形态学改变与神经传导改变并非完全一致，二者有互补作用。

4. **遗传性周围神经病**

（1）适应证：①临床考虑遗传性周围神经病，但需要和CIDP鉴别时。②临床符合遗传性周围神经病，但神经传导检查时，远端CMAP波幅太低或引不出肯定波形，难以通过电生理明确轴索或髓鞘病变时。

超声表现：①CMT1A表现为普遍相对均一的明显增粗，神经束也增粗。②CMTX和CMT4等亚型电生理检查时也可表现髓鞘病变特点，其神经超声可增粗，但远不如CMT1A明显，部分患者神经CSA可正常；遗传压迫易感性周围神经病也可以有神经增粗表现，但程度较轻，通常在嵌压易感部位更为明显。③家族性淀粉样变性周围神经病也可表现为神经增粗，但程度较轻，在嵌压部位相对明显。

5. **肿瘤相关周围神经病**

（1）适应证：①临床或电生理为局灶性或多发单神经病，疑

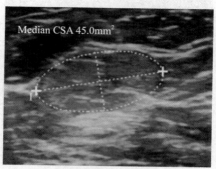

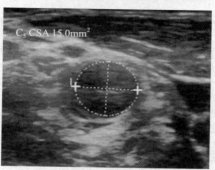

图3-10　1例CIDP患者周围神经超声

注：可见右侧正中神经显著增粗、左侧C$_5$神经根中度增粗。

诊淋巴瘤或其他肿瘤浸润神经。②临床疑诊神经纤维瘤或神经鞘瘤等。

（2）超声表现：肿瘤浸润周围神经时，可见受累神经明显增粗，部分肿瘤可伴有血流信号增加。病程越长，其神经增粗的程度越明显。

6. 其他周围神经病

GBS急性期病情严重者可有神经增粗表现，血管炎性周围神经也可在神经受累早期发现神经增粗改变。POEMS综合征的神经也有轻度增粗，近端神经稍明显，但不会出现CIDP的节段性明显增粗。

三、总结

周围神经超声是一种简便、实时、无创的神经结构评估工具，有助于协助判断各类疾病周围神经结构病变情况，指导临床诊疗。

参考文献

[1] PEER S, GRUBER H. Atlas of peripheral nerve ultrasound [M]. Heidelberg: Springer Heidelberg, 2013.

[2] NIU J, LI Y, ZHANG L, et al. Cross-sectional area reference values for sonography of nerves in the upper extremities [J]. Muscle Nerve, 2020, 61（3）: 338-346.

[3] KERASNOUDIS A, TSIVGOULIS G. Nerve ultrasound in peripheral neuropathies: a review [J]. J Neuroimaging, 2015, 25（4）: 528-538.

[4] HUANG H, WU S. Application of high-resolution ultrasound on diagnosing diabetic peripheral neuropathy [J]. Diabetes Metab Syndr Obes, 2021, 14: 139-152.

（胡　南　牛婧雯　刘明生）

第十一节　肌肉超声的临床应用

一、概述

（1）肌肉超声是一种通过超声技术对肌群进行探测，以获取肌肉形态学改变的一种辅助检查方法。因其具有简便、实时、无创性，近年来在神经肌肉病中的应用越来越多，可与针极肌电图结合，共同对神经肌肉病的诊断提供线索。

（2）肌肉超声可对任一浅部肌群进行探测，探测的指标主要包括肌肉厚度、回声强度（图3-11）及在动态录像中动态观察肌肉组织的非主动收缩，如肌束颤动、肌蠕颤等。其中肌肉厚度有助于判断肌肉萎缩，可用于肌少症检测。肌肉回声信号的改变可提示肌肉损伤，但并无特异性，而肌束颤动检测可用于辅助运动神经元病的诊断和鉴别诊断。受限于肌肉超声检测的分辨率和范围，在判断肌病患者是否存在对称性脂肪化或不对称斑片状分布水肿时，其价值不如肌肉磁共振。

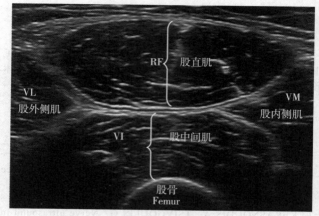

图3-11　正常人股四头肌肌肉超声下表现

（3）需注意，由于肌肉厚度、回声强度受探测机器、检查者、个体差异的影响巨大，目前国际上尚无相关的参考值。Heckmatt及其同事在1982年根据不同肌病股四头肌的回声结构改变，设计了一个半定量的评级系统（图3-12），可供临床使用。

（4）其余肌肉超声探测的指标包括肌肉微血流情况、变应性大小等，目前仍处于研究阶段，临床应用相对较小。

二、临床应用

1. 炎性肌病

包括皮肌炎、包涵体肌炎等，急性期由于肌肉组织炎症反应、含水量增多，在肌肉超声下回声结构紊乱明显，Hectmatt评级多在2～3级。其中皮肌炎由于皮下组织炎性渗出表现，可在肌肉超声下表现出相对特异性的"穿透表现"（图3-13）。

2. 肌营养不良

（1）肌肉超声有助于判断肌营养不良受累的肌群，以协助诊断。

（2）相较于肌肉MRI而言，肌肉超声更加经济，检测时间较短。但不同肌营养不良患者的肌肉在超声下无特异性表现，可呈磨玻璃样改变（图3-14）。

3. 肌萎缩侧索硬化

（1）超声下束颤是一种无规律的肌束颤动，临床上常表现为"肉跳感"。

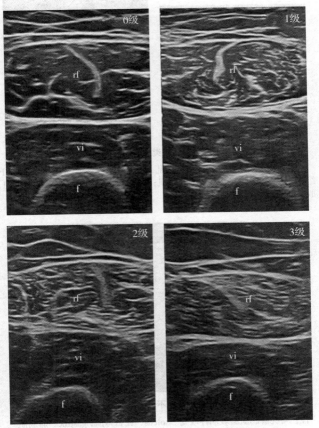

图3-12 股四头肌Heckmatt评级系统

注：rf, 股直肌；vi, 股中间肌；f, 股骨。

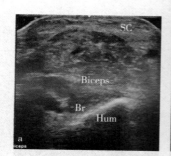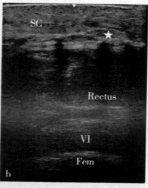

图3-13　1例皮肌炎患者肌肉超声表现

注：可见肱二头肌回声结构紊乱，股直肌呈"穿透表现"。SC，皮下组织；Biceps，肱二头肌；Br，肱肌；Hum，肱骨；Rectus，股直肌；VI，股中间肌；Fem，股骨。

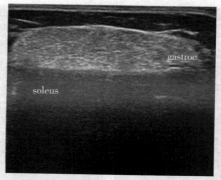

图3-14　1例肌营养不良患者肌肉超声表现

注：可见腓肠肌磨玻璃样改变。soleus，比目鱼肌；gastroc，腓肠肌。

（2）目前束颤测定主要用于运动神经元病的辅助诊断和鉴别诊断。运动神经元病患者的肌肉束颤常呈多灶、持续束颤，可在超声观测视野下看到多部位、高频率的肌束颤动。

（3）北京协和医院神经科团队经研究后将束颤根据部位、频率分为低级别束颤和高级别束颤。其中高级别束颤是指在一个观测视野下10秒内可见≥2个部位肌束颤动或1个部位肌束颤动≥3次，对运动神经元病的早期诊断具有一定的提示意义。低级别束颤可见于焦虑、肌病、多灶性运动神经病等多种疾病，并不具有特异性，在临床应用时需注意鉴别。

三、总结

肌肉超声是一种简便、实时、无创的肌肉结构评估工具，有助于协助判断各类肌病中结构病变情况，指导临床诊疗。

参 考 文 献

[1] HECKMATT J, LEEMAN S, DUBOWITZ V. Ultrasound imaging in the diagnosis of muscle disease [J]. J Pediatr, 1982, 101 (5): 656-660.

[2] ALBAYDA J, VAN ALFEN N. Diagnostic value of muscle ultrasound for myopathies and myositis [J]. Curr Rheumatol Rep, 2020, 22 (11): 82.

[3] HANNAFORD A, VUCIC S, VAN ALFEN N, et al. Muscle ultrasound in hereditary muscle disease [J]. Neuromuscul Disord, 2022, 32 (11-12): 851-863.

[4] LIU J, LI Y, NIU J, et al. Fasciculation differences between ALS and non-ALS patients: an ultrasound study [J]. BMC Neurol, 2021, 21 (1): 441.

（胡　南　牛婧雯　刘明生）

第十二节　肌肉活检及常见肌肉病理速读

一、概述

肌肉活检是诊断神经肌肉疾病的重要手段之一，尽管基因测序、抗体检测技术不断普及，肌肉活检在一些神经肌肉疾病的诊断中仍具有不可替代的作用，对于神经肌肉系统罕见病的诊断和科学研究十分重要。本文简单介绍肌肉活检常用的染色方法及常见疾病的病理改变。

二、取材与标本处理

（1）当患者存在肌无力、萎缩、疼痛、痉挛、疲劳现象等肌肉受累表现，经过充分临床评估仍无法明确诊断时，需要考虑肌活检。临床和电生理难以鉴别神经源性损害或肌源性损害时，也可考虑肌肉活检。

（2）活检部位取决于肌无力的分布和病程，慢性病程患者倾向于选择中度受累的肌肉；急性病程患者可选择严重受累的肌肉。最常见的取材部位为股四头肌、肱二头肌。

（3）取材后应尽快将标本冷冻，各类切片的制备均在冷冻标本下进行。

三、常用染色方法

1. 组织学染色

观察活检组织的整体结构，关注肌纤维、肌核、纤维结缔组织、炎细胞、血管和神经等，作出初步判定。

（1）苏木素–伊红染色（HE 染色）：观察肌纤维大小、形态；肌核数目、分布，有无空泡及异常结构，同时观察血管和结缔组织。其中细胞核在 HE 染色下蓝染，肌纤维粉染。

（2）改良 Gomori 三色（MGT）染色：主要用于发现肌纤维中的异常结构，如线粒体、镶边空泡、杆状体、管聚集等。细胞核呈红染，肌纤维蓝绿色，结缔组织浅蓝绿色。

2. 酶组织化学染色

是对常规染色的补充，可以区分肌纤维类型，显示特殊酶的缺乏、特定物质的沉积等。

（1）氧化酶染色

1）还原型辅酶Ⅰ四氮唑还原酶（NADH-TR）染色：可以区分肌纤维类型（Ⅰ型深于Ⅱ型）；观察肌原纤维网的异常，网状结构紊乱可出现"虫噬样改变"；可发现神经源性损害的靶样纤维，还可发现其他结构异常，如轴空、管聚集等。

2）琥珀酸脱氢酶（SDH）染色、细胞色素C氧化酶（COX）染色：主要用于显示线粒体。SDH染色中异常线粒体积聚于肌纤维膜下被描述为"破碎蓝纤维"。COX染色阴性提示线粒体DNA突变引起酶活性缺乏。COX/SDH双染：蓝染肌纤维表示其缺乏COX但保留SDH活性。

（2）腺苷三磷酸酶（ATPase）染色：是区分肌纤维类型的最好染色方法，正常肌肉组织1型和2型肌纤维呈黑白相间棋盘格样分布。

pH 9.4——1型肌纤维着色浅，2型肌纤维着色深。

pH 4.6——1型肌纤维着色深，2A型着色浅，2B型介于中间，2C型深染。

pH 4.3——1型肌纤维着色深，2A型和2B型着色浅。

（3）酸性/碱性磷酸酶染色：①酸性磷酸酶（ACP）染色，存在于溶酶体中，ACP染色可反映酶活性。巨噬细胞及存在自噬反应的细胞染色可显示高活性，糖原贮积病Ⅱ型ACP染色呈弥漫阳性。②碱性磷酸酶染色，呈现阳性的是再生初期的纤维和小血管。

（4）非特异性酯酶染色：显示高活性的部分是神经肌肉接头及失神经的角形萎缩肌纤维。

（5）糖原染色——过碘酸希夫（PAS）染色：用于标记肌肉的糖原。对于诊断糖原贮积病必不可少。

（6）油红O（ORO）染色：可显示脂滴，呈红染。该染色用于诊断脂质沉积性肌病。

3. 免疫组织化学染色

（1）骨骼肌膜蛋白免疫组织化学染色：如抗肌萎缩蛋白（Dystrophin）、骨骼肌膜蛋白（Dysferlin）、肌萎缩相关糖蛋白（Dystroglycan）、肌聚糖蛋白（Sarcoglycan）等免疫组化染色，观察有无膜蛋白的异常丢失。

（2）抗CD4、CD8、CD20、CD68等染色明确炎症细胞类型；抗主要组织相容性复合体Ⅰ（MHC-Ⅰ）、C5b-9染色明确有无免疫因素参与。

（3）抗黏病毒抗性蛋白A（MxA）免疫组织化学染色：对皮肌炎诊断具有较高的敏感性和特异性。

4. 其他染色

刚果红染色：主要用于显示淀粉样物质，阳性染色结果为光镜下均匀无结构粉染、偏光显微镜下呈苹果绿色。

四、常见疾病的肌活检表现

一些神经肌肉疾病具有特征性病理改变，但部分病理改变为非特异性，疾病诊断将需将肌肉病理结果与病史、体征及其他辅助检查充分结合进行综合判断。

1. 炎性肌病

主要病理表现为肌纤维变性、坏死及吞噬，间质炎症细胞浸润，免疫组化染色可见MHC-Ⅰ阳性肌纤维。肌活检对于抗体阴性的炎性肌病有重要的诊断价值。

（1）皮肌炎：①典型表现为束周肌纤维萎缩，束周MxA过表达，少或无束周坏死。②束周MHC-Ⅰ阳性肌纤维增加是早期表现，可逐渐出现肌纤维膜及胞质MHC-Ⅰ弥漫性表达上调。

（2）多发性肌炎：狭义的多发性肌炎典型病理标准为CD8$^+$T细胞侵入非坏死肌纤维，其他特点包括炎症细胞浸润、MHC-Ⅰ表达上调等。符合上述病理诊断标准的典型多发性肌炎较少见，需除外其他类型肌炎。

（3）抗合成酶综合征：①组织学染色，束周肌纤维萎缩、坏死；炎症细胞浸润。②免疫组织化学染色，MHC-Ⅰ在肌纤维膜上表达增加，主要在肌束周围；肌纤维膜C5b-9沉积；炎症细胞浸润以CD8$^+$T细胞、巨噬细胞为主。

（4）免疫介导坏死性肌病：①组织学、酶组织化学染色，肌束内散在分布的坏死肌纤维，可见坏死、吞噬、再生等各阶段的肌纤维。②免疫组织化学染色，吞噬细胞为主的炎症，肌纤维膜MHC-Ⅰ表达增加，肌纤维膜C5b-9沉积。

（5）包涵体肌炎：①组织学染色，肌纤维直径变异增加，肌纤维坏死及吞噬肌内膜炎症细胞浸润；HE染色和GT染色在坏变萎缩的肌纤维内可见镶边空泡。电镜下可观察到肌膜下或肌核内直径15～18nm的管丝状包涵体。②酶组织化学染色：破坏的肌原纤维表现为缺乏NADH-TR的轴空样区域；部分空泡肌纤维酸性磷酸酶活性增强。③免疫组织化学染色：肌膜MHC-Ⅰ表达增加；炎症细胞以巨噬细胞、CD8$^+$T细胞为主。

2. 代谢性肌病

（1）糖原贮积病：根据缺陷的参与糖原代谢的酶而分类，其共同病理表现为大量糖原沉积，有时呈空泡样改变。①Ⅱ型糖原贮积病（庞贝病），为缺乏酸性麦芽糖酶所致，HE染色可见肌纤维内大小不一、形态各异的空泡，可伴嗜碱性颗粒沉积；PAS染色显示糖原含量增多，ACP染色弥漫阳性在疾病超早期即可出现。②Danon病是性连锁显性遗传病，主要症状为肥大性心肌病，病理为空泡样肌病，类似酸性麦芽糖酶缺乏，该病有时也被称为X连锁空泡性肌病。

（2）脂质代谢相关疾病：共同病理特点为HE染色可见肌纤维内空泡或裂隙，ORO染色可见脂滴增多（多见于Ⅰ型纤维）。

（3）线粒体肌病：①组织学染色：MGT染色可见破碎红纤维。②组织化学染色：破碎红纤维在NADH-TR和SDH上深染，可见COX阴性肌纤维；线粒体脑肌病伴高乳酸血症和卒中样发作（MELAS）可见SDH深染的小血管（SSV）。注意：破碎红纤维和COX阴性肌纤维并非线粒体病的特异性表现，亦可见于炎性肌病、肌营养不良等；线粒体结构异常也可继发于脂肪酸代谢异常等。

3. 肌营养不良及相关疾病

（1）组织学染色：表现为肌纤维肥大和萎缩，伴随肌纤维变性及坏死，结缔组织增生明显。一般无炎症细胞浸润，但并非绝对，肢带型肌营养不良2B型及面肩肱肌营养不良可出现明显的炎性反应。

（2）免疫组织化学染色：特定蛋白缺失，如迪谢内肌营养不良（DMD）患者表现为大部分肌纤维Dystrophin不表达，贝克型肌营养不良（BMD）中部分肌纤维Dystrophin表达减少和/或不均。

4. 神经源性疾病（肌萎缩侧索硬化、脊髓性肌萎缩、炎性

周围神经病等）

（1）组织学染色：可见失神经的萎缩肌纤维和大小相对正常或代偿性肥大的肌纤维。

（2）酶组织化学染色：萎缩累及两型肌纤维，萎缩肌纤维呈群组化分布，出现靶样纤维。

五、总结

（1）肌肉活检是诊断神经肌肉疾病的重要手段之一，在神经肌肉疾病的诊断中具有不可替代的作用。

（2）在阅片时，应首先通过常规组织学染色初步判定是否存在异常，并评估是否符合肌营养不良样、肌炎、肌病、神经源性损害等病理表现；之后通过酶组织化学、免疫组织化学染色逐渐增加信息以明确诊断，必要时可进一步行电子显微镜检查。

（3）解读病理报告时，必须结合其他临床资料进行综合分析，肌肉活检阴性并不能除外诊断。

参 考 文 献

[1] DUBOWITZ V, SEWRY C A, OLDFORS A. Muscle biopsy: a practical approach [M]. 3rd. Elsevier, 2007.

（丁健峰　李　佳　钱　敏）

第十三节　基因检测如何选——高通量测序（Panel、WES、WGS）、长读长测序、动态突变特殊PCR

一、概述

（1）随着对遗传性疾病认识的逐渐深入和基因检测技术的不断进步，尤其是二代测序甚至三代测序的发展，基因检测越来越多地应用于临床诊疗中。

（2）二代测序已经成为临床使用十分广泛的检测手段，但强直性肌营养不良、面肩肱型肌营养不良、眼咽型肌营养不良等疾病并不能通过二代测序检测出致病突变。

（3）不同的疾病由于突变类型不同，需要选择特定的基因检测方法。

二、突变类型（图3-15）

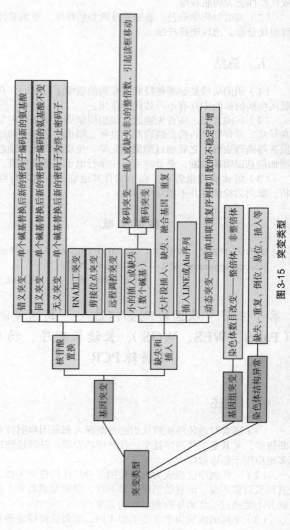

图3-15 突变类型

三、基因检测方法（图3-16）

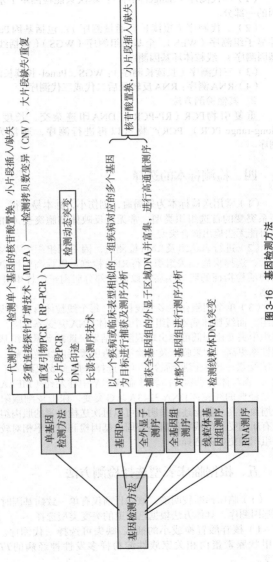

基因检测方法

- 单基因检测方法
  - 一代测序——检测单个基因的核苷酸替换、小片段插入缺失
  - 多重连接探针扩增技术（MLPA）——检测拷贝数变异（CNV）、大片段缺失重复
  - 重复引物PCR（RP-PCR）
  - 长片段PCR
  - DNA印迹
  - 长读长测序技术

  ｝检测动态突变

  - 核苷酸替换、小片段插入缺失

- 基因Panel——以一个疾病或临床表型相似的一组疾病对应的多个基因为目标进行捕获及测序分析
- 全外显子测序——捕获全基因组的外显子区域DNA并富集，进行高通量测序
- 全基因组测序——对整个基因组进行测序分析
- 线粒体基因组测序——检测线粒体DNA突变
- RNA测序——RNA测序分析

图3-16　基因检测方法

113

1. 测序

（1）一代测序（Sanger测序）：单次只能检测单个基因或基因的一部分。

（2）二代测序（短读长高通量测序）：包括基因Panel、全外显子组测序（WES）、全基因组测序（WGS）（包括线粒体环基因测序）、线粒体环基因测序。

（3）三代测序（长读长测序）：WGS、Panel-长读长测序。

（4）RNA测序：RNA反转录后二代或三代测序。

2. 其他检测方法

重复引物PCR（RP-PCR）、DNA印迹杂交、长度长测序（long-range PCR）。PCR产物可以再进行测序，通常为Sanger测序。

四、检测标本的选择

（1）常用送检标本为外周血，创伤小，标本易获得，是检测胚系突变的首选组织类型。常无法反映体细胞突变（如肿瘤），也可能无法检出嵌合突变。

（2）进行表达组及RNA检测时，因不同组织中基因表达差别大，选择疾病相关组织进行RNA检测可以提高阳性率。如有肌肉活检指征的肌肉疾病可以留取部分肌肉组织样本进行RNA检测。

（3）单个细胞存在多个线粒体，每个线粒体有多个线粒体基因组。而线粒体病不同组织中线粒体DNA突变率不同，若送检组织中突变比例低可能出现假阴性结果，选择受累组织基因检测阳性率更高。如果临床及实验室检查明确指向线粒体病，存在多系统受累，且未行肌活检，可以选择外周血或尿沉渣（上皮细胞），线粒体脑肌病伴高乳酸血症和卒中样发作（MELAS），尤其是经典的线粒体DNA 3243A＞G突变，尿上皮细胞阳性率比外周血更高。若上述结果阴性可以再次送检受累的肌肉组织。而仅有肌肉受累的线粒体肌病外周血基因检测阳性率相对较低，肌肉组织是更好的选择。

五、根据临床表型选择检测方法

（1）临床诊断较明确，该病目前仅有单一致病基因时可选择单基因测序，具体方法根据已报道的突变类型选择。

1）核苷酸置换或小的插入/缺失可选择一代测序。例如，转甲状腺素蛋白相关家族性淀粉样多发性神经病的*TTR*基因突变。

2）拷贝数变异、大片段缺失/重复可选择MLPA。例如，脊髓性肌萎缩症致病基因为*SMN1*，大多为7号外显子纯合缺失。Duchenne肌营养不良（DMD）致病基因为*DMD*，常见为大片段缺失或大片段重复。

3）动态突变可选择RP-PCR等。例如，强直性肌营养不良*DMPK*基因3′UTR区CTG重复扩增，*CNBP*基因1号内含子CCTG重复；其他类似疾病还包括眼咽远端型肌病、眼咽型肌营养不良、脆性X综合征、亨廷顿病。

（2）临床诊断较明确，指向一组相似的遗传性疾病，有多个致病基因时，可选择包含对应基因的Panel，如遗传性周围神经病Panel。但二代测序一般主要检测核苷酸置换或小的插入/缺失，而最常见的遗传性周围神经病为腓骨肌萎缩症，*PMP22*基因重复为常见突变，如不经特殊数据分析，常规二代测序可能漏诊，需结合MLPA。常见的遗传性周围神经病腓骨肌萎缩症，基因及临床异质性均较大，Panel检测阳性率较WES低。

（3）有家族史，临床考虑遗传性疾病，但目标尚不明确，或者基因Panel检测阴性，可以选择WES，可能发现少见致病突变，或联合家系成员检测，发现新的致病基因。

（4）WGS：WES阴性且高度怀疑遗传性疾病时可考虑WGS，但价格较贵，许多内含子区变异的临床意义较难明确，从而影响临床判断和基因诊断。

（5）线粒体病

1）符合母系遗传特点，临床考虑线粒体病，可行线粒体基因检测。由于线粒体病基因突变多样性，各个表型之间较多重叠，推荐线粒体基因组全长测序；若临床指向明确，如MELAS，也可先进行mtDNA 3243A＞G、13513G＞A、3271T＞C热点突变的定向测序。

2）线粒体病也可由于细胞核基因突变引起呼吸链亚单位合成异常、线粒体动力学异常或线粒体DNA复制障碍，此时符合孟德尔遗传定律，可行WES。例如，线粒体神经胃肠脑肌病为常染色体隐性遗传，*TYMP*基因突变导致，为编码胸苷磷酸化酶的核基因，故该临床表型首选相关的核基因检测。

3）慢性进行性眼外肌麻痹等遗传异质性较大的疾病可以同时进行线粒体基因和核基因检测。

4）检测到多个线粒体DNA缺失时需要同时检测线粒体DNA结构相关的核基因突变，尤其是当线粒体DNA缺失仅在肌肉组织中检出而外周血结果阴性时。

（6）部分肌肉疾病：如DMD或贝克肌营养不良（BMD），如果基因检测阴性，肌肉活检免疫组织化学染色支持DMD或BMD时，可对肌肉活检样本进行RNA测序。*DMD*基因转录的

mRNA异常，从而导致大部分肌纤维Dystrophin蛋白不表达。

参 考 文 献

[1] G Medische Genetica, D Mng, LM Dica. Thompson & Thompson genetics in medicine [M]. 2004.

[2] 罗巍，陈思. 神经系统遗传病的基因检测策略 [J]. 重庆医科大学学报，2021，46（7）：798-803.

[3] 吴江，贾建平. 神经病学 [M]. 3版. 北京：人民卫生出版社，2015.

[4] NICOLAU S, MILONE M, LIEWLUCK T. Guidelines for genetic testing of muscle and neuromuscular junction disorders [J]. Muscle Nerve, 2021, 64（3）：255-269.

[5] PIPIS M, ROSSOR A M, LAURA M, et al. Next-generation sequencing in Charcot-Marie-Tooth disease：opportunities and challenges [J]. Nat Rev Neurol, 2019, 15（11）：644-656.

（李　佳　范思远　戴　毅）

第十四节　经颅多普勒超声的常用参数和读图要点

一、TCD的工作原理及适用范围

（1）经颅多普勒超声（TCD）是一种非侵入性的成像技术，利用多普勒效应通过超声波检测颅内血流动力学变化。

（2）TCD通过探头发射和接收超声波，根据红细胞运动引起的频移变化，测量血流速度。

（3）TCD主要用于评估颅内大血管的血流速度和方向，常用于诊断颅内动脉狭窄，评估血流方向及侧支循环开放情况，也可以评估脑血流自动调节功能和监测颈动脉手术后的血流变化。

二、TCD常用参数

1. 描述脑血流的参数

（1）深度：探头到检测血管内声靶（取样容积）之间的距离，用来识别不同血管及部位。血管的检测深度不是绝对的，会根据不同的人有所变化。

（2）血流方向：正向血流（朝向探头方向）和反向血流（背

离探头方向）。

（3）血流速度：①收缩期峰值流速（Vs），反映血流在心脏收缩期的最大速度。②舒张末期流速（Vd），反映血流在心脏舒张末期的速度。③平均流速（Vm），整个心动周期内的平均血流速度。

（4）搏动指数（PI）：PI＝（Vs−Vd）/Vm，反映血管的弹性和阻力大小。

（5）阻力指数（RI）：RI＝（Vs−Vd）/Vs，意义与PI类似。

（6）血流频谱：速度−时间图，纵坐标代表血流速度，横坐标代表时间，不同的血流频谱对血液在血管内流动的状态有提示意义。

2. 操作参数

（1）包络线：包围在血流频谱最外围的曲线，代表检测到的实时最高血流速度的变化情况，TCD根据包络线计算血流速度。

（2）增益：TCD机屏幕信号显示的强度。

（3）基线：血流速度为零的零位线，可以调整基线位置使血流频谱完整显示。

（4）刻度尺：纵坐标的刻度，一般以血流速度表示，单位为厘米/秒（cm/s），也可以切换成频移，以赫兹（Hz）表示。

（5）取样容积：超声波在某一深度时可以检测到的长度范围，通常在10～15mm，取样容积越大可以使探头超声发射的功率增加；取样容积小有助于分辨两条比较接近的血管。

（6）扫描速度：可通过调整扫描速度调整在一个屏幕上显示频谱数目的变化，有助于观察频谱的变化趋势。

（7）功率：增大发射功率可以增强超声波的穿透率，但对于仪器和探头的使用寿命会有一定影响。

三、TCD分析时的流程和基本思路

1. 定位血管

选择适当的颅窗（如颞窗、枕窗、眼窗等），在适当的探测深度和可能的血流方向寻找目标血管。TCD常规检测的颅内动脉深度、血流方向及速度的正常值范围可以见表3-20，部分血管可以在多个颅窗进行检测，该表仅列出其中一种。

表3-20 TCD常规检测的颅内动脉深度、血流方向及速度的正常值范围

动脉	颅窗	深度（mm）	血流方向	Vm（cm/s）
MCA-M1	颞窗	45～65	朝向探头	80～100
ACA-A1	颞窗	60～70	背离探头	60～80
ICA虹吸部	眼窗	55～65	双向	60～80
OA	眼窗	40～55	朝向探头	20～30
PCA	颞窗	60～70	朝向、背离或双向	50～70
BA	枕窗	80～110	背离探头	50～70
VA	枕窗	55～80	背离探头	50～70

注：MCA-M1，大脑中动脉M1段；ACA-A1，大脑前动脉A1段；ICA，颈内动脉；OA，眼动脉；PCA，大脑后动脉；BA，基底动脉；VA，椎动脉。

2. 调整参数

根据探测到的血管信号，调整探头角度、增益和采样容积等参数，找到最佳的血流频谱。

3. 采集数据

连续记录数秒钟，并再次调整探测深度，尽可能探测目标血管的全程，确保获得稳定可靠的血流频谱。

4. 分析频谱

（1）识别对应的血管。

（2）记录血流方向和其他基本参数（Vs、Vd、Vm、PI、RI）。

（3）观察频谱形态，比较双侧血流及邻近血管情况，判断是否存在异常。

四、异常TCD频谱分析及临床意义

1. 血流速度增快

（1）颅内动脉狭窄：血流速度增快是动脉狭窄部位最直接和最重要的表现，出现狭窄部位血流速度显著增加，Vs和Vm升高。但是当动脉管腔狭窄程度＜50%时，一般不会出现血流动力学改变。狭窄动脉往往还会出现频谱紊乱和声频变化，出现涡流表现。

（2）血管痉挛：如在蛛网膜下腔出血后脑血管发生的严重收缩痉挛性改变，可出现血流速度明显增快，且根据痉挛程度不同血流速度增快程度不同。血管痉挛的特点是颅内多条血管对称性全程流速增高，通常没有明显涡流形成，频谱形态大致正常。

（3）侧支循环代偿：血流速度增快还可见于周围动脉出现严重狭窄或闭塞时的侧支循环代偿，多数情况下血流频谱正常，少数情况下会有收缩早期的涡流。

（4）动静脉畸形：Vd明显增高而PI显著减低时需要考虑动静脉畸形可能，呈现高流速低阻力特征，且压颈试验解除压迫后血流上升反应不明显。

（5）其他原因引起的血流速度增快：包括全身性和局部性因素，如甲状腺功能亢进、发热、贫血、颅内占位病变压迫等，需要加以鉴别。

2. 血流方向异常

（1）ACA血流方向逆转：前交通动脉开放，逆转血流来自对侧ICA。

（2）OA血流方向逆转：ICA与ECA间侧支循环开放。

（3）VA和BA血流方向逆转：锁骨下动脉盗血，或前循环向后循环代偿供血。

（4）其他少见情况：对于颅内压明显增高呈脑循环即将停止的濒死状态，MCA血流在舒张期可以部分逆转至基线以下。

3. 血流速度减慢

（1）狭窄动脉远端的低流速、低搏动性频谱。

（2）狭窄或闭塞近端低流速高阻力频谱。

（3）血管先天发育不良引起的血流减慢，如一侧VA先天纤细。

（4）其他原因：心功能不全等。

五、总结

（1）TCD检查技术具有无创性和检查易重复性的特点，目前仍然可以作为脑血管病的一线筛查手段。

（2）TCD能够提供血管内血流动力学参数，并且可以用于多种疾病的检测和预后评价。

（3）掌握TCD常见参数及其对应的临床意义，是获取高质量频谱并且正确解读的基础。

（4）TCD频谱中的血流速度、血流方向往往对诊断具有最重要的提示意义。

参 考 文 献

[1] 高山，黄家星. 经颅多普勒超声（TCD）的诊断技术与临床应用［M］. 北京：中国协和医科大学出版社，2004.

[2] 赵洪芹，李宏. 简明经颅多普勒超声诊断［M］. 北京：人民卫生出版社，2014.

（张宗慕雨　戴悦萱　徐蔚海）

第十五节 脑血管病各种影像评估的优势和劣势

一、概述

（1）脑影像技术在脑血管病临床诊疗及临床研究中具有重要的地位。

（2）目前临床应用的脑影像技术包括CT、MRI、DSA等。每种影像技术具有各自的优势，也有不足，需要根据临床实际需要进行个体化决策。

二、头平扫CT

头平扫CT是大多数卒中患者进行的第一项影像学检查。

1. 临床应用

（1）出血性卒中：①头平扫CT是急诊诊断蛛网膜下腔出血和脑出血的首选检查。对于脑出血，头平扫CT可用于确定出血部位、估计出血量、判定出血是否破入脑室和有无脑疝形成等。②在自发性脑出血发病24小时内，可通过连续平扫CT评估血肿扩大情况。黑洞征、混合征、岛征、血肿不规则形状及液平面是预测血肿扩大的重要影像标志物。

（2）急性缺血性卒中：①对于疑似急性缺血性卒中患者，溶栓前行头平扫CT能够有效除外出血性卒中。②头平扫CT上经典的早期缺血改变包括脑组织低密度、豆状核模糊征、大脑中动脉高密度征、岛带征（即岛叶灰白质界限消失）、脑沟消失等。大脑中动脉高密度征作为早期征象的特异性表现，往往提示脑梗死面积大，预后不佳。③头平扫CT可作为监测缺血性卒中后恶性脑水肿及出血转化常规选择的影像方式。

（3）颅内静脉血栓形成（CVT）：头平扫CT可作为CVT的初始检查，其直接征象包括绳索征、三角征、静脉窦高密度影像；间接征象包括静脉性梗死、出血性梗死、可见大脑镰及小脑幕致密。但这些直接征象特异性不足，青年人的高血红蛋白血症、红细胞增多症、脱水等情况均可出现类似表现。CT阴性不能除外CVT。

2. 优势

检查快速、便宜，对出血、钙化敏感，还适用于某些存在MRI禁忌的患者。

三、头MRI

常规MRI扫描序列包括T1加权成像（T1WI）、T2加权成像（T2WI）、液体抑制反转恢复序列（FLAIR）、弥散加权成像（DWI）、表观扩散系数（ADC）、磁敏感加权成像（SWI）等。

1. 临床应用

（1）急性缺血性卒中：①对急性缺血性卒中的早期诊断，首先推荐MRI/DWI序列，其敏感性及特异性最高，DWI被认为是后循环缺血性卒中最敏感的影像检查序列。②前循环大血管闭塞发病在6～24小时，推荐尽快完善头MRI的DWI序列及灌注成像，以便进行影像筛选，指导血管内治疗。③在某些急性缺血性卒中患者中，头MRI可能提供额外信息，协助二级预防方案的决策（表3-21）。

表3-21　MRI上不同时期脑梗死表现

	DWI	ADC	T1WI	T2WI	FLAIR
超急性期（0～6小时）	B	D			
急性期（6～24小时）	B	D	D	B	B
亚急性期（1～7天）	B	I	D	B	B
慢性期（＞1个月）	V	B	D	B	V

注：I, isointense, 等信号；D, dark, hypointensity, 低信号；B, bright, hyperintensity, 高信号；V, variable, 信号不定。

（2）出血性卒中：①快速的头MRI（梯度回波/SWI序列）可用于脑出血的确诊。②对于早期脑出血，新发或陈旧的微出血推荐应用MRI的梯度回波或SWI序列（表3-22）。

表3-22　MRI上不同时期脑出血表现

	T1WI	T2WI
超急性期（＜24小时）	I	B（↑）
急性期（1～3天）	D（↓）	D（↓↓）
亚急性早期（3～7天）	B（↑↑）	D（↓↓）
亚急性晚期（7～14天）	B（↑↑）	B（↑↑）
慢性期（＞14天）	D（↓）	D（↓↓）

注：I, isointense, 等信号；D, dark, hypointensity, 低信号；B, bright, hyperintensity, 高信号；↓/↑, 强度一般；↓↓/↑↑, 高强度。

（3）CVT：头MRI可作为CVT的首选检查，较头CT更为敏感地显示CVT的直接征象和间接征象，但MRI阴性不能除外CVT（表3-23）。

表3-23　MRI上不同时期CVT血栓信号表现

	T1WI	T2WI/FLAIR
急性期（<5天）	I/D	I/D
亚急性期（6～14天）	B	B
慢性期（>14天）	V	V

注：I，isointense，等信号；D，dark，hypointensity，低信号；B，bright，hyperintensity，高信号；V，variable，信号不定。

2. 优势与劣势总结

（1）与CT相比，MRI对软组织分辨率高，无骨性伪影，可清楚显示脑干和颅后窝等处的病变，对人体无放射性损害。

（2）检查时间较长，存在某些检查禁忌证，如某些体内金属、幽闭恐惧症等，检查急性颅脑损伤、颅骨骨折和钙化灶等不如CT。

四、血管成像技术

血管成像技术包括磁共振血管成像（MRA）、磁共振静脉成像（MRV）、CT血管造影（CTA）、CT静脉造影（CTV）、数字减影血管造影（DSA）、高分辨率磁共振成像（HRMRI）等。

1. 临床应用

（1）缺血性卒中：①CTA和MRA均能准确评估颅内外动脉狭窄程度。急性卒中后需根据患者情况行影像学检查（CTA、MRA、DSA）评估颅内外血管情况。②与MRI/MRA相比，CT/CTA是诊断颈动脉、椎动脉夹层更可靠的方法。DSA仍是诊断和随访动脉夹层的金标准。③对于发病6小时以内的急性缺血性卒中（ASPECTS≥6分），若怀疑大血管闭塞，推荐尽快完善CT＋CTA或MRI＋MRA检查，以指导血管内治疗。

（2）脑动脉瘤：①CTA可以作为蛛网膜下腔出血常规诊疗的一部分，以检测脑动脉瘤。CTA诊断脑动脉瘤具有高度敏感性和特异性，但对于直径＜3mm动脉瘤的敏感性略低。②MRA检测脑动脉瘤的准确性不如CTA。③DSA是动脉瘤诊断的金标准，对于CTA阴性的SAH患者，建议完善DSA检查。

（3）CVT：①对于临床怀疑CVT的患者，应完善CTV/MRV以协助明确诊断，MRI/MRV能准确诊断大多数CVT，可作为

CVT随访的最佳无创性手段；对比增强MRV比时间飞秒MRV诊断CVT更为可靠。②若CTV/MRV未能确诊，但仍高度怀疑CVT，DSA有助于明确诊断。DSA不仅能显示各静脉窦的充盈形态、病变静脉窦闭塞程度，还能通过对比剂测定静脉窦显影时间。但需要考虑其有创性和操作不当导致的颅内压增高的风险。③一般诊断CVT 3～6个月后可复查CTV/MRV，以评估再通情况。

2. 优势与劣势总结

（1）MRA优点是不需要对比剂、方便省时、无创及无放射损伤。缺点是信号变化复杂，易产生伪影，对末梢血管的评估准确性不如CTA和DSA。

（2）与MRA相比，CTA和DSA空间分辨率较MRA高，对颅内外动脉狭窄情况的判断可靠性更高，但有放射性辐射，DSA为有创性检查且费用昂贵。

（3）CTA在显示小血管分支病变和畸形血管团时效果不如DSA。

（4）与CTV相比，MRV无辐射和无需注射对比剂，临床应用方便，常规应用于静脉系统疾病的诊断，尤其是孕妇、肾功能不全患者；但明显受血流速度和伪影的影响，对血流慢的静脉窦和皮质静脉显示不如CTV准确。

（5）DSA诊断CVT有特定优势，但多于MRV或CTV检查结果不能确诊或拟行血管内介入治疗时使用，同时应考虑诊断单纯皮质静脉血栓形成的局限性，以及其有创性和操作不当导致颅内压增高的风险。

（6）HRMRI是对传统影像技术的重要补充，对判断动脉粥样斑块性质、管腔狭窄程度及动脉夹层、烟雾病、脑血管炎具有重要辅助诊断价值，是鉴别动脉粥样硬化斑块类型、评估斑块风险的重要检查方法。另外，HRMRI和MRI血栓成像系列对提高CVT的诊断敏感性和特异性也有益处。

五、脑灌注成像技术

脑灌注成像技术包括CT灌注成像（CTP）、磁共振灌注成像（MRP）等，MRP又分为对比剂首过法灌注成像［动态磁化率对比（DSC）、动态对比增强（DCE）］和动脉自旋标记（ASL）等。

优势与劣势总结：

（1）与CTP相比，MRP检查时间更长，但没有辐射。

（2）CTP、DSC和DCE都需要注射对比剂，而ASL利用内源性水作为对比，不需要注射对比剂，安全性更高。

（3）CTP帮助临床区分永久性的梗死和可逆转的缺血半暗

带，有助于再灌注治疗和预后的判断；DSC识别低灌注区域优于CTP，有助于扩大再灌注治疗时间窗。

六、其他MRI技术

其他MRI技术包括磁共振波谱成像（MRS）、弥散张量成像（DTI）、血氧水平依赖成像（BOLD）、计算流体力学（CFD）和四维流相位对比MRI（4D Flow MRI）等。

优势与劣势总结：

（1）MRS可作为常规MRI检查的补充手段，从代谢的角度对患者的病变性质、病情进展、预后等做进一步评估。

（2）与DWI的ADC值相比，DTI更能准确并全面地反映弥散信息，有助于白质纤维素完整性的判断，预测患者的运动功能转归。

（3）BOLD序列可评估脑灌注和神经血管活动，以及脑梗死病灶的活性。

（4）CFD和4D Flow MRI技术在病理性血流动力学复杂流动模式可视化方面存在良好的应用前景。

（5）DTI、BOLD、CFD和4D Flow MRI技术目前在临床实践中的范围有限，尚存在处理过程复杂、耗时较长的问题。

七、总结

（1）头CT和MRI是诊断卒中的首选检查手段。

（2）MRA/CTA是临床评估颅内外血管的首选检查手段，DSA是多种脑血管疾病诊断的金标准，可作为无创检查的补充。

（3）HRMRI是传统成像的有效辅助手段。

参 考 文 献

［1］中华医学会神经病学分会，中华医学会神经病学分会脑血管病学组．中国脑血管病影像应用指南2019［J］．中华神经科杂志，2020，53（4）：250-268.

［2］LATCHAW R E，ALBERTS M J，LEV M H，et al．Recommendations for imaging of acute ischemic stroke：a scientific statement from the American Heart Association［J］．Stroke，2009，40（11）：3646-3678.

［3］BRADLEY W G JR．MR appearance of hemorrhage in the brain［J］．Radiology，1993，189（1）：15-26.

［4］GHONEIM A，STRAITON J，POLLARD C，et al．Imaging of

cerebral venous thrombosis [J]. Clin Radiol, 2020, 75 (4):
254-264.

[5] Menon B K. Neuroimaging in acute stroke [J]. Continuum (Minneap
Minn), 2020, 26 (2): 287-309.

(司倩倩　范思远　姚　明)

第十六节　脑小血管病的读片要点

一、概述

（1）脑小血管病（CSVD）是指影响大脑小血管（包括动脉、静脉和毛细血管）的病变。CSVD常见于老年人群，是缺血性卒中、脑出血和血管性痴呆的主要原因之一。

（2）CSVD是由一组影像标志物定义的疾病，因此影像学在诊断和评估中发挥着至关重要的作用。

（3）根据2023年发布的STRIVE-2标准，CSVD的影像标志物包括：①近期皮质下小梗死。②血管源性腔隙。③血管源性脑白质高信号（WMH）。④血管周围间隙（PVS）。⑤脑微出血。⑥脑皮质表面铁沉积。⑦脑萎缩。

（4）需注意，这些影像学特征只是用来描述小血管病变对脑实质造成的病理后果，而不是描述血管病变本身。

二、脑小血管病的主要影像特征

CSVD各影像学标志物的位置、形态及信号特征总结见图3-17。

（1）近期皮质下小梗死：是指由一个穿通动脉闭塞导致的近期梗死。影像学上表现为直径＜20mm的病灶，通常位于基底节区或脑干。STRIVE-2定义中强调必须伴有与梗死病灶一致的局灶性神经功能损伤症状，通常表现为急性局灶性神经功能缺损，如纯运动性或纯感觉性缺损。

（2）血管源性腔隙：是指直径在3～15mm的皮质下液化腔，通常由皮质下小梗死发展而来，也可由皮质下出血、偶发DWI高信号或WMH腔化等演变而来。影像学上表现为与脑脊液信号一致的圆形或卵圆形病灶。血管源性腔隙与认知功能下降和长期预后不良密切相关。

（3）血管源性脑白质高信号（WMH）：是CSVD最常见的影像学特征之一，在T2加权和FLAIR序列上表现为高信号病灶，

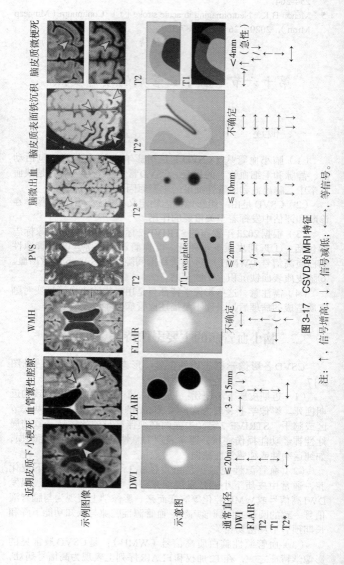

图 3-17 CSVD 的 MRI 特征

注：↑，信号增高；↓，信号减低；←→，等信号。

126

通常对称分布于双侧半球。WMH与卒中风险、认知衰退和死亡率增加相关。临床中常用Fazekas评分对WMH进行半定量分级（图3-18）。侧脑室旁WMH分级为：0无，1侧脑室前、后角处帽状或侧脑室体旁铅笔细线样WMH，2侧脑室旁平滑光晕样WMH，3不规则脑室周围WMH延伸至深部白质；深部WMH分级为：0无，1皮质下白质有点、小片状灶样分布的WMH，2具有融合趋势的WMH，3大片融合连续的WMH。

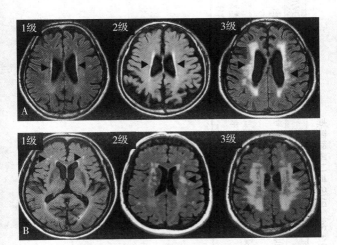

图3-18　脑白质高信号的Fazekas评分

注：A.侧脑室旁WMH 1～3级；B.深部WMH 1～3级。

（4）脑微出血：是指T2*加权或其他对磁敏感序列上显示的直径通常在2～5mm的低信号病灶。脑血管淀粉样变的脑微出血灶主要见于皮质灰质和近皮质的白质内；动脉粥样硬化中，脑微出血主要出现在深部结构中，包括深部灰质、白质和脑干。

（5）PVS：是伴随小穿通动脉走行于白质或者深部灰质的、充满液体的圆形或线状空隙，在磁共振各序列上信号特点同脑脊液。PVS通常横轴面直径<3mm，最常见于基底节及半卵圆中心。在MRI中PVS应注意与腔隙（LI）鉴别，鉴别要点见表3-24。

（6）脑皮质表面铁沉积：是大脑皮质表面的慢性出血产物，常见于大脑凸面蛛网膜下腔出血、血管畸形所致皮质表面出血、脑梗死的出血转化、外伤等。其中老年人群中脑皮质表面铁沉积主要来自大脑凸面蛛网膜下腔出血。它在T2*梯度回波或其他血

表3-24 PVS与LI鉴别要点

	部位	T1WI	T2WI	FLAIR	DWI	增强
大小及形态						
PVS 多<3mm，呈圆形或线形	基底节、皮质下白质或脑干	低信号	高信号	低信号	弥散不受限，呈低信号	不强化
LI 多>3mm，多呈楔形或圆形	基底节、丘脑、内囊、外囊、脑桥腹侧、脑室周围白质	高信号	低信号	早期高信号，慢性期可表现为中间低信号，周围高信号	急性期高信号，随时间推移信号逐渐减低为等信号、低信号	可有强化

液敏感序列上表现为大脑皮质表面的线状低信号。

（7）脑萎缩：是指全脑体积或特定脑区体积的减少，影像学上表现为脑沟脑裂增宽和脑室扩大。脑萎缩既可见于CSVD，也可见于神经退行性疾病。在临床应用中，常通过单个个体多次头MRI评估之间皮质形态变化定性评价脑萎缩；而在研究中更常使用定量方法计算皮质体积、皮质厚度等定量指标。

三、总结

（1）CSVD是由一组影像标志物定义的疾病，根据2023年发布的STRIVE-2标准，主要的几种影像标志物包括近期皮质下小梗死、血管源性腔隙、血管源性脑白质高信号、脑微出血等。

（2）CSVD病因机制具有异质性，这些影像标志物描述小血管病变对脑实质造成的不同病理后果，而非血管病变本身。CSVD影像学标志物负荷整体上反映脑小血管病变的严重程度。

参考文献

［1］DUERING M，BIESSELS G J，BRODTMANN A，et al. Neuroimaging standards for research into small vessel disease-advances since 2013［J］. Lancet Neurol，2023，22（7）：602-618.

［2］FAZEKAS F，CHAWLUK J B，ALAVI A，et al. MR signal abnormalities at 1.5 T in Alzheimer's dementia and normal aging［J］. AJR Am J Roentgenol，1987，149（2）：351-356.

（刘子悦　韩　菲　姚　明）

第十七节　ASPECTS评分

一、概述

（1）Alberta卒中项目早期CT评分（ASPECTS）是一种基于CT平扫的急性缺血性卒中早期快速半定量评价方法，最早由Pexman和Barber在2000年提出，其目的是从影像学角度评价急性缺血性卒中患者颅内动脉供血区域的早期缺血性病变（EIC），为溶栓效果和卒中远期预后提供依据。

（2）在当前的临床应用中，该评分系统分为前循环ASPECTS评分和后循环ASPECTS评分两部分，前者主要用于评价大脑中动脉供血区，后者主要用于评价基底动脉供血区。

二、实施方法

1. 前循环ASPECTS评分

选取大脑中动脉供血区2个层面的10个区域（图3-19）。

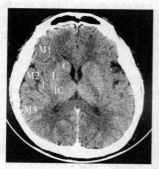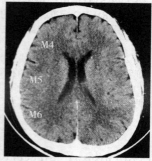

图3-19 前循环ASPECTS评分

（1）层面划分：以尾状核头部为界，位于尾状核及以下层面为核团层面，位于尾状核头部层面以上为核团上层面。

（2）核团层面：分为M1、M2、M3、岛叶I、豆状核L、尾状核C和内囊后肢IC共7个区域。

（3）核团以上层面：分为M4、M5和M6共3个区域。

（4）得分标准：10个区域的权重均为1分，每累及一个区域减去1分。核团所属区域只要有低密度灶，则扣除该区域得分；而M1～M6区域低密度灶面积≥1/3所属区域面积时，则扣1分。因此，正常头CT为10分，大脑中动脉供血区广泛梗死为0分。

2. 后循环ASPECTS评分

选取基底动脉供血区的8个区域（图3-20）。

（1）区域划分：桥脑和中脑的权重为2分，双侧丘脑、双侧小脑及双侧大脑后动脉供血区的权重各为1分。

（2）得分标准：8个区域共10分。任一区域存在CT平扫上的低密度灶或灰白质模糊区，则扣除相应区域得分。因此，正常头CT为10分，基底动脉供血区广泛梗死为0分。

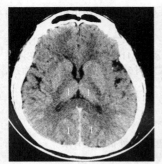
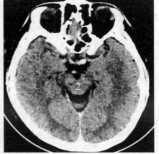
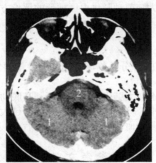

图3-20 后循环ASPECTS评分

三、临床应用

1. 卒中远期预后

ASPECTS评分是急性缺血性卒中患者远期预后的强预测因子，分数越低，预后越差。

2. 血管内治疗

根据《急性缺血性卒中血管内治疗中国指南2023》，目前ASPECTS评分在急性缺血性卒中血管内治疗前的影像学评估中发挥重要作用。

（1）对于经筛选发病6小时以内、ASPECTS评分＜6分、拟接受紧急再灌注治疗的患者，或发病超过6小时、拟接受紧急再灌注治疗的患者，建议完成CT灌注成像检查以明确梗死核心区和缺血半暗带体积。

（2）发病6小时内的前循环大血管闭塞患者，如符合以下标准，建议血管内取栓治疗：卒中前mRS评分0～1分；缺血性卒中由颈内动脉或大脑中动脉M1段闭塞引起；NIHSS评分≥6分；ASPECTS评分≥6分。

（3）卒中前mRS评分＞1分，ASPECTS评分＜3分或NIHSS评分＜6分的颈内动脉或大脑中动脉M1段闭塞的患者，在谨慎评估风险获益比后，可以考虑在发病6小时内进行血管内治疗，需要进一步随机试验证据证实。

四、局限性

（1）对超急性期缺血性卒中患者的评估价值有限。
（2）易受陈旧性病变的干扰影响。
（3）缺乏对大脑前动脉供血区梗死的评价方法。

五、总结

（1）ASPECTS评分是临床常用的急性缺血性卒中早期快速半定量评价方法。
（2）该评分选取大脑中动脉供血区和基底动脉供血区的重要部位作为得分标准，分数越低代表梗死面积越大，可指导急性期血管内治疗及预测缺血性卒中患者远期预后。

参 考 文 献

［1］中国卒中学会，中国卒中学会神经介入分会，中华预防医学会卒中预防与控制专业委员会介入学组. 急性缺血性卒中血管内治疗中国指南2023［J］. 中国卒中杂志，2023，18（6）：684-711.

［2］DEMCHUK A M, COUTTS S B. Alberta Stroke Program Early CT Score in acute stroke triage［J］. Neuroimaging Clin N Am, 2005, 15（2）：409-419.

［3］JADHAV A P, DESAI S M, JOVIN T G. Indications for mechanical thrombectomy for acute ischemic stroke：current guidelines and beyond［J］. Neurology, 2021, 97（20 Suppl 2）：S126-S136.

［4］PUETZ V, DZIALOWSKI I, HILL M D, et al. The Alberta Stroke Program Early CT Score in clinical practice：what have we learned？［J］Int J Stroke, 2009, 4（5）：354-364.

［5］SCHRÖDER J, THOMALLA G. A critical review of Alberta Stroke Program Early CT Score for evaluation of acute stroke imaging［J］. Front Neurol, 2017, 7：245.

（韩广淞 张君怡 姚 明）

第十八节 神经系统变性病的PET选择

正电子发射断层扫描（PET）显像是基于正电子放射性示踪剂和扫描设备的成像手段，示踪剂注入体内后通过扫描设备显示其分布和代谢情况。PET显像在神经系统变性病生物学标志物的检测过程中扮演重要角色。

一、阿尔茨海默病（AD）

（1）AD的核心病理学特征为β淀粉样蛋白（Aβ）沉积形成的神经炎性斑［NPs，又称老年斑（SPs）］和tau蛋白磷酸化形成的神经原纤维缠结（NFTs）。

（2）氟代脱氧葡萄糖PET（^{18}F-FDG-PET）：AD患者顶叶、颞叶和后扣带回葡萄糖代谢特征性减低。

（3）Aβ-PET：AT（N）分期诊断系统中，Aβ被确定为AD病理改变的核心标志物，也是诊断的必要条件。Aβ最初在大脑的基底、颞区和眶额新皮质区蓄积，后期发展到整个新皮质、海马、杏仁核、间脑和基底神经节。研究表明，AD的病理生理过程早于临床症状出现前数年，Aβ沉积从^{11}C-PIB阳性水平（SUVR 1.5）到AD水平，时间平均为19.2年，因此Aβ-PET对AD的早期诊断至关重要。

（4）tau-PET：AD存在不同tau蛋白扩散亚型，其中典型患者的tau蛋白沉积以颞叶、顶叶皮质为主（表3-27）。

二、路易体痴呆（DLB）

（1）DLB的主要病理标志是路易小体。路易小体是一种神经元内的包涵体，由异常的α-突触核蛋白积聚而成。此外，DLB还有神经炎性斑、神经原纤维缠结、神经元丢失、突触消失等病理表现。

（2）^{18}F-FDG-PET：特征性表现与AD相似，但枕叶低代谢和后扣带回葡萄糖代谢相对保留，被称为"枕叶低代谢"和"扣带回岛征"，这两项特征具有重要的鉴别诊断意义。

（3）多巴胺转运体PET（DAT-PET）：DLB在DAT-PET的主要特征为基底节区DAT分布减少。

（4）tau-PET：以枕叶tau蛋白沉积为著。

三、额颞叶痴呆（FTD）

（1）以额颞叶萎缩和额颞叶变性为特征，临床上可分为行为变异型和原发性进行性失语（即非流利型和语义型）。按细胞内沉积的蛋白质不同，FTD主要分为微管相关蛋白（tau蛋白）型、TAR DNA结合蛋白43（TDP-43）相关病变和FUS蛋白型3种亚型。

（2）^{18}F-FDG-PET：以额叶、颞叶低代谢为主要表现，顶叶、枕叶相对保留，常表现出不对称性。

（3）tau-PET：见表3-28。在Tau-PET上显示的tau蛋白沉积主要集中在额叶和颞叶。这种特异性沉积与FTD的临床症状（如行为改变和语言障碍）一致。

（4）其他：FTD患者脑组织一般不存在Aβ病理改变，故Aβ-PET显像阳性可以排除FTD。

四、帕金森病（PD）

（1）^{18}F-FDG-PET：运动感觉皮质、壳核、苍白球、丘脑和小脑等代谢明显增高，而运动前区和辅助运动区、枕叶皮质代谢减低。

（2）突触前膜显像：如DAT-PET，常用示踪剂为^{11}C-CFT，早期PD患者纹状体对显像剂的摄取呈不对称性减低；芳香族氨基酸脱羧酶（AADC）靶向显像，Ⅱ型囊泡转运蛋白（VMAT2）显像，常用示踪剂分别为^{18}F-DOPA、^{18}F-AV133，与DAT-PET表现一致。

（3）突触后膜显像：如多巴胺D2受体显像等，PD患者在病程早期可正常或代偿性升高。

五、多系统萎缩（MSA）

（1）^{18}F-FDG-PET：MSA患者壳核（后部）、脑桥和小脑呈低代谢，可用于鉴别MSA与PD。MSA帕金森型（MSA-P）患者FDG显像主要以两侧壳核葡萄糖代谢减低为主，而MSA小脑型（MSA-C）主要以小脑、橄榄核和脑干神经核团代谢减低为主。

（2）DAT-PET：与PD患者相比，MSA-P型患者壳核腹侧部的DAT结合率下降更明显且出现更早，而壳核后部/壳核腹侧部的DAT结合率比值则更高，该比值用于鉴别诊断的敏感性较高，但特异性较低。

六、进行性核上性麻痹（PSP）

（1）^{18}F-FDG-PET：前额叶、尾状核和中脑葡萄糖代谢可减低。
（2）tau-PET：不同示踪剂有不同特异性摄取增加部位，见表3-27。

七、皮质基底节变性（CBD）

（1）^{18}F-FDG-PET：不对称性额颞叶及基底节葡萄糖代谢减低。
（2）tau-PET：皮质及基底节的tau蛋白沉积，见表3-25。
（3）DAT-PET：不对称性皮质及基底节区DAT分布下降。

表3-25 tau蛋白显像示踪剂在不同疾病中的特异性摄取增加部位

tau-PET示踪剂	PSP	CBS/CBD	FTD
第一代示踪剂			
^{18}F-AV1451	小脑齿状核、丘脑底核、壳核和苍白球	（异质性强）运动障碍显著侧相对应的基底节、皮质脊髓束和运动皮质	（异质性强）nfvPPA者中左额下叶，svPPA及 C9ORF72基因突变者中无沉积，MAPT基因突变者中左岛叶和双侧颞极
^{18}F-THK5351	中脑、苍白球	运动障碍显著侧相对应的苍白球、额叶和顶叶	—
^{11}C-PBB3	小脑齿状核、红核、丘脑底核、苍白球、额顶叶白质和顶叶灰质等	运动障碍显著侧相对应的皮质下（基底节）和大脑皮质多个脑区	—
第二代示踪剂			
^{18}F-florzolotau	中脑、丘脑底核、壳核、苍白球等	运动障碍显著侧相对应的脑干、基底节和运动皮质	额叶皮质、颞叶皮质
^{18}F-PI2620	苍白球	运动障碍显著侧相对应的基底节和背外侧前额叶皮质	—

tau-PET示踪剂	PSP	CBS/CBD	FTD
¹⁸F-MK6240	—	—	MAPT基因突变者仅在右颞下叶，左内侧眶额叶和左壳核有轻微放射性摄取，不携带者非特异性摄取

注：—，无相关资料；PSP，进行性核上性麻痹；CBD，皮质基底节变性；FTD，额颞叶痴呆。

八、总结

（1）PET/CT在神经系统变性病中有重要诊断与鉴别诊断价值。

（2）PET/CT多具有排除意义，部分支持诊断，极少为核心标准。

（3）临床上切忌滥用PET/CT检查，结合临床若需鉴别诊断，可开具相应检查。

参 考 文 献

［1］中国微循环学会神经变性病专业委员会. 痴呆诊断中PET临床合理化应用中国专家共识（2021版）［J］. 中国现代神经疾病杂志，2021，21（11）：918-926.

［2］中国微循环学会神经变性病专业委员会. 中国路易体痴呆诊断与治疗指南［J］. 中华老年医学杂志，2021，40（12）：1473-1484.

［3］中华医学会神经病学分会痴呆与认知障碍学组，中华医学会核医学分会. 淀粉样蛋白PET显像在阿尔茨海默病诊断中的应用专家共识［J］. 中华医学杂志，2023，103（45）：3615-3626.

［4］刘丰韬，鲁佳荧，丁正同，等. 常见原发性tau蛋白病的tau蛋白PET脑显像技术操作规范及报告解读专家共识［J］. 中国临床神经科学，2022，30（6）：601-609.

［5］卢洁. PET脑成像用于诊断帕金森病研究进展［J］. 中国医学影像技术，2023，39（10）：1441-1444.

［6］中华医学会神经病学分会帕金森病及运动障碍学组，中国医师协会帕金森病及运动障碍专业委员会. 皮质基底节变性诊断标

准及治疗中国专家共识［J］．中国神经免疫学和神经病学杂志，2019，26（4）：240-245.

［7］中华医学会神经病学分会帕金森病及运动障碍学组，中国医师协会神经内科医师分会帕金森病及运动障碍学组．多系统萎缩诊断标准中国专家共识（2022）［J］．中华神经科杂志，2023，56（1）：15-29.

（王一淳　贾琛皓　王　含）

第十九节　左旋多巴负荷试验和药物换算

一、概述

（1）左旋多巴负荷试验（LCT）是一项简单易行的临床测试，对帕金森病（PD）患者的诊疗具有重要意义。

（2）LCT为脑深部电刺激（DBS）术前评估、新发PD的诊断和鉴别诊断、运动或非运动症状波动及异动症患者的药物调整等提供重要参考。

（3）比较不同抗PD药物的疗效可以用左旋多巴等效剂量（LED）作为参考指标。

二、急性左旋多巴负荷试验的适应证

LCT可用来观察和比较患者在未服用多巴胺能药物的"关期"，与服药后的左旋多巴达峰期两者之间运动症状评分的改善程度。以MDS统一帕金森病评定量表（MDS-UPDRS）第三部分评分为客观指标，改善程度＞33%（一般30%）被认为是预测有效性的临界值。LCT有多种临床适应证（表3-26）。

（1）最常见的用途就是作为DBS术前评估工具，根据UPDRS第三部分评分改善程度以估测患者从DBS手术中的获益大小，推荐应用"急性阶梯式左旋多巴试验的方法"，从较低剂量起始逐渐梯度增加剂量的方式。

（2）用于重新评估PD患者运动症状的药物反应性，如药效的延迟或药效的起始、反应的大小、起效时长等。

（3）新发PD患者的临床支持诊断，与其他类型帕金森综合征（PDS）的鉴别诊断。

（4）用于评估左旋多巴的副作用，如症状波动或异动症。

（5）用于开展临床科研试验。

表3-26　急性LCT的适应证和常用剂量

适应证	剂量
术前评估（如DBS、持续性空肠输注LCIG）	每天早上第1次服用的抗PD药物换算为LED的1.2倍（如果需要重复，可尝试LED的1.5倍和2倍，如药物抵抗的震颤型患者）
（非新发PD患者）重新评估患者运动症状的药物反应性	每天早上第1次服用的抗PD药物换算为LED的1倍或1.2倍
既往未服用抗帕金森病药物的患者的临床支持诊断，与其他类型PDS的鉴别诊断	从小剂量逐渐加量，左旋多巴/苄丝肼100mg/25mg，150mg/37.5mg，200mg/50mg
评估左旋多巴的副作用（如症状波动或异动症）	维持检查时服用的抗PD药物换算为LED的剂量

注：LCIG，左旋多巴-卡比多巴肠溶凝胶。

三、左旋多巴负荷试验前的准备工作、剂量、评估阶段

（1）试验前，患者应停用所有多巴胺能药物至少12小时，一般来说停药时间需达到抗PD药物半衰期的3～5倍时长。LCT推荐在空腹时进行。对于新诊断的未曾使用多巴胺能治疗的患者，服用复方左旋多巴前30分钟，应提前服用10～20mg的多潘立酮（或莫沙必利），以预防和减轻左旋多巴引起的恶心或直立性低血压等药物不良反应。不同剂量的选择取决于左旋多巴试验的目的。

（2）LCT的观察持续时间、评价同样也取决于试验的目的。通常以下几个阶段进行重点评估：关期/不应期、左旋多巴起效初期、左旋多巴药效峰期。如果为了评估剂末现象、症状持续改善时间和异动症，有时也在左旋多巴药效下降时和整个给药间隔阶段进行评估。在关期/不应期、左旋多巴药效峰期应测量患者血压变化，以观察有无左旋多巴副作用引起的直立性低血压。

（3）UPDRS第三部分评分（表3-27）从"关期/不应期"到左旋多巴药效达峰期的改善程度（率）用左旋多巴反应性（%LR）来表示，计算方式为：%LR =（关期的评分－达峰期的评分）/关期的评分×100%。

138

表 3-27 UPDRS 第三部分评分简表

各项评分	基线	服药后半小时	服药后1小时	服药后2小时	服药后3小时
时间（××：××am/pm）					
3.1 语言					
3.2 面部表情					
3.3 僵直					
颈部					
左上肢					
右上肢					
左下肢					
右下肢					
3.4 对指试验					
左手					
右手					
3.5 握拳试验					
左手					
右手					
3.6 轮替试验					
左手					
右手					
3.7 脚趾拍地运动					
左脚					
右脚					
3.8 腿部灵活性					
左腿					
右腿					
3.9 从椅子上站起来					
3.10 步态					
3.11 冻结步态					
3.12 姿势的稳定性					
3.13 姿势					
3.14 全身自发性运动					
3.15 手部的姿势性震颤					
左手					
右手					

各项评分	基线	服药后半小时	服药后1小时	服药后2小时	服药后3小时
3.16 手部的动作性震颤					
左手					
右手					
3.17 静止性震颤的幅度					
左上肢					
右上肢					
左下肢					
右下肢					
唇/下颌					
3.18 静止性震颤的持续性					
Ⅲ 总分					
改善率					
Hoehn & Yahr 分期					
异动症对第三部分评分的影响					
是否出现异动症？					
异动症是否干扰运动评分？					
患者自评（0～10）					
血压（卧位）					
血压（立位）					
不良反应记录					

四、左旋多巴等效剂量计算

（1）目前治疗PD的药物包括左旋多巴（L-dopa）、多巴胺受体激动剂（DA）、B型单胺氧化酶抑制剂（MAOB-I）、儿茶酚-氧位-甲基转移酶抑制剂（COMT-I）、金刚烷胺、抗胆碱药六大类。在药物治疗过程中，患者往往会因为疗效、副作用、经济状况等原因调整治疗方案，在调整药物过程中，药物剂量和种类都需要考虑，剂量少了症状控制不好，多了容易出现不良反应。

（2）比较不同抗PD药物的疗效可以用LED作为参考指标。LED是指与100mg左旋多巴标准片（联用多巴胺脱羧酶抑制剂）

疗效相同的抗PD药物的剂量（表3-28、表3-29）。

表3-28　抗PD药物的LED

药物种类	药物名称	总LED（mg/100mg 左旋多巴）
左旋多巴	左旋多巴	100
	左旋多巴控释剂	133
	左旋多巴-卡比多巴十二指肠灌肠剂	90
COMT抑制剂	恩他卡朋	LD×0.33
非麦角类多巴受体激动剂	普拉克索	1
	罗匹尼罗	5
	罗替戈汀	3.3
	吡贝地尔	100
MAOB抑制剂	司来吉兰（10mg 口服）	10
	司来吉兰（1.25mg舌下含服）	1.25
	雷沙吉兰	1
	沙芬酰胺	LED = 100mg
其他	金刚烷胺	100
	阿扑吗啡（持续输注或间歇注射）	10

表3-29　常用药物的总LED计算（举例）

	每日实际总剂量（mg）	转换因子	LED小计（mg）
左旋多巴速释制剂	400	×1	400
左旋多巴控释制剂	100	×0.75	75
恩他卡朋	800	LED×0.33	132
左旋多巴-卡比多巴十二指肠灌肠剂	0	×1.11	0
普拉克索	0	×100	0
罗匹尼罗	20	×20	400
罗替戈汀	0	×30	0

	每日实际总剂量（mg）	转换因子	LED小计（mg）
司来吉兰（10mg口服）	0	×10	0
司来吉兰（1.25mg舌下含服）	0	×80	0
雷沙吉兰	1	×100	100
金刚烷胺	200	×1	200
阿扑吗啡	0	×10	0
总LED			1307mg/d

五、并发症和不良反应

（1）LCT通常比较安全，虽然尚无关于停用多巴胺能药物12小时内导致严重不良事件的报道，可能是由于慢性/长期多巴反应性可以持续数天到数周。但不能忽视的是，突然停用多巴胺能药物是PD患者神经阻滞剂恶性综合征（NMS）或帕金森病高热综合征等严重并发症的诱因之一。

（2）即使预先服用多潘立酮或莫沙必利，仍有许多患者在LCT过程出现恶心、呕吐、血压降低、大量出汗、嗜睡、头晕等不良反应。因此，具体停药时间和左旋多巴负荷剂量要在患者可耐受范围之内。

六、总结

（1）LCT是一项简便易行的临床测试，对于PD患者诊疗具有重要意义。

（2）LCT有多个临床适应证，最常用于DBS术前评估。

（3）LED被用来比较不同抗PD药物的疗效。

参 考 文 献

［1］SARANZA G，LANG A E. Levodopa challenge test：indications，protocol，and guide［J］. J Neurol，2021，268（9）：3135-3143.

［2］TOMLINSON C L，STOWE R，PATEL S，et al. Systematic review of levodopa dose equivalency reporting in Parkinson's disease［J］. Mov Disord，2010，25（15）：2649-2653.

［3］SCHADE S，MOLLENHAUER B，TRENKWALDER C．Levodopa equivalent dose conversion factors：an updated proposal including opicapone and safinamide［J］．Mov Disord Clin Pract，2020，7（3）：343-345．

［4］中华医学会神经外科学分会功能神经外科学组，中华医学会神经病学分会帕金森病及运动障碍学组，中国医师协会神经内科医师分会帕金森病及运动障碍学组，等．中国帕金森病脑深部电刺激疗法专家共识（第二版）［J］．中华神经外科杂志，2020，36（4）：325-337．

［5］中华医学会神经病学分会帕金森病及运动障碍学组，中国医师协会神经内科医师分会帕金森病及运动障碍学组．中国帕金森病治疗指南（第四版）［J］．中华神经科杂志，2020，53（12）：973-986．

（王妍颖　徐　丹　王　含）

第二十节　脑脊液放液试验

一、概述

（1）脑脊液放液试验指通过腰椎穿刺一次性引流较大容量的脑脊液后观察临床症状有无改善的一种方法，是特发性正常压力脑积水（iNPH）辅助诊断试验中最常用的一种，对iNPH的诊断和预测分流术后疗效具有重要价值，脑脊液引流后暂时的症状改善有助于预测分流手术的效果。

（2）脑脊液放液试验简单、安全、易行，对iNPH诊断的特异性高，为75%（33%～100%），但敏感性低，为58%（26%～87%），因此该试验不能作为排除性诊断试验。

（3）单次放液试验阴性但仍怀疑为iNPH的患者可在1周后重复放液或进一步行持续腰大池引流试验，后者具有更高的敏感性（50%～100%）和特异性（60%～100%），阳性预测值可提高至87%～99%，但存在感染、过度引流、导管脱落及神经根刺激等风险及费用较高等缺点。

二、适应证

（1）原发性或者继发性正常压力脑积水。

（2）存在三联征中至少一组症状。

（3）头影像学提示脑室增大。

三、操作过程

（1）记录初始压力，释放脑脊液30～50ml，脑脊液释放不足以达到以上标准时则腰椎穿刺终压0为终止点。

（2）在放液前24小时及放液后分别进行临床评估。建议放液后8小时、24小时内至少评估1次，若阴性，应在72小时之内再次进行临床评估。

四、临床评估

1. 步态障碍评估

（1）10m行走试验：选择固定10m无障碍直线距离行走，要求患者按照日常行走的状态或者辅助状态（如平素拄拐杖、单人辅助、双人辅助或者步行车等）行走，记录10m直线行走所需的时间、步数和步基，同时录像，共行走2次，取平均值。

（2）5m折返行走试验：测量从椅子上站起，直线行走5m，再返回坐下所需的时间，同时录像，共行走2次，取平均值。

（3）闭目难立征或者加强闭目难立征：记录平稳站立的时间，同时录像。

（4）走一字步：记录走8步需要纠正的步数，同时录像。

另外，少数研究也通过仪器化步态分析来探究脑脊液放液试验的作用，测量的参数包括步速、步长、步行时间、转身步数、平衡等。

2. 认知功能障碍评估

（1）推荐简易精神状态检查量表（MMSE）或蒙特利尔认知评估量表（MoCA）进行认知功能障碍的筛查，但这两个量表评估的是整体认知状态，短时间重复评测具有学习效应，仅作为基线状态的评估，不作为脑脊液放液试验的认知评估工具。

（2）应针对执行功能选取连线测验、数字符号、Stroop测试等测验，记忆测验选取听觉词语记忆测验，对于存在学习效应的测验应采取A、B版本。脑脊液放液试验后认知测验改善20%为阳性。

3. 排尿功能障碍评估

采用国际尿失禁咨询委员会尿失禁问卷简表（ICIQ-SF）评估尿失禁的频率、程度及发生尿失禁对患者的影响程度，分值越高表示程度越重（表3-30）。

表3-30 ICIQ-SF

1. 姓名	性别	
2. 出生日期		
3. 漏尿的频率		
0	从不	
1	1次/周或更少	
2	2～3次/周	
3	约1次/天	
4	1天内数次	
5	一直	
4. 漏尿的量		
0	无	
1	少量	
2	中等量	
3	大量	
5. 尿失禁困扰生活的程度	在0（表示没有影响）～10（表示有很大影响）之间选择	
	0 1 2 3 4 5 6 7 8 9 10	
ICIQ-SF评分（第3、4、5三项得分总和）		
6. 尿失禁的发生时间		
1	从不	
2	在到达厕所前	
3	咳嗽或者打喷嚏时	
4	清醒时	
5	劳累或激动时	
6	排尿结束穿好衣服时	
7	没有明显原因	
8	一直失禁	

4. 临床系统评分

多采用iNPH等级评分量表（iNPHGS）评定iNPH三联征的严重程度（表3-31）。

表 3-31　iNPHGS

分级	定义
认知功能障碍	
0	正常
1	主诉记忆力下降、注意力分散，但客观检查无记忆力及注意力损害
2	记忆力下降、注意力分散，但是无时间空间的定向障碍
3	存在时间空间的定向障碍，但是可以交流
4	定向障碍或者完全不能交流
步态障碍	
0	正常
1	主诉头晕或者行走困难，但客观检查无步态障碍
2	步态不稳，但可以独立行走
3	借助辅助下行走
4	不能行走
排尿功能障碍	
0	正常
1	尿频或者尿急
2	偶发尿失禁（≥1～3次/周，但<1次/天）
3	频发尿失禁（1次/天或者多次）
4	膀胱功能几乎或者完全丧失

5. 整体生活能力评估

建议采用日常生活能力量表（ADL）和改良的Rankin量表进行评估。

6. 自评

分行走、认知、尿便三方面，自己评价或者家属评价有无改善。

五、阳性标准

当一个或多个三联征出现以下改善时，即可判定脑脊液放液试验为阳性（表3-32）。

表3-32　脑脊液放液试验结果评定方法

符合A或B中任意1条为阳性

A：iNPHGS中步态、认知功能和膀胱功能中任一单项评分改善≥1分或mRS改善≥1分

B：满足下面4条中的1条

　　（1）10m行走试验：两个参数（步数、时间）中任意一个改善≥20%或两个均改善≥10%

　　（2）5m折返行走试验：测试时间总分改善≥10%

　　（3）认知功能测验改善20%以上

　　（4）膀胱功能显著改善，如ICIQ-SF中第5题得分改善≥1分

六、总结

（1）脑脊液放液试验是iNPH的辅助性诊断试验，同时可以帮助预测和评估分流手术的预后。

（2）脑脊液放液试验的临床评估包括步态、认知功能、排尿功能等。

（3）放液量为30～50ml，或未达到此标准时至脑脊液末压为0。

（4）在放液前24小时及放液后分别进行临床评估。建议放液后8小时、24小时内至少评估1次，若阴性，应在72小时之内再次进行临床评估。

参 考 文 献

［1］NAKAJIMA M，YAMADA S，MIYAJIMA M，et al．Guidelines for Management of Idiopathic Normal Pressure Hydrocephalus（Third Edition）：Endorsed by the Japanese Society of Normal Pressure Hydrocephalus［J］．Neurol Med Chir（Tokyo），2021，61（2）：63-97．

［2］GRAFF-RADFORD N R，JONES D T．Normal Pressure Hydrocephalus［J］．Continuum（Minneap Minn），2019，25（1）：165-186．

［3］FERRARI A，MILLETTI D，GIANNINI G，et al．The effects of cerebrospinal fluid tap-test on idiopathic normal pressure hydrocephalus：an inertial sensors based assessment［J］．J Neuroeng Rehabil，2020，17（1）：7．

［4］中华医学会神经外科学分会，中华医学会神经病学分会，中国神经外科重症管理协作组．中国特发性正常压力脑积水诊治专家共

识（2016）[J]. 中华医学杂志, 2016, 96（21）: 1635-1638.

[5] LIU C, DONG L, LI J, et al. A pilot study of multiple time points and multidomain assessment in cerebrospinal fluid tap test for patients with idiopathic normal pressure hydrocephalus [J]. Clin Neurol Neurosurg, 2021, 210: 107012.

（尚　丽　刘彩燕）

第二十一节　新斯的明试验

一、概述

（1）甲硫酸新斯的明是一种胆碱酯酶抑制剂，能够通过延缓乙酰胆碱在神经肌肉接头处的降解，改善重症肌无力（MG）患者神经肌肉接头的传递功能。

（2）新斯的明试验是一种用于诊断MG的诊断性试验，原理是通过肌内注射甲硫酸新斯的明，观察患者肌力是否在短时间内改善，从而评估神经肌肉传递功能。

（3）本文将概述新斯的明试验用于诊断MG的操作流程、评判标准及注意事项。

二、操作流程

（1）新斯的明试验的指征：患者存在波动性骨骼肌无力（如上睑下垂、复视、构音障碍或肢体无力），临床疑诊MG。

（2）核查患者是否存在影响新斯的明、阿托品使用的合并症或禁忌证（见下文）。

（3）试验前嘱患者停用溴吡斯的明等胆碱酯酶抑制剂12小时以上。

（4）完成基线MG绝对评分（表3-33）。

（5）成人肌内注射甲硫酸新斯的明1.5～2.0mg，同时予以阿托品0.5mg肌内注射，以消除其胆碱能不良反应；儿童可按体重0.02～0.04mg/kg肌内注射，最大用药剂量不超过1.0mg。

（6）在新斯的明注射后每15分钟完成一次MG绝对评分，持续记录60分钟。

（7）结果统计。

表 3-33 MG 临床绝对评分

项目	方法	评分				
		0分	1分	2分	3分	4分
上睑无力计分	患者平视正前方上睑遮挡角膜的水平，以时钟位记录，左、右眼分别计分	11～1点钟	10～2点钟	9～3点钟	8～4点钟	7～5点钟
上睑疲劳试验	患者持续睁眼向上方注视，记录诱发出上睑下垂的时间。上睑下垂：以上睑遮挡角膜9～3点钟为标准。左、右眼分别计分	>60s	31～60s	16～30s	6～15s	≤5s
眼球水平活动受限计分	患者向左、右侧注视，记录同侧眼外展加内收露白毫米数之和，左、右眼分别计分	≤2mm	3～4mm	5～8mm	9～12mm	>12mm
上肢疲劳试验	两臂侧平举，记录诱发出上肢疲劳的时间，左、右侧分别计分	>120s	61～120s	31～60s	11～30s	0～10s
下肢疲劳试验	患者取仰卧位，双下肢同时屈髋、屈膝各90次。记录诱发出下肢疲劳的时间，左、右侧分别计分	>120s	61～120s	31～60s	11～30s	0～10s
面肌无力评分	0分：正常 1分：闭目力稍差，埋睫征不全 2分：闭目力差，能勉强合上眼睑，埋睫征消失 3分：闭目不能，鼓腮漏气 4分：噘嘴不能、面具样面容					

续 表

项目	方法	评分				
		0分	1分	2分	3分	4分
咀嚼、吞咽功能评分	0分：能正常进食 2分：进普食后疲劳，进食时间延长，但不影响每次进食量 4分：进普食后疲劳，进食时间延长，已影响每次进食量 6分：不能进普食，只能进半流食 8分：鼻饲管进食					
呼吸肌功能评分	0分：正常 2分：轻微活动时气短 4分：平地行走时气短 6分：静坐时气短 8分：人工辅助呼吸					

三、结果判读

测量表3-35所示项目，以改善最显著时的单项绝对分数，按照下列公式计算相对评分作为试验结果判定值。

$$相对评分 = \frac{试验前该项记录评分 - 注射后每次记录评分}{试验前该项记录评分} \times 100\%$$

根据相对评分最大者判定，最大相对评分≤25%为阴性、25%～60%为可疑阳性、≥60%为阳性。

四、注意事项

（1）试验前应核查是否存在影响新斯的明、阿托品使用的合并症或禁忌证。

1）新斯的明通过抑制胆碱酯酶活性而发挥完全拟胆碱作用，其禁忌证包括过敏、腹膜炎、肠或尿道的机械性梗阻等。同时，因其可导致心动过缓，对于合并冠心病、心律失常、近期急性冠脉综合征等心血管疾病的患者应慎用。

2）阿托品为M胆碱受体阻滞剂，在合并青光眼、心动过速、哮喘的患者中禁用，在前列腺肥大的患者中可能导致尿潴留。应查看药品说明书明确是否存在与患者正在使用的药物存在可能的相互作用。

（2）新斯的明试验中可能出现的不良反应。

1）新斯的明可能导致恶心、呕吐、腹泻、腹部痉挛、肠蠕动增加、唾液分泌增加、支气管分泌物增加、瞳孔缩小、发汗、心率、减慢血压下降、尿频等胆碱能副作用，还可出现肌肉痉挛、束紧感、无力感等烟碱样副作用。

2）新斯的明的半衰期为42～60分钟，应告知患者试验中已使用阿托品来降低副作用的发生，同时副作用会随着血药浓度下降逐渐消失。

（3）新斯的明试验在重症肌无力诊断中的作用。

根据日本重症肌无力诊断标准2022，在抗乙酰胆碱受体（AChR）抗体与抗骨骼肌特异性受体酪氨酸激酶（MuSK）抗体阴性时，确诊MG需同时满足波动性肌无力、存在神经肌肉接头损害的证据，以及排除其他疾病。新斯的明试验阳性可作为神经肌肉接头损害的证据，其他的支持性证据包括眼睑疲劳试验阳性、冰敷试验阳性、重复神经电刺激或单纤维肌电图的典型表现。因此，新斯的明试验阳性仅提示存在神经肌肉接头损害，

MG的诊断需结合临床特征和抗体，并鉴别其他神经肌肉病。

（4）新斯的明试验在抗MuSK抗体阳性患者中的阳性率低、副作用发生率高。抗MuSK抗体阳性MG对溴吡斯的明等胆碱酯酶反应差，在新斯的明试验中会出现更低的阳性率，并且会出现更高的副作用发生率（如腹痛、腹泻、流涎增多、肌束颤动）。因此，新斯的明试验阴性的患者，若仍高度怀疑MG，应送检抗MuSK抗体。

五、总结

（1）新斯的明试验可用于诊断MG，其流程为肌内注射新斯的明及阿托品后记录基线与1小时内的MG临床绝对评分，并计算相对评分。

（2）应注意新斯的明与阿托品的用药禁忌。

（3）新斯的明试验在抗MuSK抗体阳性的MG患者中阳性率较低。

参 考 文 献

［1］GILHUS N E，TZARTOS S，EVOLI A，et al. Myasthenia gravis［J］. Nat Rev Dis Primers，2019，5（1）：30.

［2］常婷. 中国重症肌无力诊断和治疗指南（2020版）［J］. 中国神经免疫学和神经病学杂志，2021，28（1）：1-12.

［3］彭丹涛，许贤豪，佘子瑜. 新斯的明试验改良结果判定法研究［J］. 中国神经免疫学和神经病学杂志，2007，1：1-3.

［4］SHIN H Y，PARK H J.，LEE H E，et al. Clinical and electrophysiologic responses to acetylcholinesterase inhibitors in MuSK-antibody-positive myasthenia gravis：evidence for cholinergic neuromuscular hyperactivity［J］. J Clin Neurol，2014，10（2）：119-124.

［5］日本神経学会. 重症筋無力症／ランバート・イートン筋無力症候群診療ガイドライン 2022.

（黄杨钰　谭　颖　管宇宙）

第四章
神经科急症的识别
和处理

第一节　急性头痛的"红旗征"

一、概述

（1）急性头痛的"红旗征"指的是可能提示头痛由严重或危及生命的病因引起的警示症状或体征，通常需要立即进行进一步检查和干预。

（2）怎样有效记住继发性头痛的"红旗征"？ SNOOP10记忆法来帮忙。

二、记忆法：SNOOP10（表4-1）

表4-1　SNOOP10

症状或体征	相关的继发性头痛
Systemic：全身性症状，包括发热	归因于感染或非血管性颅内疾病的头痛，类癌，嗜铬细胞瘤
Neoplasm：肿瘤史	脑肿瘤，脑转移瘤
Neurologic：神经功能障碍，包括意识水平下降	归因于血管及非血管性颅内疾病的头痛，脑脓肿或其他感染
Onset：头痛突然发作	蛛网膜下腔出血，其他归因于颅内或颈部血管疾病的头痛
Older：发病年龄较大（>50岁）	巨细胞动脉炎和其他归因于颅或颈部血管疾病的头痛，肿瘤和其他非血管性颅内疾病
Pattern：头痛模式改变，或是近期新发的头痛	肿瘤，归因于血管及非血管性颅内疾病的头痛
Positional：体位性头痛	颅内高压或颅内低压
Precipitated：头痛由打喷嚏、咳嗽或运动诱发	颅后窝畸形，Chiari畸形
Papilledema：视盘水肿	肿瘤和其他非血管性颅内疾病，颅内高压
Progressive headache and atypical presentation：进行性加重的头痛，以及有不典型的表现	肿瘤和其他非血管性颅内疾病

症状或体征	相关的继发性头痛
Pregnancy or puerperium：妊娠或产褥期	头痛或颈部血管疾病引起的头痛，硬膜穿刺后头痛，高血压相关疾病（如先兆子痫），静脉窦血栓形成，甲状腺功能减退，贫血，糖尿病
Painful eye with autonomic features：眼痛伴有自主神经症状	颅后窝、垂体区或海绵窦病变，Tolosa-Hunt综合征，眼科疾病
Posttraumatic onset of headache：创伤后起病的头痛	硬膜下血肿和其他归因于血管疾病的头痛，急性和慢性创伤后头痛
Pathology of the immune system such as HIV：有免疫系统异常，如HIV感染	机会性感染
Painkiller overuse or new drug at onset of headache：因为镇痛药的过度使用或新使用某药而出现头痛	药物过度使用性头痛，药物不耐受

三、总结

（1）在接诊急性头痛患者时，使用SNOOP10筛查工具有助于识别继发性头痛，同时减少不必要的辅助检查。

（2）若存在一种或几种"红旗征"，建议进行影像学检查（如CT或MRI），以排除潜在的严重病因。

（3）上述红旗征不仅适用于急性头痛，也适用于慢性头痛。

参 考 文 献

[1] DO T P, REMMERS A, SCHYTZ H W, et al. Red and orange flags for secondary headaches in clinical practice：SNNOOP10 list ［J］. Neurology, 2019, 92（3）：134-144.

（姜　南　沈　航）

第二节 中枢神经系统恶性眩晕的识别

一、概述

（1）中枢神经系统恶性眩晕是指病变位于中枢神经系统，如不及时处理常引起严重致残后果甚至死亡的前庭综合征。

（2）主要包括后循环缺血和炎性脱髓鞘性疾病（如多发性硬化）等，亦可见于幕下出血、颅后窝占位、头外伤、药物中毒、脑膜（小）脑炎等。

二、重点病史问诊

（1）起病形式与病程：急性，发作性，慢性。

（2）诱因：头位、体位变化，外伤，药物等。

（3）核心症状：眩晕，即没有自身运动时的自身运动错觉或头部正常运动时扭曲的自身运动错觉。眩晕相关症状，如前庭－视觉症状（振动、幻视等）姿势性症状（不稳等）。眩晕并非仅指旋转性运动错觉，仅依靠症状学区分头晕与眩晕不可靠。

（4）伴随症状：伴随任何脑干小脑症状均应警惕中枢性眩晕，如意识障碍、凝视、复视、面瘫、构音障碍、麻木、肢体无力、共济失调等。

（5）既往史：既往眩晕发作情况、既往视神经炎及脊髓炎病史、既往血管病病史、血管病危险因素等。

三、重点查体

全面的神经系统查体是基础，伴随任何局灶神经功能缺损体征均应警惕中枢性眩晕。

（1）一般查体：生命体征，意识状态。

（2）心血管检查：心脏听诊，卧立位血压/双侧血压，颈部血管杂音。

（3）眼部检查：眼位、眼震、眼球运动、会聚、交替遮盖试验等。

（4）耳部检查：外耳道视诊（有无带状疱疹）、听力、Rinne及Weber试验等。

（5）前庭相关检查：头脉冲试验、位置试验等。

（6）其他神经系统查体：尤其是脑神经查体、病理征、共济运动及步态。

HINTS试验：是头脉冲试验、凝视诱发眼震及眼偏斜试验的缩写，可以快捷有效区分中枢性眩晕及周围性眩晕，其敏感性及特异性可分别高达96.7%及94.8%。详见本章第六节。

以下征象提示中枢性眩晕：①任何的垂直性眼震。②任何方向变化的眼震或凝视诱发眼震。③头脉冲试验（－）。④眼偏斜试验眼位变化提示垂直反向偏斜。⑤任何局灶神经缺损体征，尤其关注后循环体征如眼动障碍、核间性眼肌麻痹、Horner综合征等。

四、重点辅助检查

（1）基础检查：相关基础血液化验、心电图、头CT。

（2）如怀疑中枢神经系统恶性眩晕，需尽快完善头MRI＋DWI、颅内外血管评估或腰椎穿刺等。

五、总结

（1）急性眩晕合并任何局灶神经功能缺损症状及体征均应警惕中枢神经系统恶性眩晕。

（2）全面的神经系统查体是基础，HINTS检查可以快捷、有效区分中枢性及周围性眩晕。

（3）对于具有多种血管病危险因素的眩晕患者，需警惕后循环缺血。

（4）中枢神经系统恶性眩晕可以孤立性眩晕起病，如怀疑，需密切随访并完善影像学检查。

参 考 文 献

[1] LUI F, FORIS L A, WILLNER K, et al. Central vertigo [J]. StatPearls [Internet], Treasure Island (FL): StatPearls Publishing, 2022.

[2] AHA K. Vertigo related to central nervous system disorders [J]. Continuum (Minneap Minn), 2021, 27 (2): 447-467.

[3] HLE R, MONTPELLIER R A, MARCHADIER V, et al. Can emergency physicians accurately rule out a central cause of vertigo using the HINTS examination? A systematic review and meta-analysis [J]. Acad Emerg Med, 2020, 27 (9): 887-896.

（张　哲　范思远　周立新）

第三节　突发意识障碍患者的诊断思路

一、概述

（1）突发意识障碍是神经科急诊常见症状。对于意识障碍患者，临床处理既要迅速，更要谨慎。

（2）意识障碍患者的病史收集通常不易，体格检查也受到明显的限制，掌握基本的接诊思路对于患者病因的快速识别及有效处理十分重要。

二、重点病史采集

（1）起病形式及病程：询问意识障碍的发病时间、持续时间、进展情况，是否为反复发作或周期性发作。

（2）前驱症状及诱因：了解患者是否有头部外伤、用药、发热等诱因。

（3）既往史及用药史：了解患者既往是否有相关疾病史（如癫痫、糖尿病、高血压、卒中等），以及用药史（包括镇静药、抗抑郁药等）。

（4）个人史：患者的饮酒史、药物滥用史、心理状况及生活方式等有时会提供重要线索。

三、重点体格检查及意识水平评估

1. 内科查体

（1）生命体征：体温、呼吸、脉搏、心率、血压。

（2）全身查体：一般情况包括皮肤颜色、皮疹、出血点、外伤、水肿；心、肺、腹重点查体。

2. 神经系统查体

（1）瞳孔大小、眼球运动、脑干反射（瞳孔对光反射、角膜反射、眼心反射、下颌反射、头眼反射）。

（2）运动、感觉、腱反射、病理征及脑膜刺激征等。

3. 眼底检查

有无视盘水肿、眼底出血。

4. 意识水平评估

对于急性意识障碍患者，推荐使用格拉斯哥昏迷量表（GCS）评估患者意识水平（表4-2）。

表 4-2　GCS 评分

项目	刺激	患者反应	评分
睁眼（E）	无	自发睁眼	4
	语言	呼唤睁眼	3
	疼痛	疼痛刺激睁眼	2
		任何刺激不睁眼	1
		因局部外伤、骨折不能睁眼，以 NT 表示	
语言（V）	语言	定向力正常，正确回答姓名、地点、日期	5
		能回答问题，但定向障碍	4
		只能说无意义的单词	3
		只能发出声音，不能被理解	2
		不发声	1
		因气管插管或气管切开无法配合，以 NT 表示	
运动（M）	口令	能遵嘱运动	6
	疼痛	对疼痛刺激能定位；如头部或颈部存在疼痛刺激，手能举过锁骨	5
		疼痛刺激肢体能躲避（肘部正常屈曲）	4
		疼痛刺激肢体有屈曲反应（肘部病理屈曲）	3
		疼痛刺激肢体有过伸反应	2
		疼痛刺激无反应	1
		瘫痪等因素无法配合，以 NT 表示	

注：GCS 评分解读如下。15 分，意识清楚；13 ～ 14 分，轻度意识障碍；9 ～ 12 分，浅昏迷；3 ～ 8 分，昏迷。NT，Not testable，无法评估。疼痛刺激点：指尖、斜方肌、眶上切迹；肘部正常与病理屈曲的区别：肘部正常屈曲——快速、可变、远离身体；肘部病理屈曲——缓慢、刻板，上臂跨过胸部，前臂旋转、拇指握紧，下肢伸直。

四、辅助检查

1. 即刻评估

（1）血液化验：指血血糖、血常规、动脉血气、肝肾功能、血电解质、血氨、炎症指标。

（2）其他化验：尿常规。

（3）影像学及电生理检查：心电图、头 CT。

2. 后续评估

（1）神经影像学：头 MRI，必要时评估头 MRA、头颈

CTA、DSA。

（2）电生理检查：脑电图（EEG）。

（3）脑脊液：压力、常规、生化、病原学。

（4）其他：毒物/药物筛查、感染或免疫筛查等。

五、意识障碍的病因鉴别

急性意识障碍可由多种病因引起，通常分为以下几类。

1. 代谢性疾病

（1）低血糖：常见于糖尿病患者或长期饥饿、营养不良者，关注指血血糖。

（2）高血糖：如糖尿病酮症酸中毒、高渗性高血糖状态，关注血糖、尿常规、血/尿渗透压。

（3）肝性脑病：既往肝病病史，关注血氨、肝酶、血胆红素。

（4）肾性脑病：既往肾病病史，关注血肌酐、血尿素氮。

（5）电解质：高血钠、低血钠或血钠纠正过快，关注电解质水平及补钠史。

（6）Wernicke脑病：既往酗酒、禁食、呕吐病史。

2. 结构性病变

（1）卒中：缺血性卒中、脑出血、蛛网膜下腔出血、脑静脉窦血栓形成、既往卒中病史，脑血管病危险因素，如房颤；重点关注影像学（头CT）。

（2）脑肿瘤：原发颅内肿瘤、脑转移瘤或脑膜癌病等，既往肿瘤病史，影像学评估，关注脑脊液压力、常规、生化、细胞学等结果。

（3）脑外伤：头部或颈部外伤史，关注头CT。

3. 药物或中毒

（1）药物过量：镇静药、安眠药、抗抑郁药、抗精神病药、麻醉药等药物用药史，完善药物/毒物筛查。

（2）一氧化碳中毒：皮肤、口唇樱桃红色。

（3）有机磷中毒：瞳孔缩小。

（4）酒精中毒：既往饮酒史，呼吸酒精味。

（5）海洛因中毒：吸毒史。

4. 感染或炎症

（1）全身感染：前驱发热或其他血流感染表现，关注血象及炎症指标。

（2）颅内感染：前驱头痛，查体脑膜刺激征（＋），关注脑脊液常规、生化、病原学。

（3）自身免疫性脑炎：起病前可有癫痫、精神行为异常等，关注血及脑脊液自身免疫性脑炎相关抗体。

（4）NMOSD：急性间脑综合征，既往脊髓炎或视神经炎病史，关注头MRI及血抗AQP4抗体。

（5）系统性免疫病：既往免疫系统疾病病史、皮疹、关节表现等，关注影像学、抗核抗体等免疫筛查。

5. 癫痫发作

癫痫持续状态：既往癫痫病史，发作性强直、抽搐等表现。

6. 心血管疾病

（1）低血压或休克：急性低血压或心源性休克，关注血压、心电图。

（2）心律失常：如房颤、室颤等，关注血压、心电图。

7. 精神性原因

（1）急性精神障碍：如精神分裂症的急性发作、情感障碍，关注伴随的精神行为异常症状。

（2）谵妄：多见于老年患者，感染、代谢紊乱、药物影响等为诱因。

六、意识障碍的处理原则

临床医师可在"字母原则"下进行进一步病因评估及病因纠正。

（1）N：颈部（Neck），在无法明确有无颈部外伤史的情况下避免擅自移动患者颈部。

（2）A：气道（Airway），保持气道通畅。

（3）B：呼吸（Breathing），确保呼吸充分，必要时辅助呼吸。

（4）C：循环（Circulation），保证循环，警惕并积极处理休克。

（5）D：血糖（Diabetes），测定患者指端血糖，如果不能检测但怀疑与低血糖相关，可予50%葡萄糖50ml。

（6）D：药物（Drugs），如有阿片类药物过量使用的提示，给予纳洛酮试验性治疗。

（7）E：癫痫（Epilepsy），观察患者是否为癫痫发作，进行相应处理。

（8）F：发热（Fever），警惕中枢神经系统感染，高度怀疑应予经验性抗感染治疗。

（9）G：Glasgow，计算GCS表评分。

（10）H：脑疝（Herniation），如呼吸异常、瞳孔改变或影像学证实脑疝形成，积极脱水降颅压，神经外科会诊评估手术。

（11）I：调查（Investigation），在密切监测患者生命体征及

GCS评分变化的同时，调查可能病因。

七、总结

（1）对于突发意识障碍患者的急诊接诊，重点强调病史采集及体格检查，这是诊断的基础。

（2）GCS是评估意识障碍程度的常用评分。

（3）急性意识障碍的病因复杂多样，通常需要结合临床病史、体格检查及必要的辅助检查进行鉴别，以确定最可能的病因并实施相应的治疗。

（4）可在"字母原则"下进行意识障碍的有序处理。

参 考 文 献

［1］MEHTA R，TRAINEE G P，CHINTHAPALLI K，et al. Glasgow coma scale explained［J］. BMJ，2019，365：l1296.

［2］SAKUSIC A，RABINSTEIN A A. Acute coma［J］. Neurol Clin，2021，39（2）：257-272.

（史佳宇　范思远　周立新）

第四节　短暂性意识丧失的诊断思路

一、概述

（1）短暂性意识丧失（TLOC）是指突发的短暂性对自我和/或环境的知觉障碍，对刺激无反应，事后不能回忆，通常可随即自然恢复。TLOC非常常见，终身发病率为50%左右。导致TLOC的原因有很多，常见病因包括晕厥、癫痫发作或功能性发作/心因性非痫性发作引起，其中最常见的是晕厥。

（2）晕厥：脑灌注不足导致的突发短暂性意识丧失，不能维持身体姿势张力，可迅速自行恢复。

（3）晕厥前兆：即将失去知觉，但无意识丧失［2018年欧洲心脏病学会（ESC）指南推荐等同晕厥处理］。

（4）癫痫发作：各种原因引起大脑神经无异常过度、同步化放电活动导致的一过性临床症状，可表现为TLOC。

二、病因分类

TLOC主要分为头部创伤性TLOC和非创伤性TLOC两大类。本文介绍的为非创伤性TLOC。

1. 晕厥

（1）反射性晕厥（神经介导性）

1）血管迷走性晕厥：①直立性：站立、少数坐姿时出现。②情绪：恐惧、疼痛（躯体或内脏）、操作、晕血等。

2）情境性晕厥：吞咽、排尿、排便、咳嗽、打喷嚏、运动后、大笑等。

3）颈动脉窦综合征：颈动脉窦受压，剃须、领口过紧和转头等可诱发。

4）非典型形式（无前驱症状和/或无明显诱因和/或非典型表现）。

（2）直立性低血压引起的晕厥

1）药物引起的直立性低血压（直立性低血压最常见的原因）：如血管扩张剂、利尿剂、吩噻嗪类、抗抑郁药物、左旋多巴等。

2）容量不足：出血、呕吐、腹泻等。

3）原发性自主神经功能衰竭（神经原性直立性低血压）：单纯自主神经功能衰竭、多系统萎缩、帕金森病、路易体痴呆等。

4）继发性自主神经功能衰竭（神经原性直立性低血压）：糖尿病、淀粉样变性、脊髓损伤、自身免疫性自主神经病变、副肿瘤性自主神经病变等。

（3）心源性晕厥

1）心律失常为主要原因：①缓慢性心律失常，如窦房结功能障碍、房室传导阻滞、起搏器功能异常等）。②快速性心律失常，如室上性、室性。

2）结构性心脏病：瓣膜狭窄、急性心肌梗死/缺血、肥厚型心肌病、心脏肿物（心房黏液瘤、肿瘤等）、心包疾病/心脏压塞、人工瓣膜功能障碍等。

3）心肺和大血管：肺栓塞、主动脉夹层、肺动脉高压等。

2. 癫痫发作

详见第四章第十二节。

3. 心因性

（1）心因性假性晕厥。

（2）心因性非痫性发作。

4. 其他少见原因

（1）短暂性脑缺血发作（椎－基底动脉、颈动脉狭窄或闭塞，锁骨下动脉盗血）。

（2）颅内压增高：蛛网膜下腔出血、占位性病变（如脑肿瘤）。

（3）代谢因素：低血糖等。

三、危险程度评估

（1）患者处于意识丧失状态时，误吸为主要威胁。

（2）如意识状态持续不恢复（＞15分钟）则按照昏迷等诊治原则处理。

（3）如患者意识状态恢复，首先应警惕致死性心律失常，其次为血管病变（SAH、后循环缺血、主动脉夹层、肺栓塞等）。

（4）TLOC患者的危险分层可参考表4-3。

表4-3 TLOC患者的危险分层

	低危因素	高危因素
现病史	3个"P" 前驱症状（Prodromal symptoms），如头晕、发热、出汗、恶心、呕吐 诱发因素（Provoking factors），如闷热、疼痛、咳嗽、排尿等 姿势（Posture）：长时间站立出现，或躺下后可避免类似发作	无前驱症状或＜10秒，或新发或不明原因胸闷、胸痛、腹痛、心悸等，或卧位、静坐出现，或心脏性猝死家族史和/或遗传性心脏疾病
既往史	既往和此次特征相同的晕厥史 无结构性心脏病	结构性心脏病或冠状动脉疾病病史 超声心动图异常
查体	完全正常	SBP＜90mmHg/HR＜40次/分、心脏杂音、活动性出血提示、神经系统查体异常
心电图	完全正常	主要指征：心脏缺血提示、二度或三度AVB、慢房颤、窦性心动过缓（HR＜40次/分）、窦性停搏＞3秒、双分支阻滞、室内传导障碍、心室肥厚、Q波与缺血性心脏病或心肌病一致、持续和非持续性室速、植入型心脏设备功能异常（起搏器或ICD）、Ⅰ型Brugada综合征$V_1 \sim V_3$导联ST段Ⅰ型抬高、QTc间期＞460ms

	低危因素	高危因素
心电图	完全正常	次要指征（仅在病史和心律失常性晕厥一致时提示高危）：一度或二度AVB、无症状性轻度窦性心动过缓（HR 40～50次/分）或慢房颤（40～50次/分）、阵发性室上速或房颤、预激QRS波、短QTc间期（＜340ms）、非典型Brugada波、右胸导联T波倒置、Epsilon波提示ARVC

注：表格说明，除非患者年轻且一般情况好且符合所有上述低危因素内容，否则务必提高警惕，留患观察并进行检验检查查找病因。AVB，房室传导阻滞；ARVC，致心律失常性右室心肌病。

四、问诊、查体和辅助检查表（表4-4）

表4-4 TLOC问诊、查体和辅助检查表

项目		内容
问诊（应同时询问患者和目击者）	现病史	
	前驱症状	体位、环境、诱因、伴随症状（大汗、苍白、视物模糊等）、是否有强力活动（心脏），感觉或运动症状（鉴别癫痫发作）
	发作期间	是否伴随肢体抽搐及持续时间，是否跌倒摔伤，有无舌咬伤（咬的一侧还是舌尖），有无尿便失禁，意识丧失持续时间（TLOC通常＜2分钟）
	发作后	意识恢复期间有无精神错乱，有无一侧肢体无力
	既往史、家族史、个人史	既往TLOC的详细情况，包括次数和频率，个人心脏病史和心脏病猝死家族史，是否正在服用可能导致TLOC的药物，其他可能病因或系统性疾病提示

项目		内容
查体	全面神经系统查体	
	重点内科查体	体温、呼吸频率、双侧血压、心率、指氧
		颈动脉、心脏听诊，肺部听诊（感染、误吸）、睑结膜（贫血）、皮肤状态（问尿量）
		卧立位血压
	其他	是否有外伤、骨折
辅助检查	急诊	指血血糖、心电图、血气分析、血常规、肝肾功能、电解质、心肌酶谱、凝血功能、头CT、颈部血管超声、胸部CT（必要时）
	进一步评估	TCD、头MRI、脑电图、头MRA/头颈CTA、24小时动态心电图、超声心动图
离院前		复测生命体征。叮嘱近期避免高空作业、驾车等危险活动，近期避免独居

五、根据评估结果作出初步判断

1. 血管迷走性晕厥

（1）没有提示其他诊断的特征（注意在单纯的晕厥中可能出现短暂的癫痫发作症状，但不能诊断为癫痫）。

（2）有一些特征提示单纯晕厥（如3个"P"）。

2. 情境性晕厥

（1）没有任何特征表明可以作出其他诊断。

（2）晕厥明显且始终由用力排尿（通常在站立位）或剧烈咳嗽或吞咽等诱发。

3. 直立性低血压

（1）没有其他诊断特征。

（2）典型病史：如站立时跌倒、姿势性头晕。

（3）测量卧立位血压：仰卧测量血压（如果不方便，也可以让患者采取坐姿）；站立至少1分钟后再次测量血压。诊断标准：立位收缩压下降≥20mmHg，或舒张压下降≥10mmHg。

4. 癫痫发作

具有以下一种或多种特征（即强烈提示癫痫发作的特征）。

（1）舌咬伤。

（2）TLOC时头向一侧偏转。

（3）不记得在TLOC之前、其间或之后被他人目睹的异常行为。

（4）TLOC期间姿势异常。

（5）长时间的肢体抽搐（应注意，在单纯晕厥中也会出现短暂的癫痫发作样症状）。

（6）发作后意识混乱。

（7）前驱症状，如似曾相识、环境陌生感等。

5. 心因性非痫性发作或心因性假性晕厥

如果有持续性TLOC，原因不能确定，应考虑心因性非痫性发作或心因性假性晕厥的可能，例如：

（1）发作的性质随时间而变化。

（2）有多种不明原因的躯体症状。

（3）出现异常延长的发作事件。

6. 心源性晕厥

除反射性晕厥、癫痫发作、直立性低血压及心因性非痫性发作或心因性假性晕厥外，所有TLOC患者均需要转诊进行心血管专科评估。基于评估结果，初步将患者归为一种晕厥疑似原因，如疑似结构性心脏病、疑似心律失常等。

六、总结

（1）TLOC在临床上较常见，容易被误诊。晕厥、癫痫发作和心因性非痫性发作或心因性假性晕厥是TLOC最常见的3种情况。

（2）确定TLOC的原因需要从详细病史、临床评估和适当检查中收集证据，并在整体临床背景下进行推理。

（3）临床医师应掌握对TLOC进行初步评估和专科转诊的适当路径，从而快速、高效、经济地正确诊断，制订适当的治疗计划。

参 考 文 献

［1］BRIGNOLE M, MOYA A, DE LANGE F J, et al. 2018 ESC Guidelines for the diagnosis and management of syncope［J］. Eur Heart J, 2018, 39: 1883-1948.

［2］SHEN W-K, SHELDON R S. Assessment and treatment of syncope［J］. JAMA Cardiol, 2017, 2（8）: 920-921.

［3］REED M J. Approach to syncope in the emergency department［J］. Emerg Med J, 2019, 36（2）: 108-116.

［4］MARSHALL R S, MAYER S A. 神经内科值班医生手册［M］.

3版. 元小冬，译. 北京：北京大学医学出版社，2009.

[5] GREENBERG D A，AMINOFF M J，SIMON R P. 临床神经病学 [M]. 8版. 王维治，王化冰，译. 北京：人民卫生出版社，2015.

[6] SHEN W K，SHELDON R S，BENDITT D G，et al. 2017 ACC/AHA/HRS Guideline for the Evaluation and Management of Patients With Syncope：A Report of the American College of Cardiology/American Heart Association Task Force on Clinical Practice Guidelines and the Heart Rhythm Society. Circulation，2017，136（5）：e60-e122.

[7] Transient loss of consciousness（'blackouts'）in over 16s. London：National Institute for Health and Care Excellence（NICE）；2023.

（付瀚辉　林　楠　卢　强）

第五节　谵妄的识别与处理

一、概述

（1）谵妄是指一种一过性的意识混乱状态，多种因素可能导致谵妄的发生，在住院患者尤其老年、重症、急诊和术后患者中常见，是神经科会诊经常遇到的问题，因此掌握谵妄的识别和处理十分必要。

（2）根据ICD-11定义，谵妄是指急性和亚急性起病的注意障碍（指向、聚焦、维持和转移注意的能力减弱）和意识障碍（即对环境的定向力减弱），在1天内症状波动，并伴其他认知障碍（如记忆、语言、视空间功能或感知觉障碍等），可能影响睡眠周期，其病因常为非精神行为障碍类疾病、物质或药物中毒或戒断。

二、谵妄的识别

1. 易患人群及合并触发因素
如表4-5所示。

表4-5　谵妄的易患人群及触发因素

谵妄的识别	具体类别
易患人群	
人口学特征	高龄（≥65岁） 男性
基础疾病及状态	认知功能障碍或器质性脑病 谵妄病史 抑郁 听力/视力障碍 活动量低、行动不便 营养不良、脱水 药物滥用/酒精依赖
触发因素	
神经系统疾病	脑外伤、卒中、硬膜下血肿、脑炎、癫痫等
其他系统疾病	呼吸系统、心血管系统、内分泌代谢、感染性疾病等
手术麻醉、操作、疼痛及外伤	手术、导尿、骨折等
环境因素	噪声、活动受限、居住环境改变、陪护人改变、情感打击等
中毒或药物、酒精戒断	
增加谵妄风险的药物的使用	阿片类药物、苯二氮䓬类药物、抗组胺药、二氢吡啶类药物、H_2受体拮抗剂、部分抗精神病药物、三环类抗抑郁药、抗帕金森病药物等

2. 主要临床特点

（1）注意力下降：与患者交谈，观察其是否清醒、反应灵敏、容易被其他外界刺激吸引，是否可持续有效交流，可通过正数、倒数数字串法测试。

（2）定向障碍：时间、地点或人物定向力错误。

（3）意识内容改变：觉醒程度下降、淡漠、嗜睡；或表现激越，烦躁、易激惹、有攻击性、拒绝配合诊疗。

（4）认知功能障碍：感觉障碍（幻觉、错觉）、记忆和学习障碍、理解力、执行力、抽象思维、语言障碍。

（5）生物节律紊乱：睡眠倒错。

（6）情绪调节障碍：恐惧、易怒、易激惹、焦虑。

（7）障碍在短时间内发展，一天内波动，傍晚和夜晚重。

三、谵妄的诊断标准（表4-6）

符合5项可诊断。

表4-6 《精神疾病诊断与统计手册》第5版（DSM-Ⅴ）谵妄诊断标准

编号	内容
A	注意（指向、聚焦、维持和转移注意力的能力减弱）和意识（对环境的定向力减弱）障碍
B	该障碍在较短的时间内发生（常为数小时至数天），表现为与基线相比注意和意识状态发生变化，以及在一天的病程中严重程度的波动
C	伴有认知障碍（如记忆力、定向力、言语、视空间能力或知觉障碍）
D	诊断标准A和C的障碍不能用其他已患的、已确诊的或逐渐进展的神经认知障碍来更好地解释，也不是出现在觉醒水平严重降低的背景下（如昏迷）
E	病史、体格检查或实验室发现的证据表明，该障碍是其他躯体疾病、物质中毒或戒断（即由于滥用的毒品或药物），或接触毒素，或多种病因的直接生理结果

四、谵妄的分类

（1）活动亢进型：患者表现高度警觉、烦躁不安、易激惹、可有幻觉和妄想、有攻击性精神行为异常，是最容易被发现的一种类型。

（2）活动抑制型：表现为睡眠增多，表情淡漠、语速及动作缓慢，因症状不易被察觉，常漏诊。

（3）混合型谵妄：表现为上述两种谵妄类型交替出现，反复波动。

（4）亚综合征型：表现为部分谵妄症状，只符合部分谵妄诊断标准，常被忽视。

（5）迁延型或持续型谵妄：相对较少，多见于既往存在认知功能障碍的患者，或谵妄继发于颅内新发病变者。

五、谵妄的量表评估

（1）推荐意识模糊评估量表（CAM，敏感性94%～100%，特异性90%～95%）、4A测试（4AT，敏感性90%，特异性84%）、谵妄评估量表（2009年谵妄评估量表-修订版，DRS-R-98，敏感性89.3%，特异性96.8%）用于谵妄评估。

（2）对未经精神科培训的医护人员，推荐采用4AT量表进行评估，对经过相关培训的人员推荐使用CAM、CAM-ICU和DRS-R-98。

六、谵妄的处理

（1）谵妄治疗原则：以触发因素的干预和治疗为主，对症治疗首选非药物治疗，不推荐对谵妄患者常规使用抗精神病药物。

（2）急诊接诊谵妄患者可按照以下步骤评估和处理。

1）评估生命体征，必要时行血气分析，测血糖。

2）详细的体格检查。

3）寻找谵妄的触发因素：血压、心率、指氧、体温、出入量、电解质、疼痛、感染、尿便障碍、合并用药、侵入性管路、营养摄入、环境/陪护人员改变等。

4）积极干预可治性触发因素。

5）首选非药物治疗，包括提供适宜的环境，定向提醒，关注体液平衡，优化氧合，尽早活动，规范合并用药，改善视听觉障碍，恢复生物节律，提供精神支持等。

6）药物治疗：不推荐常规使用，仅用于谵妄伴行为和情感障碍导致患者极度痛苦、危及患者和他人安全、干扰基本的检查及治疗并且非药物治疗无效时。

药物治疗原则：小剂量起始；首选单药；短期使用，一般治疗1～2周，谵妄消失2天后逐渐停药；持续应用非药物治疗措施；用药期间应监测药物副作用；治疗后若谵妄不改善，建议重新评估谵妄的触发因素并进行治疗，或随访判断患者是否合并痴呆。

谵妄的常用药物如下。①氟哌啶醇：有锥体外系反应和抗胆碱能副作用，存在QT间期延长风险。②奥氮平：锥体外系反应低于氟哌啶醇，存在QT间期延长风险；闭角型青光眼患者禁用，前列腺肥大、麻痹性肠梗阻患者慎用。③喹硫平：有心律失常史，尤其存在高风险尖端扭转型室速患者慎用，需监测QT间期。④利培酮。⑤苯二氮䓬类：仅用于苯二氮䓬类药物戒断症状引发的谵妄，不推荐其作为治疗谵妄患者激越行为的常规治疗。

⑤右美托咪定：警惕呼吸抑制。

七、总结

（1）谵妄是一种急性和亚急性起病的意识和注意力障碍，常见于老年、重症、术后患者，其识别和处理非常重要。

（2）谵妄的主要临床特点包括注意力下降、定向障碍、意识内容改变、认知功能障碍、生物节律紊乱和情绪调节障碍。

（3）谵妄的治疗以非药物干预为主，仅在必要时使用药物，重点在于干预触发因素和对症治疗。

参 考 文 献

［1］中华医学会神经病学分会神经心理与行为神经病学学组．综合医院谵妄诊治中国专家共识（2021）［J］．中华老年医学杂志，2021，40（10）：1226-1233.

［2］MARSHALL R S，MAYER S A．神经内科值班医生手册［M］．3版．元小冬，译．北京：北京大学医学出版社，2009.

［3］Uptodate．Graphic 70449 Version 9.0.

（付瀚辉　陈思娴　林　楠　卢　强）

第六节　急性眼球运动障碍的诊断思路

一、概述

（1）广义的眼球运动包括注视、平稳追踪、扫视、辐辏、前庭－眼反射、眼动反射等多种运动形式，涉及大脑皮质、小脑、前庭系统等核上性结构，内侧纵束等核间性结构，第Ⅲ、Ⅳ、Ⅵ对脑神经运动核和神经束及其支配的肌肉等核及核下性结构等。

（2）本文讨论的急性眼球运动障碍主要涉及引起动眼神经、滑车神经、展神经核及其发出的神经束病变的神经急症。

二、动眼神经、滑车神经、展神经的解剖与功能

（1）理解眼动相关神经的解剖及功能是急性眼球运动障碍的定位、定性诊断的基础。眼球运动主要由6条眼外肌支配，包括上斜肌（滑车神经支配），外直肌（展神经支配），下斜

173

肌、上直肌、下直肌、内直肌（均由动眼神经支配），如图4-1所示。

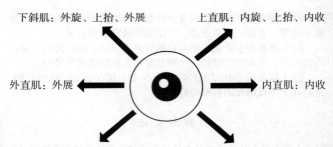

下斜肌：外旋、上抬、外展　　　上直肌：内旋、上抬、内收

外直肌：外展　　　内直肌：内收

上斜肌：内旋、下视、外展　　　下直肌：外旋、下视、外展

图4-1　右眼各眼外肌运动方向

（2）动眼神经核：位于中脑背侧上丘水平，由中央尾侧亚核、Edinger-Westphal亚核、上直肌亚核、下直肌亚核及内直肌亚核、下斜肌亚核组成，分别支配上睑提肌、瞳孔括约肌、睫状肌、上直肌、下直肌、内直肌及下斜肌。上述核团发出神经形成动眼神经束经中脑脚间窝穿出脑干，进入蛛网膜下腔。在蛛网膜下腔中先后走行于小脑上动脉和大脑后动脉之间、后交通动脉旁，在后床突外侧穿过硬脑膜进入海绵窦，贴海绵窦外侧壁走行，后穿过眶上裂-眶尖进入眼眶。

（3）滑车神经核：位于中脑背侧下丘水平，发出神经束向背侧走行，在前髓帆处交叉从背侧离开脑干，绕行至脑干腹侧进入海绵窦，在海绵窦外侧壁走行后穿过眶上裂-眶尖进入眼眶，支配上斜肌，引起眼球内旋、下视和外展。

（4）展神经核：位于脑桥第四脑室水平，包括两种神经元，一组发出神经束组成外展神经，一组为核间神经元、发出神经束参与内侧纵束。其中，外展神经于脑桥延髓连接处离开脑干，进入桥小脑角处的蛛网膜下腔间隙、沿斜坡硬膜上行，在岩床韧带下方通过Dorello孔穿过硬膜，进入海绵窦，紧贴颈内动脉走行，后穿过眶上裂-眶尖进入眼眶，支配外直肌，使眼球外展。

三、动眼神经、滑车神经、展神经损伤后临床表现

（1）动眼神经麻痹：导致上睑下垂、瞳孔散大/瞳孔对光反射减弱或消失、眼球运动障碍，严重时仅有外直肌及上斜肌工作，使患侧眼呈现外下斜视的眼位。由于支配瞳孔的副交感神经在动眼神经内上方表面走行，因此瞳孔受累明显而眼球运动受累不明显的动眼神经麻痹更多来自外力损伤（如肿瘤、动脉瘤、外伤），而不伴瞳孔受累的动眼神经麻痹更可能是缺血性病变所致（如糖尿病性动眼神经麻痹）。

（2）滑车神经麻痹：常导致患者眼球上斜，其功能障碍在内收时尤为明显，患者常诉患眼内收时垂直复视更明显，在查体时应重点关注患眼内收时的下视情况。此外，滑车神经支配的上斜肌还有使眼球内旋的功能，因此滑车神经麻痹时，患者常将头位向健侧偏斜，以减轻复视。

（3）展神经麻痹：表现为双眼水平复视，向患侧眼外展时尤为明显。但值得注意的是，在注视近物时患者复视常不明显，因为此时外直肌处于抑制状态，其功能障碍不容易显现。

（4）关注上述神经走行区域相邻结构受累的症状及体征有助于疾病的定位及定性诊断。

1）在脑干层面，动眼神经核附近结构如红核、大脑脚或小脑上脚受累，可分别引起对侧不自主运动（Benedikt综合征）、对侧中枢性偏瘫（Weber综合征）及对侧共济失调或震颤（Claude综合征）；由于滑车神经核位于中脑极背侧、在脑干内穿行距离短，因此其核性病变引起的伴随症状及体征较少见；展神经核附近结构如脑桥旁正中网状结构（PPRF）、内侧纵束（MLF）、面神经核、皮质脊髓束等结构受累可出现水平注视麻痹、核间性眼肌麻痹（INO）、面瘫、偏瘫等，其中以展神经交叉瘫（Foville综合征）、面展神经交叉瘫（Millard-Gubler综合征）常见。

2）进入蛛网膜下腔间隙后，任何原因所致的蛛网膜间隙病变，如颅内压异常、脑膜炎、蛛网膜下腔出血均可引起上述神经受累，引起眼动障碍。因此需要关注头痛、视力、视盘、脑膜刺激征等症状及体征。此外，肿瘤的直接压迫或转移亦可引起相应神经损伤，需关注肿瘤压迫其他邻近结构所致功能损伤，如桥小脑角处听神经瘤引起的面神经、听神经损伤。

3）进入海绵窦及眼眶后，眼球运动障碍通常较少表现为孤立的单神经麻痹，通常为上述3组脑神经、眼交感神经、三叉神经第1支和第2支受累的组合症状及体征。

四、引起急性眼球运动障碍的病因

（1）对于病变的定位是明确急性眼球运动障碍病因的基础，需关注受累神经及邻近结构受累情况，并通过疾病起病形式、危险人群、伴随症状及体征判断，完善相应辅助检查，从而实现病因诊断。

（2）对于急性眼球运动障碍，以下病因需要充分鉴别：①脑干病变如后循环卒中（包括脑出血或脑梗死）、Wernicke脑病、抗GQ1b抗体谱系疾病（包括Miller Fisher综合征及Bickerstaff脑干脑炎等）、炎性脱髓鞘性疾病等。②各种原因所致蛛网膜下腔及硬膜段脑神经受累，如颅内压异常（尤其是脑疝、脑静脉窦血栓形成等）、动脉瘤（尤其是后交通动脉瘤）、蛛网膜下腔出血、脑膜炎等。③各种原因所致的海绵窦综合征及眶尖综合征（如真菌性鼻窦炎累及上述结构）、垂体卒中、巨细胞动脉炎等。④肿瘤、外伤等。

（3）根据疾病的定位诊断，结合患者起病形式、临床表现及辅助检查结果，对常见引起眼球运动障碍的神经急症进行总结如下（表4-7）。

（4）需要警惕引起急性眼球运动障碍的其他病因。

尽管本文主要围绕动眼神经、滑车神经及展神经病变探讨急性眼球运动障碍的病因学，在急诊接诊中亦需要充分鉴别其他常见引起眼球运动障碍的神经急症，包括但不限于急性缺血性卒中引起皮质侧视中枢（额中回后部）梗死的双眼向病灶侧凝视、各种痫性发作或癫痫持续状态所致眼球阵挛或强直偏转、脑炎后帕金森综合征或抗精神病药物服用过程中的动眼危象，以及急性限制眼眶疾病如眼眶外伤、眼眶Graves病、眶内炎性疾病等。

五、总结

（1）急性眼球运动障碍的病因诊断依赖于准确的定位诊断，仔细分析其症状、体征及伴随症状、体征可以帮助精准定位。

（2）卒中、垂体卒中、动脉瘤、脑膜炎、Wernicke脑病、抗GQ1b抗体谱系疾病、炎性脱髓鞘性疾病、巨细胞动脉炎、外伤，以及各种原因所致的颅内压增高、海绵窦/眶尖综合征是引起眼球运动障碍的神经急症。

（3）对于任何瞳孔受累或回避的动眼神经麻痹患者，尤其对于没有血管病危险因素的年轻患者，应积极完善血管影像学寻找动脉瘤。

（4）额中回后部梗死、痫性发作、动眼危象及限制性眼眶疾病亦可引起急性眼球运动障碍。

表 4-7 常见引起眼球运动障碍的神经急症

病变位置	受累神经	伴随症状及体征	病因提示	下一步检查
脑干	CN Ⅲ	对侧偏瘫（Weber） 对侧不自主运动（Benedikt） 对侧共济失调（Claude）	卒中	卒中相关评估
	CN Ⅵ	展神经交叉瘫（Foville） 面周度神经交叉瘫（Millard-Gublar）	卒中	卒中相关评估
	CN Ⅵ	INO±（既往）视神经炎或脊髓炎等	炎性脱髓鞘性疾病	影像学、抗体、腰椎穿刺
	均可受累	腱反射消失、共济失调、意识改变	抗GQ1b抗体谱系疾病	影像学、抗体、腰椎穿刺、肌电图
	均可受累	脑病、眼震、INO、共济失调等	Wernicke脑病	影像学、血维生素B₁浓度、经验性维生素B₁治疗
	均可受累	免疫功能低下	弓形虫感染、脑脓肿等	影像学、腰椎穿刺
蛛网膜下腔及硬膜	CN Ⅲ	任何瞳孔受累或回避的动眼神经麻痹，尤其对于无血管病危险因素的年轻患者	动脉瘤	头颈CTA/MRA、必要时DSA
	CN Ⅲ	Hutchinson瞳孔、颅内压增高	颞叶钩回疝	影像学
	均可受累	剧烈头痛、脑膜刺激征（+）	蛛网膜下腔出血	头CT、必要时腰椎穿刺
	均可受累	头痛、发热、脑膜刺激征（+）	脑膜炎症	影像学、腰椎穿刺
	均可受累	头痛、剧烈呕吐、视盘水肿	各种原因所致颅内压增高，包括但不限于脑静脉血栓形成、脑膜炎、颅内占位	影像学、眼科会诊

续 表

病变位置	受累神经	伴随症状及体征	病因提示	下一步检查
海绵窦、眶上裂、眶尖	均可受累 ±CNVI/2 ±视神经	发热、DM或存在免疫抑制基础	真菌性鼻窦炎或眶尖或海绵窦扩散，其他化脓性血栓	病原学、影像学、耳鼻喉科及眼科会诊
		单侧头痛、单侧眼周头痛	Tolosa-Hunt综合征	影像学
		严重头痛、双颞侧视野缺损、视力下降、垂体功能低下	垂体卒中	影像学、神经外科及眼科会诊
不确定	单神经	血管病危险因素（糖尿病、高血压等）或头痛、下颌跛行、头皮触痛等	缺血性单神经，如糖尿病、巨细胞动脉炎及其他血管炎	hsCRP、ESR、血管炎相关抗体、颞动脉超声等
	均可受累	头部外伤史、意识改变、瞳孔异常回避、脑脊液漏、皮下淤血等外伤表现	外伤	头CT（注意骨窗）
	均可受累	进行性加重伴其他局灶症状或系统性症状	肿瘤	影像学、肿瘤相关评估

注：INO，核间性眼肌麻痹。

参 考 文 献

[1] 蒂莫西·马丁，詹姆士·科比特. 实用神经眼科学 [M]. 魏文斌，张晓君，译. 北京：中国协和医科大学出版社，2016.

[2] 卡伦·鲁斯. 神经急症 [M]. 李永秋，译. 天津：天津科技翻译出版公司，2015.

[3] 吴江，贾建平. 神经病学 [M]. 3版. 北京：人民卫生出版社，2015.

（张　哲　范思远　周立新）

第七节　发作性症状的诊断思路

一、概述

（1）发作性神经系统症状可以见于多种病因，包括神经系统疾病、心血管疾病、前庭功能障碍、代谢紊乱、精神因素等。

（2）在接诊发作性症状的患者时，病史询问尤为重要。

二、病史询问要点

询问病史时关注以下情况。

（1）诱因：特定场景、体位、特定刺激诱发、运动诱发等。

（2）关注"最初"症状：血管迷走性晕厥患者常有头晕、出汗、恶心、视物模糊，而幻嗅或似曾相识感提示癫痫发作，心源性晕厥、短暂性脑缺血发作（TIA）通常没有预兆。

（3）发作时的表现、持续时间、发作频率：患者及目击者详细描述发作时表现是诊断及鉴别的关键（具体见表4-8～表4-10）。

（4）发作间期：发作间期是否能完全恢复正常。

（5）既往是否有类似发作：偏头痛、癫痫、血管迷走性晕厥、良性阵发性位置性眩晕在数年内可能有类似发作病史。

（6）伴随症状：舌咬伤、肢体抽搐、头/眼转向一侧常提示癫痫发作，晕厥和癫痫发作患者均可出现尿失禁。梅尼埃病患者有耳闷堵感、耳鸣、听力下降，偏头痛有头痛、恶心。

三、根据主要症状分类缩小鉴别诊断范围

"Common things are common"，首先考虑常见病因，但不要

遗漏少见病因（表4-8）。

表4-8　发作性症状的主要临床表现及病因

主要临床表现	病因
局灶性神经功能障碍	TIA 部分性癫痫 偏头痛
意识水平改变	癫痫（全面性癫痫、局部起源意识受损发作/1981年分类中为复杂部分性发作） 晕厥 睡眠障碍（发作性睡病） 药物反应
头晕	前庭功能障碍 后循环TIA 晕厥前状态
其他症状	精神因素（惊恐发作、过度换气综合征、心因性非痫性发作等） 肌张力改变（癫痫失张力发作、发作性睡病猝倒） 发作性肌张力障碍 其他病因（低血糖、嗜铬细胞瘤、心律失常等） 药物反应

四、局灶性神经功能障碍常见病因及临床特点（表4-9）

表4-9　局灶性神经功能障碍常见病因及临床特点

	TIA	部分性癫痫	偏头痛
症状性质	缺失症状	多为刺激症状	刺激（视觉先兆）或缺失（无力）症状
起病	急	急	通常逐渐起病
达峰时间	数秒至数分钟	数秒	数分钟
持续时间	24小时内，通常<15分钟	通常<5分钟，除非持续状态	通常15～25分钟
发病年龄	中老年	各年龄段	通常<40岁
症状特点	刻板，可进展加重	刻板	通常刻板，但随着时间进展可出现新症状

	TIA	部分性癫痫	偏头痛
病程	部分改善，2/3可能进展为卒中	常为慢性、非进展性病程，除非存在进展性病因	慢性病程，常有诱因
协助识别的特征	血管病危险因素	局灶性脑结构异常，继发大发作	搏动性头痛，家族史

五、发作性意识障碍的常见病因及临床特点（表 4-10）

表4-10　发作性意识障碍的常见病因及临床特点

	全面性癫痫	晕厥	睡眠障碍
起病	急	多样（数秒至数分钟）	通常进展性，数分钟
前驱症状	少见	有，表现为头晕、出汗、恶心、黑矇等	有，嗜睡
持续时间	1～2分钟	数秒至5分钟	5～10分钟
发作后状态	惊厥发作后嗜睡、意识模糊、肌肉酸痛、头痛等	发作后很快恢复	发作后很快恢复
首次起病年龄	全面性癫痫多＜20岁	各年龄段，取决于病因	发作性睡病＜30岁；睡眠呼吸暂停＞50岁
病程	常为慢性、非进展性病程，除非存在进展性病因	多样，取决于病因	慢性病程
协助识别的特征	肢体抽搐，面色发绀，舌咬伤，尿失禁，睁眼（向上/一侧凝视）	无明显的肢体抽搐，面色苍白、出汗、闭眼	发作性睡病有猝倒发作、睡眠瘫痪、入睡前幻觉，睡眠呼吸暂停有打鼾

（1）晕厥的诊断思路详见第四章第四节。

（2）合并头晕的患者，中枢性头晕的识别详见第四章第二节恶性眩晕的识别。

（3）其他：①关注有无系统性因素：低血糖、用药史、嗜铬细胞瘤、肝病（肝性脑病）等。②心因性：诊断心因性疾病需要除外器质性疾病。③离子通道病亦可以表现为无力、疼痛、肌张力障碍等发作性症状，如发作性运动障碍表现为发作性异常动作和姿势，发作时意识清楚，可以分为运动诱发和非运动诱发。周期性麻痹表现为发作性肌无力。周围神经过度兴奋综合征表现为发作性肌肉痉挛、疼痛、肌颤搐等。

六、总结

（1）发作性神经系统症状可以见于多种病因，发作时的临床表现是诊断与鉴别诊断的关键，应仔细询问病史。

（2）常见的病因有 TIA、癫痫发作、晕厥、偏头痛，不要遗漏系统性因素及少见病因。

参 考 文 献

［1］吴江，贾建平. 神经病学［M］. 3版. 北京：人民卫生出版社，2015：294-295.

［2］GOOD D C. Chapter 51 Episodic Neurologic Symptoms//Clinical Methods：The History，Physical，and Laboratory Examinations ［M］. 3rd ed. Boston：Butterworths，1990.

［3］NGUYEN T T，KAPLAN P W. Nonepileptic paroxysmal disorders in adolescents and adults［DB/OL］. Beijing：Wolters Kluwer UpToDate.（2024-09-30）. https：//www. uptodate. com/contents/nonepileptic-paroxysmal-disorders-in-adolescents-and-adults.

（翟菲菲　范思远　金丽日）

第八节　急性弛缓性瘫痪的诊断思路

一、概述

（1）急性弛缓性瘫痪是急性起病的肢体肌力下降、腱反射减低或消失、肌张力减低、病理征阴性为主要特征的一组临床综合征。

（2）病变部位可能为前角细胞、周围神经、神经肌肉接头、肌肉，脊髓病变休克期也可表现为弛缓性瘫痪。

（3）病因包括感染、免疫、代谢、血管、中毒等多种疾病，准确的定位诊断是判断病因的基础。

二、重点病史采集

（1）起病形式、病程演变。

（2）诱因（感染、饱食、饥饿、过度运动、肌肉挤压）。

（3）伴随症状（肢体麻木、呼吸困难、吞咽困难、构音障碍、复视、上睑下垂、尿便障碍、束带感、尿色改变）。

（4）既往类似发作史。

（5）其他相关病史（糖尿病、甲状腺功能亢进、甲状旁腺功能亢进、脑血管病危险因素、近期用药史）。

三、重点体格检查

1. 内科查体

（1）基本生命体征：体温、呼吸、心率、血压、脉搏、血氧饱和度。

（2）全身查体：心、肺、腹重点查体。

2. 神经系统查体

（1）意识、精神状态。

（2）肌无力分布（头面部、上肢、下肢、躯干等肌肉受累情况，是否双侧对称，四肢肌肉近端受累或远端受累等）。

（3）肌肉压痛。

（4）疲劳试验（肢体无法配合且有眼部症状时可查眼部肌肉）。

（5）感觉障碍及分布类型（感觉平面、末梢型）。

四、辅助检查

1. 即刻检查

（1）心电图、血气分析、电解质、肝肾功能、肌酸激酶、甲状腺功能、血常规、尿常规。

（2）心电图、动脉血气分析、血糖等可快速获得结果的检查应尽快完善，以快速筛查低钾血症、低钙血症等并及时处理。

2. 后续检查

针对患者的初步定位诊断合理安排后续检查，主要包括但不限于以下检查。

（1）肌电图（神经传导速度、针电极肌电图及F波）。

（2）重复神经电刺激（RNS）。

（3）运动诱发试验。

（4）腰椎穿刺。

（5）肌肉MRI。

（6）脊髓MRI。

五、病因鉴别

（1）急性四肢弛缓性瘫痪病因繁杂，准确的定位诊断可以有效缩小鉴别诊断范围。从采集病史即可开始初步定位诊断，重点突出的神经系统查体将进一步明确定位诊断（表4-11）。

（2）当存在感觉平面、尿便障碍等脊髓病变定位诊断特点时，需要考虑横贯性脊髓炎、脊髓创伤、椎旁感染、脊髓前动脉梗死等疾病，其中脊髓前动脉梗死起病更为急骤，病初多有病变水平急性根性分布放射性疼痛，查体有分离性感觉障碍。

（3）单纯的弛缓性瘫痪、无感觉障碍，同时有肌痛、发热、脑膜炎表现时，需仔细询问接触史，排查脊髓灰质炎及其他肠道病毒所致的急性弛缓性脊髓炎（AFM）的可能。

（4）不符合脊髓病变定位诊断患者，需进一步考虑周围神经、肌肉和神经肌肉接头疾病。

1）肢体远端为主的肌无力、感觉障碍，下肢较重，为周围神经病变特点，常见病因为吉兰－巴雷综合征，其他病因包括中毒性周围神经病、急性间歇性卟啉病、维生素B_1缺乏。维生素B_1缺乏除引起Wernicke脑病外，也可引起周围神经病，从而出现急性四肢弛缓性瘫痪，禁食、胃肠道手术病史有重要提示意义。

2）近端为主的肌无力，无感觉障碍，需考虑肌肉疾病，如肌炎、横纹肌溶解、家族性周期性瘫痪、旋毛虫病，代谢性肌病也可于饥饿、剧烈运动后急性加重，出现横纹肌溶解。

3）若合并眼肌、咽喉肌或呼吸肌受累，需考虑重症肌无力危象及其他神经肌肉接头疾病。

4）系统性疾病，如电解质紊乱、甲状腺功能亢进，也可出现急性四肢弛缓性瘫痪，需询问相关病史。一些罕见的情况还有双侧延髓内侧梗死，可以突发四肢弛缓性瘫痪，同时有构音障碍、深感觉障碍。

5）精神心理疾病或老年人感染、急性冠脉综合征、脱水状态等可有全身无力的主诉，但神经系统查体往往无客观的肌力下降，腱反射减低等体征，这些特殊情况在接诊时需仔细甄别。

表 4-11　急性四肢弛缓性瘫痪病因

定位	病因	诊断线索	辅助检查
脊髓	脊髓创伤	外伤史，感觉平面，尿便障碍	颈/胸/腰椎 CT、MRI
	横贯性脊髓炎	感觉平面，尿便障碍	脊髓 MRI，腰椎穿刺
	椎旁感染或炎症	感觉平面，尿便障碍，腰痛	脊髓 MRI，腰椎穿刺
	脊髓前动脉梗死	脑血管病危险因素，突发肢体无力、放射性疼痛、麻木，分离性感觉障碍	脊髓 MRI，病因筛查（脑血管病危险因素、易栓症等方面），头颈或胸腹部 CTA
前角	脊髓灰质炎	流行病学及暴露史，同时有肌痛、脑脊膜炎表现，感觉查体正常	肌电图、脊髓 MRI、粪便或咽部分泌物分离病毒
	其他肠道病毒	发热、咽炎、呼吸道前驱症状，同时有脑膜炎表现	腰椎穿刺，脑脊液病原学检查
周围神经	吉兰-巴雷综合征	起病数日、进行性加重，肢体远端为主的麻木、无力	腰椎穿刺，肌电图
	中毒	化疗药物、重金属、河豚毒素等接触史	肌电图，尝试去除病因
	急性间歇性卟啉病	反复发作，头痛、腹痛、肢体疼痛，感觉异常，自主神经症状，癫痫发作，深色或红棕色尿	肝肾功能，电解质，尿卟啉，尿卟胆原
	维生素 B_1 缺乏	胃肠道手术、长期禁食或饥饿、酗酒等，同时有眼震、共济失调、意识障碍	血清维生素 B_1 水平，肌电图，头 MRI
神经肌肉接头	重症肌无力	合并复视、上睑下垂、构音障碍或呼吸困难，疲劳试验阳性	新斯的明试验，RNS
	肉毒中毒	聚集性发病，起病前食用变质罐头、发酵豆制品、密封腌制食物，大面积创伤、以美容或治疗为目的的肉毒素注射史，常表现为急性对称性下行性弛缓性瘫痪	病原菌培养，血清肉毒毒素检测，重复电刺激及肌电图

定位	病因	诊断线索	辅助检查
神经肌肉接头	有机磷或氨基甲酸酯类中毒	杀虫剂暴露史，心动过缓、瞳孔缩小、流涎、支气管痉挛等	红细胞AChE活性
肌肉	横纹肌溶解	过度运动、肌肉压迫或创伤史，肌肉疼痛，尿色变深（茶色）	尿常规＋沉渣，CK、乳酸脱氢酶、肾功能、电解质
	肌炎	对称性近端肌无力，颈屈肌无力，肌肉疼痛、压痛，无感觉障碍	CK、肌炎抗体、肌电图、肌肉MRI，必要时肌活检
	代谢性肌病	反复发作，劳累、饥饿诱因，发作时尿色变深（茶色），运动不耐受病史	CK、肌电图、肌肉MRI，必要时肌活检
	家族性周期性瘫痪	反复发作，可自行恢复	血钾，运动诱发试验，基因检测
	旋毛虫病	进食生肉史，高热，肌肉疼痛、压痛、肿胀	血常规、炎症指标
其他	电解质（钾、钙、磷、钠）紊乱	禁食或饥饿，内分泌或肾脏疾病史	血清电解质，甲状腺功能，甲状旁腺素
	甲状腺毒性周期性瘫痪	甲状腺功能亢进病史，诱因：剧烈运动、高碳水化合物摄入，Graves眼病	甲状腺功能及甲状腺相关抗体，甲状腺超声

六、急诊处理原则

（1）首先需对有呼吸困难、心律失常的患者进行呼吸道管理、心电监护。

（2）其次需重点识别吉兰－巴雷综合征、电解质紊乱、横纹肌溶解、中毒等需尽快处理的疾病。

七、总结

（1）准确的定位诊断是病因分析的基础。

（2）心电图、血气分析可快速识别可处理的急症。

（3）急性四肢弛缓性瘫痪病因繁多，特征性病史、体征有提示意义。

参 考 文 献

[1] 吴江，贾建平. 神经病学 [M]. 3版. 北京：人民卫生出版社，2015：8-13.

[2] ASIMOS A W. Weakness：a systematic approach to acute，non-traumatic，neurologic and neuromuscular causes [J]. Emerg Med Pract，2002，4：1.

[3] KAUSHIK R，KHARBANDA P S，BHALLA A，et al. Acute flaccid paralysis in adults：our experience [J]. J Emerg Trauma Shock，2014，7（3）：149-154.

（李 佳 林 楠 周立新）

第九节　急性截瘫的诊断思路

一、概述

（1）截瘫为双下肢瘫痪，主要见于横贯性脊髓损害，也可见于周围神经病或肌肉病变。

（2）急性截瘫是临床尤其急诊工作中需要重视、紧急处理的病症。诊断及治疗的延误可能造成不可逆的功能残疾。

二、截瘫的定位诊断

（1）截瘫本身是运动症状，根据合并的其他症状及体征，定位于不同部位，最常见的是横贯性脊髓损害。

（2）以下症状体征为病史问诊及神经系统查体中需要重点关注的情况。

（3）需注意，表4-12中所列病因除能够导致截瘫外，亦可出现双上肢无力及球麻痹。

表4-12 截瘫的定位诊断

定位部位	合并的其他症状	体征	病因
中枢			
胸段脊髓	神经根刺激症状束带感 尿便障碍 出汗异常	感觉：病变以下传导束型感觉障碍-感觉平面 运动：双下肢上运动神经元性瘫痪	脊髓梗死、血管畸形、NMOSD、多发性硬化、感染后免疫介导的脊髓炎、急性病毒性脊髓炎
腰段脊髓及以下	双下肢及会阴部感觉障碍 尿便障碍	感觉：下肢感觉障碍 运动：下肢下运动神经元性瘫痪	
颅内多发病变	皮质功能障碍（如失语）、共济失调、构音障碍、脑神经麻痹	脑及脑神经受累体征	多发性硬化、多发脑梗死
周围			
周围神经	肢体远端感觉障碍 自主神经症状：血压/心率不稳、瞳孔异常、肠/膀胱功能障碍 疼痛	腱反射减低/消失，远端感觉减退	吉兰-巴雷综合征
神经肌肉接头	重症肌无力：复视、上睑下垂、吞咽障碍、呼吸困难，症状波动	感觉查体无异常 下运动神经元瘫痪，近端重于远端，疲劳试验阳性	重症肌无力
肌肉	周期性麻痹：心律失常 肌病可见肌痛、发热、皮疹 可有呼吸衰竭	感觉查体无异常，下运动神经元瘫痪，近端重于远端 特征性皮疹如Gottron丘疹、Gottron征	周期性麻痹、炎性肌病、代谢性肌病

注：NMOSD，视神经脊髓炎谱系疾病。

三、急性截瘫的病因鉴别

（1）截瘫的不同定位对应不同病因的疾病，其中急性脊髓损害最常见且病因最复杂，为此处主要讨论内容。

（2）表4-13总结了可能的病因、病程、诊断线索、下一步检查及处置。

表 4-13 脊髓损害所致急性截瘫的病因诊断线索及处理原则

定性	病因	病程	诊断线索	下一步检查及处置
血管性	脊髓梗死	急骤	主动脉病变、手术史，或其他脑血管病危险因素 脊痛 脊髓前动脉综合征：深感觉常不受累	脊髓MRI、主动脉CTA 治疗：支持及针对病因治疗
	血管畸形	阶梯式进展	硬脊膜动静脉瘘以中年男性多见，症状可波动，神经源性跛行 脊髓内动静脉畸形以青年多见	脊髓MRI提示硬脊膜内血管流空信号/脊髓内病灶，必要时DSA 治疗：手术
	硬膜外血肿	进展，多数日达峰	血小板减少或出血倾向及硬脊膜穿刺的操作/自发出现局部疼痛和/或神经根痛	脊髓MRI可见矢状位上新月形、条带状或梭形异常信号 治疗：有明显和/或进展性神经功能障碍的患者，考虑手术干预
免疫性	急性横贯性脊髓炎	数小时内迅速发展，24小时达峰	常存在前驱感染，常累及胸1~2节段	脊髓增强MRI、腰椎穿刺 治疗：糖皮质激素
	中枢神经系统炎性脱髓鞘	急性或亚急性	人群：MS-青壮年，女性多见；NMOSD-成人；MOGAD-儿童 前驱感染/疫苗接种史 特征性临床/影像学表现 NMOSD：视神经炎，极后区综合征，多为长节段脊髓炎 MS：时间空间多发，皮质/近皮质区域（脑室周围，脊髓）Dawson手指征，皮质/近皮质，幕下脑区，脊髓 MOGAD：发热，可出现皮质症状如癫痫脑膜脑炎，丘脑病灶 MS-CSF SOB(+)，NMOSD-血清抗AQP4(+)，MOGAD-血清抗MOG(+)	腰椎穿刺、脑脊液寡克隆带检测，头颅增强MRI 治疗：急性期治疗，糖皮质激素；慢性期-MS，疾病修饰治疗；NMOSD、免疫抑制治疗

续　表

定性	病因	病程	诊断线索	下一步检查及处置
	系统性自身免疫病相关脊髓炎	急性或亚急性	系统性红斑狼疮、干燥综合征、结节病等系统性自身免疫病可以脊髓炎为首发病表现。蝶形红斑、口腔溃疡、浆膜炎等多累及表现	脊髓MRI、ANA、抗dsDNA、抗Ro/SSA、抗La/SSB、ACE
	副肿瘤综合征	急性/亚急性	较罕见。可表现为运动神经元综合征、急性坏死性脊髓病、亚急性感觉神经元病。诊断需结合肿瘤病史、肿瘤神经抗体	脊髓MRI、肿瘤神经抗体（如抗Hu、抗CRMP5、抗Amphiphysin抗体）、胸部CT 治疗：糖皮质激素及肿瘤相关治疗
感染性	硬膜外脓肿	病程早期可非特异，逐渐进展，一旦发生瘫痪，病情可能迅速进展至不可逆阶段	中老年，椎间盘或椎体连续的局部化脓性感染，进入椎管的操作（如脊椎麻醉、硬膜外麻醉或手术）。发热、脊柱疼痛、神经功能障碍	脊柱MRI、血培养 早期手术减压和引流+抗生素治疗
	急性病毒性脊髓炎（肠道病毒、虫媒病毒）	急性	发热、头痛及脑膜刺激征，不对称迟缓性无力和反射减弱或消失，几乎无感觉症状。VZV、HSV等病毒感染相关脊髓炎可类似急性横贯性脊髓炎	脊髓MRI、腰椎穿刺检查 抗病毒治疗
	结核病（椎管内结核性脊膜炎）	亚急性	受累椎体处的背痛、低热和体重减轻，神经根和脊髓受压表现	抗结核治疗

定性	病因	病程	诊断线索	下一步检查及处置
创伤性	外伤	急性	外伤如车辆事故、跌落、暴力、体育运动事故等 脊柱骨折部位疼痛 多伴脑部、全身性损伤	创伤评估：A-气道、B-呼吸、C-循环、D-残疾（神经功能状态）影像学检查：X线 CT MRI（软组织/硬膜外血肿敏感）治疗：手术减压和固定
肿瘤性 转移瘤	肿瘤基础病	疼痛可比运动/膀胱功能障碍早数周出现	受累部位疼痛	原发肿瘤筛查，脊髓MRI 治疗：早期识别、综合评估-手术减压与脊柱稳定、肿瘤的治疗
	原发性中枢神经系统肿瘤	同上	疼痛 根据症状进展可区分髓内、髓外 诊断主要依靠影像学、病理学检查	治疗：手术、放疗、化疗

第四章 神经科急症的识别和处理

四、高危征象的识别及处置

接诊急性截瘫患者时，首先需要关注生命体征，对循环、呼吸衰竭患者尽快予以生命支持。急性截瘫患者尤其需要注意如下两点。

（1）背痛、双上肢血压不对称：提示主动脉夹层。部分长节段的夹层会以截瘫为主要表现，发现背痛、双上肢血压不对称应尽快完善主动脉CTA以排查。

（2）心律失常：可能提示胸段交感神经受累。各种病因引起的胸段脊髓侧柱病变可能会导致胸段交感神经刺激性或毁损性病变，分别表现为快速性及缓慢性心律失常。因此，定位于胸段脊髓的急性截瘫应常规完善心电图检查，必要时予以长程心电监护，警惕恶性心律失常及继发的心源性循环衰竭。

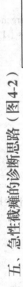

五、急性截瘫的诊断思路（图4-2）

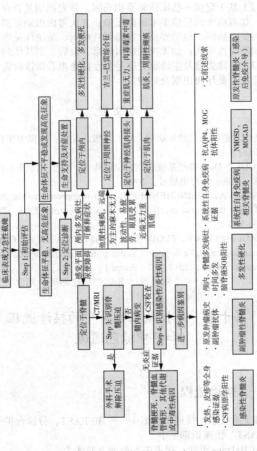

图 4-2　急诊截瘫的诊断思路

注：CSF，脑脊液；NMOSD，视神经脊髓炎谱系疾病；MOGAD，抗髓鞘少突胶质细胞糖蛋白免疫球蛋白G抗体相关疾病。

六、总结

（1）急性截瘫是症状性诊断，涉及的损害部位广泛，其中胸腰段脊髓损害最常见。

（2）基于定位＋临床线索鉴别病因，首先识别是否存在脊髓压迫，如有应考虑尽快手术解除压迫；其次考虑识别可逆性、可治性的炎性病因，包括感染、脱髓鞘性疾病、系统性免疫疾病相关及副肿瘤性疾病；如无炎症病因线索，最后鉴别其他病因。

（3）心律失常及主动脉夹层是急性截瘫患者接诊时需关注的高危征象，要尽快识别及处理。

参 考 文 献

[1] 吴江，贾建平. 神经病学［M］. 3版. 北京：人民卫生出版社，2015：8-13.

[2] DUUS P. Duus神经系统疾病定位诊断学［M］. 刘宗惠，徐霓霓，译. 北京：海洋出版社，2006.

[3] JACOB A，WEINSHENKER B G. An approach to the diagnosis of acute transverse myelitis［J］. Semin Neurol，2008，28（1）：105-120.

[4] CAULFIELD A F，FLOWER O，PINEDA J A，et al. Emergency neurological Life support：acute non-traumatic weakness［J］. Neurocrit Care，2017，27（Suppl 1）：29-50.

（刘子悦　黄欣莹　范思远　周立新）

第十节　急性缺血性卒中的接诊流程和卒中绿色通道

一、接诊流程

（1）第一步：快速识别卒中——BE FAST。分诊台护士根据"BE FAST"快速识别卒中。

1）Balance平衡：指丧失平衡或下肢无力。

2）Eyes眼睛：指视力改变或复视。

3）Face面部：指口角歪斜。

4）Arm手臂：指手臂抬起时双侧力量不一致。

5）Speech语言：指说话含混不清，语言理解或表达困难。

6）Time时间：强调时间。

若突发上述一种或多种表现，或突发意识改变，需怀疑急性卒中，立即呼叫神经科一线医师接诊；若生命体征不稳定，同时启动抢救流程。

（2）第二步：启动卒中绿色通道。

神经科一线医师接诊后快速判断是否启动卒中绿色通道，若启动，分诊台护士立即呼叫卒中团队（神经科总值班、神经科卒中备班、放射科总值班、急诊科总值班、卒中护士）至现场，各司其职。

1）卒中护士：测双上肢血压、即刻血糖，若为低血糖或严重高血糖，配合医师立即处理；建立静脉通路；抽血送检。

2）神经科一线医师。

✓ 排除类卒中：低血糖或严重高血糖，癫痫发作后状态，药物中毒等。

✓ 明确发病时间：精确至分钟；若为醒后卒中或发病时间不明，记录最后正常时间。

✓ 评估卒中严重程度：采用NIHSS评分，酌情结合GCS评分。

✓ 开具相关化验检查：血常规、肝肾功能、凝血功能、血型、头CT、头颈CTA，若条件允许，可完善CT灌注显像（CTP）或头MRI（建议提前建立医嘱套以便快速开具检查）。

3）神经科总值班：核实病史和病情。

4）放射科总值班：协助完成影像检查并快速回报结果。

5）检验科医师：接收标注"绿色通道"的生物样本后，快速完成检测并回报结果。

6）急诊科总值班：协调并保证卒中绿色通道流程顺利进行。

（3）第三步：鉴别出血性或缺血性卒中。

卒中团队协助患者快速完善头CT检查，鉴别出血或缺血性卒中；酌情进一步完善头颈CTA、CTP等检查。

（4）第四步：若为缺血性卒中，是否适宜再灌注治疗。

急性缺血性卒中的治疗时间窗窄，越早治疗效果越好。在时间窗内给予静脉溶栓和/或血管内取栓治疗是目前最有效的救治措施。

神经科医师、介入科医师快速评估静脉溶栓的适应证及禁忌证（表4-14、表4-15），结合发病时间、病变血管部位、病情和梗死严重程度综合评估患者接受机械取栓治疗的获益和风险，与患者及家属充分沟通治疗选择及利弊，签署知情同意书后尽快启动治疗。若条件允许，建议在CT室即启动静脉溶栓，可选择阿替普酶、替奈普酶或尿激酶，后续转入监护室。治疗期间予心电监护，监测并控制血压，定时评估神经功能（NIHSS评分），如出现严重头痛、高血压、恶心或呕吐，或神经症状体征恶化，立即停用溶栓药物，复查头CT。

表4-14　3小时内阿替普酶静脉溶栓的适应证、
禁忌证及相对禁忌证

适应证：
1. 有缺血性卒中导致的神经功能缺损症状
2. 症状出现＜3小时
3. 年龄≥18岁
4. 患者或家属签署知情同意书

禁忌证：
1. 颅内出血（包括脑实质出血、脑室内出血、蛛网膜下腔出血、硬膜下/外血肿等）
2. 既往颅内出血史
3. 近3个月内有严重头外伤或卒中史
4. 颅内肿瘤、巨大颅内动脉瘤
5. 近期（3个月）有颅内或椎管内手术
6. 近2周内大型外科手术
7. 近3周内有胃肠道或泌尿系统出血
8. 活动性内脏出血
9. 主动脉弓夹层
10. 近1周内有在不易压迫止血部位的动脉穿刺
11. 血压升高：收缩压≥180mmHg或舒张压≥100mmHg
12. 急性出血倾向，包括血小板计数＜100×10⁹/L或其他情况
13. 24小时内接受过低分子量肝素治疗
14. 口服抗凝剂（华法林）且INR＞1.7或PT＞15秒
15. 48小时内使用凝血酶抑制剂或Xa因子抑制剂，或各种实验室检查异常（如APTT、INR、血小板计数、ECT、TT或Xa因子活性测定等）
16. 血糖＜2.8mmol/L或＞22.22mmol/L
17. 头CT或头MRI提示大面积梗死（梗死面积＞1/3大脑中动脉供血区）

相对禁忌证：
下列情况需谨慎考虑和权衡溶栓的风险与获益（即虽然存在一项或多项相对禁忌证，但并非绝对不能溶栓）：
1. 轻型非致残卒中
2. 症状迅速改善的卒中
3. 惊厥发作后出现的神经功能损害（与此次卒中发生相关）
4. 颅外段颈部动脉夹层或颅内动脉夹层
5. 近2周内严重外伤（未伤及头颅）
6. 近3个月内心肌梗死史
7. 孕产妇
8. 痴呆
9. 既往疾病遗留较重神经功能残疾
10. 未破裂且未治疗的动静脉畸形、颅内小动脉瘤（10mm）
11. 少量脑微出血（1～10个）
12. 使用违禁药物
13. 类卒中

表 4-15　3.0～4.5 小时内阿替普酶静脉溶栓的适应证、禁忌证及相对禁忌证

适应证：
1. 有缺血性卒中导致的神经功能缺损症状
2. 症状出现 3.0～4.5 小时
3. 年龄≥18 岁
4. 患者或家属签署知情同意书

禁忌证：
同表 4-14

相对禁忌证（在表 4-14 相对禁忌证基础上补充）：
1. 使用抗凝药物，INR≤1.7，PT≤15 秒
2. 严重卒中（NIHSS 评分＞25 分）

（5）第五步：评估是否为恶性大脑中动脉梗死或压迫脑干的大面积小脑梗死。

上述情况存在脑疝风险，可能危及生命，应尽快请神经外科协助评估手术干预指征。

二、总结

（1）判断是否为卒中：根据"BE FAST"等快速识别卒中，排除类卒中。

（2）获取病史、评估病情：包括发病时间、相关病史、用药史、过敏史；采用 NIHSS 评分评估神经功能。

（3）鉴别出血性或缺血性卒中。

（4）若为缺血性卒中，是否适宜再灌注治疗。

（5）若为恶性大脑中动脉梗死或压迫脑干的大面积小脑梗死，请神经外科协助处理。

（6）建立及优化卒中绿色通道可缩短延误时间、提高救治效率（图 4-3）。

197

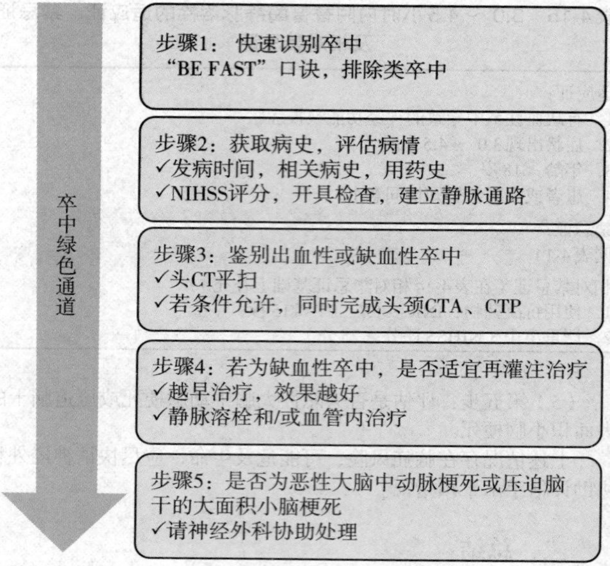

步骤1：快速识别卒中
"BE FAST"口诀，排除类卒中

步骤2：获取病史，评估病情
✓发病时间，相关病史，用药史
✓NIHSS评分，开具检查，建立静脉通路

步骤3：鉴别出血性或缺血性卒中
✓头CT平扫
✓若条件允许，同时完成头颈CTA、CTP

步骤4：若为缺血性卒中，是否适宜再灌注治疗
✓越早治疗，效果越好
✓静脉溶栓和/或血管内治疗

步骤5：是否为恶性大脑中动脉梗死或压迫脑干的大面积小脑梗死
✓请神经外科协助处理

卒中绿色通道

图4-3 急性卒中绿色通道

参考文献

［1］中华医学会神经病学分会，中华医学会神经病学分会脑血管病学组. 中国急性缺血性卒中诊治指南2023［J］. 中华神经科杂志，2024，57（6）：523-559

［2］POWERS W J，RABINSTEIN A A，ACKERSON T，et al. Guidelines for the early management of patients with acute ischemic stroke：2019 Update to the 2018 Guidelines for the Early Management of Acute Ischemic Stroke：a guideline for Healthcare Professionals From the American Heart Association/American Stroke Association［J］. Stroke，2019，50（12）：e344-e418.

［3］AROOR S，SINGH R，GOLDSTEIN L B. BE-FAST（Balance，Eyes，Face，Arm，Speech，Time）：reducing the proportion of strokes missed using the FAST Mnemonic［J］. Stroke，2017，48（2）：479-481.

（洪月慧 韩 菲 倪 俊）

第十一节　卒中模拟病的识别

一、概述

（1）卒中是神经科急诊最为常见而紧急的疾病之一。其中，大多数为缺血性卒中，20% ～ 30% 为出血性卒中。及时而准确的评估、诊断和血运重建治疗对患者的症状改善及预防并发症至关重要。

（2）急性缺血性卒中的诊断有时也会面临挑战。卒中通常表现为急性局灶性神经功能缺损，而相似的症状可能会在一系列相似的疾病中出现，即卒中模拟病。据统计，卒中模拟病占所有疑诊卒中患者的15% ～ 30%。因此，对于怀疑为卒中的患者，进行相关鉴别诊断、除外卒中模拟病是每个神经科医师需要重视的问题。

二、非血管性卒中模拟病

1. 偏头痛

（1）偏头痛占所有卒中模拟病的10%左右，约25%的偏头痛患者可能会出现可逆的局灶性神经功能缺损。

（2）家族性偏瘫性偏头痛（FHM）为一种少见的偏头痛类型，表现为偏头痛伴偏瘫和其他神经系统症状，如视觉缺损、言语障碍。偏瘫可与其他偏头痛先兆同时发生，亦可单独发生。在偏头痛消退后，偏瘫仍可持续一段时间。年轻患者和头痛家族史等线索可能具有一定的提示意义。

（3）在脑部影像学检查中，偏头痛可表现为可逆性的细胞毒性水肿和脑血容量（CBV）增加。

2. 癫痫

（1）癫痫、癫痫发作后期和癫痫持续状态，尤其是非惊厥性癫痫持续状态，均会对临床诊断构成挑战。

（2）癫痫发作后期的神经功能缺损通常比较短暂，但也有可能持续至发作后48小时。癫痫发作患者的头MRI可呈现可逆性的脑损伤，但通常仅在急性期或发作后期立即出现（更常见于癫痫持续状态），且不符合血管支配区。病灶在T2WI上呈高信号，在DWI-ADC上呈细胞毒性水肿，近皮质白质可能会显示血管源性或细胞毒性水肿。在发作期，灌注成像显示致痫区CBV增加，在发作后期出现低灌注。

199

3. 代谢障碍性疾病

（1）在代谢障碍性疾病中，血糖水平异常（低血糖或高血糖）最常见，其他包括低钠血症、高钠血症、急性肝性脑病等。详细的实验室检查有助于对其进行鉴别诊断。

（2）低血糖症：在儿童和新生儿中常见，成人中更多见于糖尿病患者和酗酒患者。患者的症状在血糖低于2.8mmol/L时出现，随着血糖水平恢复正常而缓解。常见临床表现包括痫性发作、自主神经症状和意识水平下降。约5%患者出现局灶性神经功能缺损，如视觉障碍、轻偏瘫、失语。患者出现自主神经症状需要引起临床医师的警觉。影像学检查也可能因为表现为细胞毒性水肿而具有迷惑性，常受累部位包括皮质、基底节、丘脑、海马、杏仁核。当病灶对称，且不符合血管支配区时，需要考虑代谢障碍等病因。

（3）与高渗高血糖综合征和糖尿病酮症酸中毒相关的急性高血糖：通常表现为意识水平降低、运动障碍（如舞蹈症）和痫性发作。基底节可能出现单侧或双侧病变，CT可显示为轻度高密度；MRI可见T1WI呈高信号，T2WI呈低信号。

4. 线粒体脑肌病伴高乳酸血症和卒中样发作（MELAS）

MELAS为一种在儿童和年轻成人中常见的卒中模拟病。此类患者多呈现多发性脑损伤，常累及基底节、皮质（顶枕叶最常见），并蔓延至皮质下白质，出现皮质水肿和肿胀，T2WI和FLAIR高信号，DWI-ADC呈可变性。

5. 其他

卒中模拟病的病因还包括功能性障碍、脑肿瘤、中枢神经系统炎性脱髓鞘疾病、感染等。

三、血管性卒中模拟病

许多血管病也可能表现为急性神经功能缺损，如出血性卒中、颅内静脉系统血栓形成、硬脑膜动静脉瘘、动静脉畸形、动脉瘤、海绵状血管畸形等。通常这些疾病在影像上可以进行区分。其他的血管性卒中模拟病包括可逆性后部白质脑病（PRES）和可逆性血管收缩综合征（RCVS）。

1. PRES

（1）PRES是一种由于脑血管调节功能障碍导致的急性神经毒性综合征，特点为近皮质的可逆性血管源性脑水肿，患者表现为多样的急性神经系统症状，包括头痛、脑病、痫性发作、视觉障碍和其他局灶性神经功能缺损。

（2）该病可能与急性高血压、子痫或先兆子痫、败血症、应用免疫抑制剂或化疗、感染、自身免疫病、肾衰竭等有关。

（3）影像学上表现为典型的双侧对称性分布的血管源性水肿，通常位于后部脑实质（顶枕叶），以皮质下白质为著，其他部位（如皮质、前部脑实质、小脑、脑干、脊髓）也可能受累。

（4）PRES的病灶通常完全可逆，但15%～30%的患者可能会出现细胞毒性水肿和不可逆性损伤。

2. RCVS

（1）RCVS为一组以脑动脉可逆性、节段性和多灶性收缩为特征的疾病，临床表现为严重头痛（即雷击样头痛和复发性头痛），伴或不伴其他神经系统症状，如痫性发作、一过性或持续性局灶性神经功能缺损，通常在1～3个月缓解。约60%的病例有诱因，包括创伤、高血压、脑肿瘤、非动脉瘤性蛛网膜下腔出血、妊娠和产褥期、血管活性拟交感神经药物、药物滥用等。

（2）RCVS的特征为脑动脉痉挛，可持续几天或几周，对血管舒张药物（如尼莫地平）有反应。

（3）影像学可见不同动脉供血区（前循环和后循环）的串珠样血管痉挛，呈向心性进展。血管异常通常在急性期后12周内恢复。约70%的患者脑成像（CT或MRI）正常，少数患者可出现PRES样可逆性脑水肿、皮质蛛网膜下腔出血、脑梗死（通常位于分水岭区）、脑出血。

四、卒中模拟病的识别方法

以下方法有助于临床上准确鉴别卒中模拟病。

（1）影像学检查：MRI或CT扫描是关键的初步检查手段。MRI的弥散加权成像（DWI）特别有助于区分卒中与卒中模拟病。

（2）实验室检查：血糖、感染性指标和电解质检查有助于排除低血糖、感染等常见原因。

（3）动态观察和反复评估：某些卒中模拟病的症状可能在短时间内有所波动，通过观察症状的变化可以帮助区分。

（4）临床评分系统：文献报道建议应用FABS量表预测卒中模拟病，包含6个变量，每个变量有1分：无面瘫、无房颤史、年龄≤50岁、就诊时的收缩压≤150mmHg、癫痫发作史及就诊时只有感觉障碍而无肢体无力。当FABS分数为0～1分时，卒中模拟病预测率为0；当FABS分数为5～6分时，卒中模拟病预测率为100%。故FABS分数越高，越支持卒中模拟病。可考虑对FABS≥4分的患者行进一步影像学检查。

五、总结

（1）卒中模拟病占所有疑诊卒中患者的15%～30%。

（2）卒中模拟病可分为非血管性卒中模拟病和血管性卒中模拟病。

（3）非血管性卒中模拟病包括偏头痛、癫痫、代谢障碍性疾病、MELAS、功能性障碍、脑肿瘤、中枢神经系统炎性脱髓鞘疾病、感染等。

（4）许多血管病也可能表现为急性神经功能缺损，如出血性卒中、颅内静脉系统血栓形成、硬脑膜动静脉瘘、动静脉畸形、动脉瘤、海绵状血管畸形、PRES、RCVS。

参考文献

[1] HBUCK B, AKHTAR N, ALROHIMI A, et al. Stroke mimics: incidence, aetiology, clinical features and treatment [J]. Ann Med, 2021, 53（1）: 420-436.

[2] MOULIN S, LEYS D. Stroke mimics and chameleons [J]. Curr Opin Neurol, 2019, 32（1）: 54-59.

[3] VILELA P. Acute stroke differential diagnosis: stroke mimics [J]. Eur J Radiol, 2017, 96: 133-144.

[4] GOYAL N, TSIVGOULIS G, MALE S, et al. FABS: an intuitive tool for screening of stroke mimics in the emergency department [J]. Stroke, 2016, 47（9）: 2216-2220.

（唐明煜　林　楠　姚　明）

第十二节　首次癫痫发作的诊疗思路

一、概述

（1）在中国，癫痫的年发病率为22.4/10万～53.4/10万。即使仅一次癫痫发作也会对患者的身心健康产生巨大影响，给患者的社会功能（如驾驶、工作等）带来挑战。

（2）考虑到癫痫急性发作的特点，绝大多数首次癫痫发作的患者首诊于急诊科。因此，对于急诊神经科医生而言，如何正确识别和诊治首次癫痫发作至关重要。

二、首次癫痫发作的类型

（1）首次癫痫发作可分为急性症状性癫痫发作（又称诱发性癫痫发作）和非诱发性癫痫发作。

（2）急性症状性癫痫发作是指发生在急性全身性损害或与明确脑损伤有密切时间关联的癫痫发作。此类损伤包括代谢紊乱、药物或酒精戒断及急性神经系统疾病（如卒中、脑炎或急性头部创伤），占首次癫痫发作的25%～30%。

（3）非诱发性癫痫发作是指病因不明的发作，以及与既已存在的脑部损伤或进展性神经系统紊乱相关的发作。与急性症状性癫痫发作相比，其未来复发的风险更高。例如，自身免疫性脑炎急性期出现的癫痫发作是急性症状性癫痫发作，而脑炎数年后出现的癫痫发作则为非诱发性癫痫发作。

三、首次癫痫发作的病因

1. 急性症状性癫痫发作的常见病因

（1）脑血管病：急性缺血性或出血性卒中、硬膜下血肿、蛛网膜下腔出血、脑静脉血栓形成。

（2）脑部创伤。

（3）可逆性后部脑病综合征。

（4）缺氧缺血性脑损伤。

（4）脑脓肿、脑膜炎或脑炎。

（6）子痫。

（7）急性系统性疾病：低血糖、高血糖、低钠血症、低钙血症、低镁血症、尿毒症、甲状腺功能亢进、卟啉代谢紊乱、戒断状态、药物中毒等。

2. 非诱发性癫痫发作的常见病因

非诱发性癫痫发作可作为癫痫的首发表现，其病因大致分为遗传性、结构性、代谢性、免疫性、感染性和不明病因。儿童期癫痫中很大一部分具有遗传、代谢或先天性结构基础，而成人癫痫更有可能是获得性血管病、变性病或肿瘤等病因所致。

四、首次癫痫发作的评估

1. 病史

包括首次癫痫发作的详细情况（发作诱因、持续时间、发作时表现、发作后期表现等）、既往是否存在类似发作、是否使用药物或存在药物戒断，以及既往史、家族史，女性患者应询问月经史。

2. 体格检查和神经系统检查

用于明确有无局灶性神经系统功能缺损或脑膜刺激征等，以及有无癫痫发作造成的创伤。

3. 辅助检查

（1）实验室检查：首次癫痫发作评估适合采用的实验室检查包括全血细胞计数、肝肾功能、电解质（包括钠、钙、镁）、血糖、血清乳酸、尿液分析等，其他检查需要急诊医师根据患者的情况进行选择。

（2）心电图：所有意识丧失的患者均需进行心电图检查，以除外可能引起晕厥的心律失常。

（3）腰椎穿刺：用于鉴别脑膜炎、脑炎等中枢神经系统急性感染及脑膜癌病等其他脑膜受累的慢性病。腰椎穿刺检查应根据患者具体情况进行选择。

（4）神经影像学检查：所有首次癫痫发作的患者都需进行，以评估有无颅内结构性异常。在急诊中，头CT用于排除需要紧急干预的神经系统问题，如颅内出血、较大的肿瘤、脑炎或脑膜炎等；在非急诊情况下，应首选头MRI。

（5）脑电图：是所有癫痫患者诊断评估中的必需检查。对于已恢复基线的患者，可考虑门诊行脑电图检查。

五、处理

大多数首次癫痫发作在2分钟内可自行停止，不需立即使用抗癫痫发作药物。对于首次发作即为癫痫持续状态者，需要参考相关章节内容进行处理。

1. 病因治疗

对于急性症状性癫痫发作的患者，需立即识别病因并进行相关病因治疗，如纠正代谢紊乱、治疗感染等。

2. 抗癫痫发作治疗

（1）一般在纠正潜在病因或疾病急性期过后，急性症状性癫痫发作的复发概率较低，如果原发病可能持续很长时间或短期内复发风险较大，则可以考虑进行短期抗癫痫发作治疗。

（2）非诱发性癫痫发作在癫痫复发风险和死亡率方面不同于急性症状性癫痫发作。根据2015年AAN/AES循证医学指南，非诱发性癫痫发作的成人患者早期复发的风险较高，尤其是在前两年内（21%～45%），且对于具有以下任何危险因素的患者，未来复发的风险将进一步增加。

1）既往的脑损伤（如卒中、创伤、中枢神经系统感染）。

2）发作间期脑电图显示癫痫样异常。

3）影像学存在致痫性病变。

4）睡眠期间发生的首次癫痫发作。

（3）对于非诱发性癫痫发作的患者，接受早期抗癫痫发作治疗可将两年内复发风险降低35%，但生活质量及癫痫长期预后可能无明显改善。同时，抗癫痫发作药物的不良事件发生率为7%～31%，但主要为轻度和可逆的不良事件。

3. 健康教育

需对患者进行健康教育，包括避免常见诱因，以及建议患者避免在无人照看的情况下进行某些可能因突然意识丧失造成危险的活动，如驾驶、洗澡、游泳、高空作业和机械操作等。

六、总结

（1）首次癫痫发作可分为急性症状性癫痫发作（诱发性癫痫发作）和非诱发性癫痫发作。前者常见病因为急性脑血管病、脑部创伤、可逆性后部脑病综合征、缺氧缺血性损伤、中枢神经系统感染及急性系统性疾病；后者可作为癫痫的首发表现，其病因可大致分为遗传性、结构性、代谢性、免疫性、感染性和不明病因。

（2）首次癫痫发作的评估包括病史、体格检查、神经系统体格检查、实验室检查（全血细胞计数、肝肾功能、电解质、血糖、血清乳酸、尿液分析等）、心电图、腰椎穿刺、神经影像学检查及脑电图。

（3）首次癫痫发作的治疗包括病因治疗和抗癫痫发作治疗。

参 考 文 献

[1] DING D, ZHOU D, SANDER J W, et al. Epilepsy in China: major progress in the past two decades [J]. Lancet Neurol, 2021, 20 (4): 316-326.

[2] KRUMHOLZ A, WIEBE S, GRONSETH G S, et al. Evidence-based guideline: Management of an unprovoked first seizure in adults: report of the Guideline Development Subcommittee of the American Academy of Neurology and the American Epilepsy Society [J]. Neurology, 2015, 84 (16): 1705-1713.

[3] HAUSER W A, BEGHI E. First seizure definitions and worldwide incidence and mortality [J]. Epilepsia, 2008, 49 (Suppl 1): 8-12.

（唐明煜 范思远 林 楠 金丽日）

第十三节 成人癫痫持续状态的处理

一、概述

（1）癫痫持续状态是较常见的神经急症，需要及时评估和治疗。癫痫持续状态曾被定义为单次发作持续时间大于30分钟，或在30分钟内出现一连串发作且发作间期功能未恢复。2015年国际抗癫痫联盟发布了修订版癫痫持续状态定义，包括两个时间点t1和t2。t1指癫痫发作持续时间异常延长、不太可能自行停止且应开始治疗的时间点；t2指持续癫痫发作可能造成显著远期并发症的时间点，取决于癫痫发作的类型和持续时间。

（2）对于全面性惊厥性癫痫持续状态（GCSE），t1和t2分别为5分钟和30分钟；对于伴意识障碍的局灶性癫痫持续状态，t1和t2分别为10分钟和大于60分钟；对于失神性癫痫持续状态，t1为10～15分钟。

（3）癫痫持续状态的早期处理目标包括两方面：①尽早终止癫痫发作。②尽早明确病因，以便后续给予针对性治疗。

（4）癫痫持续状态的常见急性病因包括脑梗死、脑出血、细菌性脑膜炎、病毒性脑炎、中毒（处方药、违禁药、环境毒素）、脑外伤、突然停用抗癫痫发作药物。癫痫持续状态的模拟病包括心因性非痫性发作、心脏疾病或循环障碍导致的脑低灌注等。

二、接诊要点

1. 采集病史

（1）末次正常时间，起病表现（癫痫发作或缺损症状），此次发病后用药。

（2）环境、外伤、合并症、癫痫病史。

2. 判断是否为癫痫持续状态

（1）排除其他原因导致的昏迷。

（2）排除心因性非痫性发作。

（3）排除心脏循环相关疾病（低灌注）。

3. 快速稳定关键指标

（1）床旁评估：气道、呼吸、呕吐迹象，皮肤（温度、灌注、皮疹、外伤），动脉搏动，癫痫发作表现，快速神经系统查体。

（2）监测：血糖、指氧、血压、体温、心电图（有无心律失常），估测体重。

（3）紧急处理：维持气道和循环，评估通路（肌内、静脉等）。

4. 快速判断病因

（1）药物：药物过量，脏器功能不全导致药物蓄积，有效治疗浓度与中毒浓度接近的药物（如锂），可能诱发脑病的药物（如环磷酰胺、头孢吡肟），可检测血药浓度的药物。

（2）影像学：MRI或CT，酌情血管影像、增强。

（3）检验：电解质、血常规、肝肾功能、炎性指标、药物浓度、血/尿毒物筛查，必要时保留样本备后续检查。

三、终止癫痫发作流程

终止GCSE的推荐流程包括观察期、初始治疗、二线治疗、三线治疗和超难治性癫痫持续状态的治疗（图4-4）。

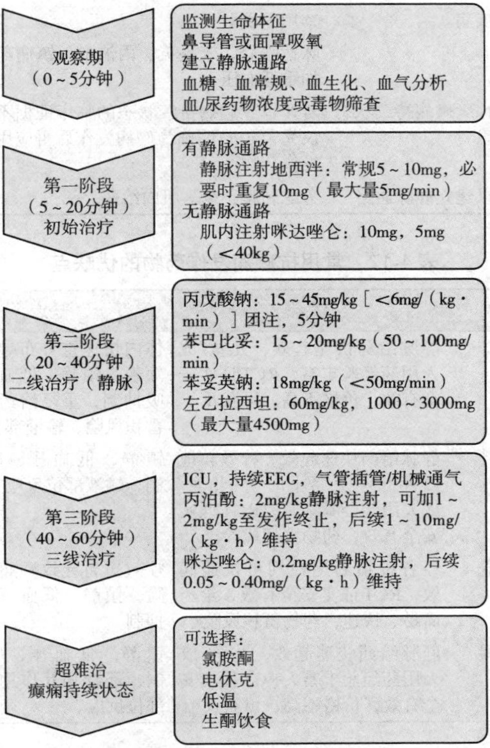

| 观察期
（0~5分钟） | 监测生命体征
鼻导管或面罩吸氧
建立静脉通路
血糖、血常规、血生化、血气分析
血/尿药物浓度或毒物筛查 |

| 第一阶段
（5~20分钟）
初始治疗 | 有静脉通路
　静脉注射地西泮：常规5~10mg，必要时重复10mg（最大量5mg/min）
无静脉通路
　肌内注射咪达唑仑：10mg，5mg
　（<40kg） |

| 第二阶段
（20~40分钟）
二线治疗（静脉） | 丙戊酸钠：15~45mg/kg［<6mg/（kg·min）］团注，5分钟
苯巴比妥：15~20mg/kg（50~100mg/min）
苯妥英钠：18mg/kg（<50mg/min）
左乙拉西坦：60mg/kg，1000~3000mg（最大量4500mg） |

| 第三阶段
（40~60分钟）
三线治疗 | ICU，持续EEG，气管插管/机械通气
丙泊酚：2mg/kg静脉注射，可加1~2mg/kg至发作终止，后续1~10mg/（kg·h）维持
咪达唑仑：0.2mg/kg静脉注射，后续0.05~0.40mg/（kg·h）维持 |

| 超难治
癫痫持续状态 | 可选择：
氯胺酮
电休克
低温
生酮饮食 |

图4-4　终止GCSE的推荐流程

四、常用抗癫痫发作药物选择的注意事项

应结合患者情况（表4-16）及药物特点（表4-17）选择适宜抗癫痫发作药物。

表4-16　特殊临床情况/患者的抗癫痫发作药物选择

特殊临床情况/患者	注意事项
慢性阻塞性肺疾病，哮喘	苯二氮䓬类药物可导致高碳酸血症和呼吸抑制，需备气管插管
慢性心功能不全，儿童	快速给药可能导致容量过负荷、充血性心力衰竭
肾功能不全，肝功能不全	抗癫痫发作药物蓄积风险
线粒体疾病	禁用丙戊酸
低血压	咪达唑仑、苯妥英、丙泊酚、镇痛药等可能加重低血压
疑诊非惊厥癫痫持续状态的昏迷患者	若非惊厥癫痫持续状态的临床证据不足，建议完善EEG明确为癫痫发作后再应用抗癫痫发作药物
无或难以建立静脉通路	考虑黏膜、鼻、肌内给药

表4-17　常用抗癫痫发作药物的优缺点

药物	优点	缺点
地西泮	静脉给药快速起效，儿童/成人用药经验丰富，RCT证实安全有效，价格不高、可获及	体内快速重分布导致疗效短暂，镇静，低血压，呼吸抑制，重复给药后药物蓄积风险，输液部位反应
劳拉西泮	静脉给药快速起效，疗效较地西泮长（＞24小时），儿童/成人用药经验丰富，RCT证实安全有效，药物蓄积风险小	镇静，低血压，呼吸抑制，输液部位反应
咪达唑仑	经各种给药途径均可快速起效，RCT证实安全有效，给药简易、快速，药物蓄积风险小	疗效短暂导致癫痫再发风险，镇静，低血压，呼吸抑制
苯巴比妥	静脉给药快速起效，儿童/成人用药经验丰富，RCT证实安全有效，价格不高、可获及	镇静，低血压，呼吸抑制，药物相互作用，输液部位反应

药物	优点	缺点
丙戊酸	静脉给药快速起效，儿童/成人用药经验丰富，RCT证实安全有效，不良反应发生率较低，心血管、呼吸系统耐受性好，价格不高、可获及	头晕，血小板减少，轻度低血压（少见），可能导致肝功能不全、高氨血症相关急性脑病，胰腺炎风险
左乙拉西坦	儿童/成人用药经验丰富，药物相互作用少，不良反应发生率较低，心血管、呼吸系统耐受性好	困倦，镇静，激越，血小板减少（少见），价格相对昂贵

五、总结

（1）癫痫持续状态是较常见的神经急症，需要及时评估和治疗。

（2）全面性惊厥性癫痫持续状态指单次发作持续时间大于5分钟，或在5分钟内出现一连串发作且发作间期功能未恢复，持续时间超过30分钟可能造成显著的长期并发症。

（3）癫痫持续状态的早期处理目标包括尽早终止癫痫发作和尽早明确病因。

（4）应结合患者情况及药物特点选择适宜抗癫痫发作药物。

参 考 文 献

[1] TRINKA E，LEITINGER M. Management of status epilepticus, refractory status epilepticus, and super-refractory status epilepticus [J]. Continuum（Minneap Minn），2022，28（2）：559-602.

[2] 中国医师协会神经内科分会癫痫专委会. 成人全面性惊厥性癫痫持续状态治疗中国专家共识[J]. 国际神经病学神经外科学杂志，2018，45（1）：1-4.

（洪月慧 林 楠 金丽日）

第十四节 急诊颅内压增高的识别和处理

一、概述

（1）颅内压（ICP）增高是指由于颅腔内容物（脑实质、脑脊液、血液）容积增加所导致的颅腔内容物对颅腔内壁压力的增高，可继发于多种神经系统病变。

（2）正常ICP应低于15mmHg或20cmH$_2$O，当ICP持续 > 15mmHg时可定义为颅内压增高（ICH）。

（3）ICH是神经科常见的危急重症，需快速、准确识别、持续监测和及时处理。

二、颅内压增高的识别

（1）存在可能导致ICH的潜在基础病，如脑出血、脑外伤、脑肿瘤等。

（2）常见症状：头痛（间歇性或持续性，可类似偏头痛，眼球后疼痛或眼动时疼痛更具特异性）、恶心、呕吐、视物模糊、复视、颈背痛、强迫头位。

（3）神经系统体征：常见（非特异）意识水平下降、瞳孔改变、视盘水肿、双眼外展不全、颈抵抗、眼动障碍、偏瘫。

（4）生命体征：血压增高、心率减慢、呼吸深慢（库欣三联征）。

（5）影像学：头CT见脑组织肿胀，脑沟、脑裂、基底池变小或消失，脑室或脑池受压变形，中线结构移位。如有条件完善头MRI和MRV等排查继发性病因。以下异常影像征象需警惕ICH：后部巩膜变平、视神经周围蛛网膜下腔膨胀、空蝶鞍、眼眶内视神经在垂直方向弯曲变形。

（6）腰椎穿刺术：临床常用测定脑脊液压力的方法，需注意存在脑疝风险，不作为监测手段。

（7）眼科评估。

三、颅内压增高的监测

1. 适应证

（1）严重颅脑损伤（GCS评分3～8分），并伴有以下情况。

1）头CT存在病理改变（脑室、脑沟和基底池的消失，以及中线显著移位、脑室积血、脑积水等）。

2）头CT不存在病理性改变，但至少入院时发现下列因素中两个：年龄＞40岁、屈/伸协同（即去脑或去皮质状态）或收缩压＜90mmHg。

（2）重症卒中：重症蛛网膜下腔出血（SAH）、大面积脑出血、大面积脑梗死（如恶性大脑中动脉梗死）。

（3）风险较大的手术后（如大的占位病变）或位于脑脊液通道附近的占位病变切除后。

2. 方法

（1）有创颅内压监测：是金标准。优选顺序为脑室内、脑实质、硬膜下、硬膜外。创伤性脑损伤（TBI）首选脑室内ICP监测，脑出血（ICH）首选同侧脑室内ICP监测，大脑半球大面积脑梗死（LHI）可选对侧脑室内或同侧脑实质ICP监测。

（2）无创颅内压监测：准确性有待提高。可选择眼内压测量、眼部超声测量神经鞘直径、经颅多普勒超声、体感诱发电位。但准确性有待监测与分析技术改进，可靠性尚需更多研究证实。

四、颅内压增高干预的界值

（1）TBI患者部分颅骨切除减压术前ICP（脑室内或脑实质）干预界值为20mmHg。

（2）LHI患者部分颅骨切除减压术前和术后ICP（脑实质）干预界值均为15mmHg。

（3）ICH的脑出血ICP干预界值为20mmHg，脑室出血ICP干预界值为30mmHg。

（4）SAH的ICP（脑室内或脑实质）干预界值为20mmHg。

（5）干预ICP时，需考虑脑灌注压（CPP）变化，CPP＜60mmHg或＞95mmHg均为参考干预界值。

五、急性颅内压增高的处理

1. 一般降颅压措施

（1）抬高床头30°。

（2）镇静、镇痛：咪达唑仑、丙泊酚、硫喷妥钠、吗啡、丙泊酚。芬太尼可能增加ICP，需在有循环、呼吸支持条件下操作。

（3）控制胸内压、腹内压：缩短胸部物理护理（吸痰、振动排痰、拍背）时间，控制频繁呕吐等。

（4）纠正低钠血症，避免输注低渗液体。

（5）管控血糖：7.8～10.0mmol/L。

（6）维持体温：保持体温<38℃。

（7）血压控制，维持CPP。

1）CPP（目标70～120mmHg）=MBP（平均动脉压）-ICP。

2）CPP过低：继发性脑缺血缺氧损伤。

3）CPP过高：颅内高灌注和脑水肿加重。①当CPP>120mmHg且ICP>20mmHg时应用降压药物；如拉贝洛尔静脉滴注/泵注、尼卡地平静脉滴注/泵注（慎用硝普钠）。②当CPP<70mmHg且ICP>20mmHg时，应用短效血管收缩药物，如多巴胺、去甲肾上腺素、去氧肾上腺素。

2. 药物治疗

首选甘露醇和高渗盐。

（1）20%甘露醇：0.25～1g/kg于10～20分钟内快速静脉滴注，4～6小时重复，脉冲式、小剂量给药。以下情况属甘露醇应用禁忌：急性肺水肿或严重肺淤血，合并肾功能损害，充血性心力衰竭，代谢性水肿；孕妇、高龄、低血压状态。颅内活动性出血患者慎用。

（2）高渗盐：高渗盐降低颅内压幅度和持续时间比甘露醇更具优势。输注高渗盐水每4～6小时监测血钠一次，管控血钠<160mmol/L，管控血浆渗透压<320mmol/L。如果ICP达到目标值并保持稳定，维持有效血钠水平（输注3%氯化钠溶液，每6小时监测一次血钠）。

（3）甘油果糖：250ml q12h 静脉滴注。

（4）利尿药：呋塞米（10～40mg，2～4次/日）、布美他尼。呋塞米联合甘露醇可提高降颅内压疗效。

（5）乙酰唑胺：不良反应严重，不推荐常规应用。

需注意长期、大量输注渗透性利尿药引发的药物不良反应，如肾前性肾功能障碍、充血性心力衰竭、高钠血症、渗透性脑病等。

（6）糖皮质激素。

（7）麻醉药：重症患者可选择苯巴比妥、硫喷妥钠降低ICP，但须注意低血压和感染风险。

3. 过度通气

$PaCO_2$管控目标为30～35mmHg，机械通气患者可提高通气频率，非机械通气可面罩吸氧，作用高峰30分钟，维持1～3小时。

4. 治疗性低体温

目标温度33～35℃，持续24～72小时，建议主动缓慢控制性复温，以防ICP反弹。注：治疗性低体温的应用尚存在不确定性，这种治疗应仅限于临床试验或其他方法治疗无效的ICP

患者。

5. **手术治疗**

包括颅内病变清除术（如血肿清除术）、侧脑室穿刺脑脊液引流术、部分颅骨切除减压术等。

六、总结

（1）急诊ICH的识别和处理涉及多个方面，包括初步识别、监测、紧急处理措施，以及针对病因的治疗。

（2）ICH需要结合患者的临床症状、基础疾病、颅内压监测情况等个体化、流程化综合管理，时刻关注临床症状、颅内压和灌注压的动态变化，并警惕治疗所带来的副作用。

参 考 文 献

［1］吴江，贾建平. 神经病学［M］. 3版. 北京：人民卫生出版社，2015：495-497.

［2］中华医学会神经病学分会神经重症协作组，中国医师协会神经内科医师分会神经重症专业委员会. 难治性颅内压增高的监测与治疗中国专家共识［J］. 中华医学杂志，2018，98（45）：3643-3652.

［3］中华医学会神经外科学分会小儿学组，中华医学会神经外科学分会神经重症协作组，《甘露醇治疗颅内压增高中国专家共识》编写委员会. 甘露醇治疗颅内压增高中国专家共识［J］. 中华医学杂志，2019，99（23）：1763-1766.

［4］MARSHALL R S，MAYER S A. 神经内科值班医生手册［M］. 3版. 元小冬，译. 北京：北京大学医学出版社，2009.

（付瀚辉 林 楠 周立新）

第十五节 低颅压综合征的识别与处理

一、概述

（1）低颅压综合征（IHS）指由于脊髓脑脊液渗漏及丢失，导致腰椎穿刺脑脊液压力低于正常值（一般＜60mmH$_2$O）、脑组织结构移位，通常引起直立性头痛和其他一系列神经系统症状。年发病率为4/10万～5/10万，35～55岁的女性最常受到影响。

（2）根据病因可分为自发性IHS和继发性IHS。

二、病因

（1）IHS的产生是由于脑脊液在一个或多个部位通过硬膜渗漏导致脑脊液量降低。

（2）继发性IHS的常见病因包括腰椎穿刺、腰麻、颅骨脊髓损伤或脊柱手术。

（3）自发性IHS常见以下3种类型。

1）由于位于脊髓腹侧或后外侧的硬脑膜线性撕裂。

2）单纯神经根束膜囊肿（Tarlov囊肿）或硬膜囊弥漫性扩张部位的渗漏，常与强直性脊柱炎有关。

3）由含有脑脊液的脊髓蛛网膜下腔和相邻静脉之间的异常连通组成的脊髓脑脊液-静脉瘘。

（4）潜在的结缔组织病可能会促进硬脑膜撕裂，导致自发性IHS，可见于马方综合征和Ehlers-Danlos综合征。脊椎骨赘或钙化椎间盘突出可能会穿透硬膜，亦可导致硬膜撕裂。

三、评估

1. 临床表现

（1）IHS最常见的表现为直立性头痛，即站立时头痛加重，卧位时头痛消失。从站立到头痛发作的时间间隔通常为2小时内，大多在15分钟内，亦可延迟至数小时后或下午发生（"下半天"头痛），但头痛的直立性特点可能随着病情推移而不典型。头痛部位可以为全头痛或双侧枕下痛，也可为单侧头痛。

（2）其他神经系统症状如下。

1）听觉症状：听觉过敏、回音、耳鸣。

2）颈后僵硬或疼痛、恶心、呕吐、畏光、畏声，从而易误诊为脑膜炎或偏头痛。

3）视物模糊、复视。

4）其他少见表现：如由于中脑、脑干移位导致意识水平改变，以及由于额颞叶移位导致类似额颞叶痴呆表现。

2. 影像评估

（1）头增强MRI：最常用于自发性IHS的评估，通常显示硬脑膜强化、硬膜下积液/血肿、静脉系统扩张、垂体充血增大、脑结构下垂、脑池和脑室缩小等。硬脑膜强化是影像学上最常见和最可识别的特征。然而，约20%自发性IHS患者的头MRI检查结果可以正常。

（2）脊髓MRI或CT脊髓造影成像：可以发现硬膜外脑脊液聚集，从而提示渗漏部位。对脑脊液敏感的序列，包括T2加权序列、T2加权压脂序列和三维高分辨率重T2加权脂肪抑制脊髓成像（又称脊髓水成像），在检测硬膜外脑脊液方面可能不劣于传统的CT脊髓造影。在以上检查阴性的患者中，数字减影脊髓造影或动态CT脊髓造影等专门的脊髓成像可以进一步检测有无脑脊液-静脉瘘。

3. 腰椎穿刺

（1）腰椎穿刺脑脊液压力通常低于60mmH$_2$O，然而，少部分患者脑脊液压力可能正常，甚至升高。

（2）脑脊液化验正常，也可出现淋巴细胞、红细胞、蛋白增多，但葡萄糖不降低，脑脊液微生物学指标正常。

四、处理

（1）内科治疗：卧床休息，佩戴腹带，口服或静脉补液，摄入咖啡因并补充盐分，新发病的自发性低颅压患者首选保守治疗2周。

（2）手术治疗：对于以上保守治疗症状无改善的患者，可能需要进行MRI或CT脊髓池造影以定位脑脊液渗漏部位，并通过硬膜外血贴疗法或用纤维蛋白胶来进行渗漏部位修复，一些患者可能需要脑脊液漏外科修补术。对于脑脊液-静脉瘘，可尝试引流静脉栓塞术。然而，这些治疗的长久效果尚不明确。

五、总结

（1）IHS指由于脊髓脑脊液渗漏及丢失，导致腰椎穿刺脑脊液压力低于正常值（通常＜60mmH$_2$O）及脑组织结构移位，引起头痛和其他一系列神经系统症状的综合征。根据病因可分为自发性IHS和继发性IHS。

（2）IHS的最常见表现为直立性头痛。头增强MRI最常用于自发性IHS的评估，硬脑膜强化是影像学上最常见和最可识别的特征。脊髓MRI或CT脊髓造影成像可以发现硬膜外脑脊液聚集，从而提示渗漏部位。数字减影脊髓造影或动态CT脊髓造影可以进一步检测有无脑脊液-静脉瘘。

（3）IHS的治疗包括内科治疗及手术治疗。

参 考 文 献

［1］DOBROCKY T，NICHOLSON P，HÄNI L，et al. Spontaneous intracranial hypotension：searching for the CSF leak［J］. Lancet Neurol，2022，21：369-380.

［2］SCHIEVINK W I. Spontaneous Intracranial Hypotension［J］. N
Engl J Med, 2021, 385: 2173-2178.

［3］LUETZEN N, DOVI-AKUE P, FUNG C, et al. Spontaneous
intracranial hypotension: diagnostic and therapeutic workup［J］.
Neuroradiology, 2021, 63: 1765-1772.

［4］KRANZ P G, GRAY L, MALINZAK M D, et al. Spontaneous
intracranial hypotension: pathogenesis, diagnosis, and treatment
［J］. Neuroimaging Clin N Am, 2019, 29: 581-594.

（唐明煜　沈　航）

第十六节　急诊常见中毒性神经系统疾病的识别

一、概述

（1）急性中毒是指人体在短时间内接触毒物或超过中毒量的药物后，机体产生的一系列病理生理变化及临床表现。其中很多毒物或药物具有明确的神经毒性，可对神经系统造成短暂或持续的损害，并出现复杂多样的临床表现，包括头痛、意识障碍、精神障碍、癫痫、锥体外系症状、共济失调、周围神经病变等任何表现的一种或组合。

（2）以神经系统症状为主要或首发表现的急性中毒性疾病是神经科急诊常见情况，部分患者临床症状复杂且病情危重，需早期识别、早期诊断并及时救治。

二、重金属中毒

按发病的速度可分为急性中毒和慢性中毒。急性中毒是由患者一次接触大量毒物导致，可引起中毒性脑病、周围神经损害等表现。常见的重金属中毒包括锰、汞、铅、砷、铜、铊等中毒。急诊疑诊重金属中毒可尽快完善全血及尿液样本重金属检测。

1. 锰中毒

（1）高危人群

1）急性锰中毒常见于在工业生产中吸入高浓度氧化锰烟雾，或者在通风不良条件下进行电焊等。

2）慢性锰中毒主要见于长期吸入锰烟尘的工人，如锰矿开采和冶炼、锰焊条制造和焊接、风割锰合金，以及制造和应用含锰化合物的工人。此外，滥用麻黄碱（甲卡西酮）易导致锰在中枢神经系统内沉积。

3）部分患者虽然没有明确的锰职业暴露，但因合并胆汁淤积而导致锰的排泄障碍，也可引起锰的累积及中毒。

（2）常见神经症候

1）精神行为改变：早期阶段被描述为"锰疯癫"，特点是情绪易怒躁狂、冲动或暴力行为、注意力障碍或反应迟钝、幻觉、睡眠和饮食障碍。

2）帕金森样表现：运动迟缓、强直伴轻微静止性震颤、言语障碍、面具脸和姿势不稳。

3）肌张力障碍伴有严重的步态障碍：可存在轴向和四肢肌张力障碍，步态障碍如"公鸡走路"，患者用脚趾走路，肘部弯曲，脊柱挺直。

（3）重要辅助检查

1）短时间内（如数小时到数天内）暴露需检测血液和尿液中的锰含量；而暴露时间长达数月需检测指甲和头发中的锰含量。

2）锰累积优先发生在基底神经节的苍白球，由于其顺磁性，在MRI T1加权像中可见双侧基底节对称高信号。

2. 汞中毒

（1）高危人群：一般通过吸入含汞粉尘或皮肤涂抹等情况引起中毒。

1）无机汞暴露主要为从事制造业、手工采金、氯碱工业、镀金、金属精炼、水泥生产等行业及接触某些美白化妆品、燃煤发电厂的沉积物的人群。

2）有机汞暴露途径多为食用遭到汞污染的鱼类；潜在职业暴露也包括木材防腐和室外粉刷。

（2）常见神经症候

1）精神症状：易兴奋性，如人格改变、焦虑、易激惹、易兴奋、恐惧、病理性羞怯、失眠、失忆、抑郁、乏力和嗜睡，又称Mad Hatter综合征。

2）震颤：手指、舌尖、眼睑明显意向性震颤，早期呈细小震颤，加重后呈粗大抖动式震颤，甚至走路不稳、言语笨拙。

3）其他表现：口腔炎、易兴奋性和意向性震颤称为汞中毒三大典型表现。此外，还有周围神经损害、肾脏损害、生殖功能异常、汞毒性皮炎等。

（3）重要辅助检查

1）确诊方法为检测血液和/或24小时尿液中的汞含量。

2）对于疑似急性汞中毒且病情不稳定的患者，应检测全血汞含量。

3）对于疑似长期稳定元素汞暴露的患者，首选24小时尿液汞检测来评估中毒。

4）确定有机汞中毒的首选检查是测定全血汞水平。

三、酒精相关中毒性疾病

酒精是中枢神经系统抑制剂，过量饮酒可导致急性和慢性神经系统损害。急性酒精中毒是急诊最常见的中毒之一，多由内科或急诊科接诊治疗。神经科急诊接诊更多的是Wernicke脑病或Wernicke-Korsakoff综合征、脑桥中央髓鞘溶解、急性酒精中毒性肌病等。

1. 高危人群

近期有酒精摄入的人群。

2. 常见神经症候

（1）Wernicke脑病：一种由维生素B_1缺乏引起的中枢神经系统代谢性疾病，最常见病因是慢性酒精中毒，也可发生于胃肠道手术后、频繁呕吐等情况。

1）多为急性起病，表现为眼球运动障碍、共济失调、精神障碍三联征。

2）特征性影像：典型MRI可见双侧丘脑内侧、下丘脑、乳头体、导水管周围区域和顶盖区对称性T2WI及FLAIR序列高信号。

3）诊断方法：Wernicke脑病的诊断主要是临床诊断。对于出现典型临床三联征，并且可以找到明确维生素B_1缺乏（长期大量酗酒等）的诱因，可诊断Wernicke脑病。另外，2010年欧洲神经科学协会联盟（EFNS）发布的诊断标准：①膳食性缺乏（维生素B_1缺乏）。②眼球运动障碍。③小脑共济失调。④精神状态异常或记忆损害。满足以上4条中至少2条即可高度怀疑为Wernicke脑病。实验室检查方面可检测血液维生素B_1水平，但维生素B_1水平正常也不能除外Wernicke脑病。

（2）Korsakoff综合征：表现为近期记忆力障碍、遗忘、错构及自知力丧失，常伴有时间和空间定向障碍。患者通常意识清楚，语言功能、应用和判断及远期记忆存在。

（3）其他：如酒精性震颤－谵妄、酒精相关性痴呆、胼胝体中枢性脱髓鞘、酒精性小脑变性、酒精性肌病或周围神经病等。短时间大量饮酒者，往往经历兴奋期、共济失调期、昏睡期3个脑病阶段。

四、工业有机溶剂中毒（如苯/甲苯）

1. 急性苯中毒高危人群

苯是一种常见的有机溶剂，在我国广泛应用于油漆、涂料及胶黏剂等行业中。

2. 急性苯中毒常见神经症候

（1）苯中毒分急性和慢性中毒，以接触时长3个月为界。

（2）吸入较高浓度蒸汽后可有头晕、头痛、恶心、呕吐、意识模糊、步态不稳等表现，重症者有躁动、抽搐或中重度意识障碍、呼吸循环衰竭等。

（3）长期吸入含苯的溶剂则会导致不可逆的中枢神经系统损害，如认知功能损害、精神障碍、痉挛状态、小脑性共济失调和帕金森综合征等。

3. 急性苯中毒特征性影像

（1）急性苯中毒性脑病多表现为双侧大脑皮质下白质、基底节及小脑齿状核对称性、弥漫性损害表现，以细胞毒性水肿为主，呈T1WI低信号，T2WI、FLAIR及DWI高信号，白质呈"火焰状"改变。

（2）部分患者可累及脑干及小脑白质，严重患者可表现为脑组织肿胀或灰白质分界不清。

4. 急性苯中毒诊断方法

（1）急性苯中毒性脑病的诊断根据高浓度苯的接触史、以意识障碍为主的临床症状、影像学等，参考实验室检测指标，并排除其他病因所致中枢神经系统疾病，进行综合判断。

（2）实验室检查可完善尿酚测定，酚为苯的主要代谢产物。当尿酚值＞10mg/L时，提示有苯的接触。

五、吸入气体中毒

1. 一氧化碳中毒

（1）高危因素

1）生活化CO中毒：北方CO中毒原因多为燃烧煤炉为主，主要目的为取暖，次要目的为做饭。CO中毒于冬春季高发。

2）南方CO中毒原因以燃气热水器为多见，其他原因包括烧炭自杀、木炭烧烤、熏腊肉、炭火烘烤衣服、吸入浓烟等。

3）职业性CO中毒：主要来自煤矿、铜矿、钢铁、石化及运输企业。

（2）常见神经症候

1）头痛、头晕，严重时出现意识障碍、癫痫发作等。

2）迟发性脑病包括以认知障碍、精神症状和锥体外系症状为主的神经系统表现。症状多于急性CO中毒后2周左右达高峰。

3）慢性CO中毒的患者可能会出现性格改变、认知功能下降。

（3）CO毒性和临床表现存在一定关联（表4-18）。

表4-18 与急性CO毒性相关的症状

严重程度	症状和体征
轻度（5% ~ 20% HbCO）	头痛、恶心、呕吐、视物模糊、心悸、头晕、轻中度意识障碍
中度（20% ~ 50% HbCO）	胸痛、气短、共济失调、精神状态改变或浅昏迷
严重或危及生命（> 50% HbCO）	心律失常、心肌损害、严重代谢性酸中毒、肺水肿、深昏迷或去大脑强直、休克

（4）特征性影像

1）急性CO中毒期脑部主要出现两侧对称性、广泛弥漫的水肿。

2）MRI可见两侧脑室旁白质T1WI呈弥漫低信号，T2WI呈高信号；基底节区也可见对称性T2高信号，皮质肿胀，脑沟、脑裂变浅。

3）CO中毒后迟发性脑病可累及双侧半卵圆中心和侧脑室周围白质、神经核团或皮质，表现为T1信号更低，T2信号更高，苍白球对称性变性或软化是CO中毒的较特征性影像表现。

2. 笑气（一氧化二氮）中毒

（1）高危因素：滥用一氧化二氮者。

（2）常见神经症候

1）滥用笑气会导致维生素B_{12}不可逆的失活而引起神经系统毒性。神经系统表现包括多发性神经损害、共济失调和精神症状。

2）临床影像表现与亚急性联合变性相似。特征性神经影像：典型脊髓病变在MRI上具有对称T2加权高信号，往往累及3个以上颈胸脊髓节段，脊髓后索损伤较大。部分患者在弥散加权成像上也同样出现后索对称高信号。

3. 硫化氢中毒

（1）高危因素

1）硫化氢广泛存在于地势低的地方，如地下管道、矿井、粪坑、沼气池中，特殊情况如夏季鱼舱内鱼类死亡会很快分解释放出硫化氢等有害气体。

2）急性硫化氢中毒常发生于生物化工业、污水处理行业、造纸业及鱼舱作业等。

（2）常见神经症候

1）急性中毒常以缺氧性脑病为突出表现，轻度中毒可有头痛、头晕、无力等症状，也可出现言语困难、记忆力下降、注意力缺失、反应迟钝等表现，严重时可出现昏迷、抽搐、中枢性高热，甚至发生"闪电性"死亡。

2）慢性长期接触硫化氢可致嗅觉减退。此外，还有自主神经功能障碍表现，如多汗、手掌潮湿、皮肤划痕征，偶有多发性神经受损表现等。

（3）特征性影像

1）CT表现为脑实质密度弥漫性减低，皮髓质分界不清，严重者可出现假性蛛网膜下腔出血的征象。随着时间的延长，水肿减轻，脑内呈对称性的低密度影，主要分布在基底节、侧脑室周围和半卵圆中心。皮质及皮质下白质也可出现密度减低。

2）MRI显示病变比较广泛，病变多为对称性分布在双侧额顶叶白质、半卵圆中心、侧脑室周围、基底节核团对称性长T1长T2信号，DWI及FLAIR呈对称性高信号，部分病例皮质广泛受累，FLAIR上呈高信号。

六、非法药物使用（海洛因）

（1）高危人群：海洛因吸毒史。

（2）常见神经症候：海洛因可引起急性和慢性神经系统损害。

1）急性海洛因中毒常表现为呼吸抑制，针尖样瞳孔，抽搐或昏迷。少部分患者可合并可逆性脑血管收缩而出现卒中。静脉注射者更易出现急性中毒表现。

2）慢性海洛因中毒更易发生在吸食毒品者，临床上最先出现构音障碍和共济失调小脑症状，逐渐发展并出现痉挛性瘫痪、假性球麻痹等锥体束受累表现甚至死亡。

（3）特征性影像

1）海洛因海绵状白质脑病表现为累及幕上和幕下白质的广泛、融合、双侧对称的T2WI和FLAIR高信号。幕上白质高信号常选择性累及内囊后肢、胼胝体压部及大脑半球后2/3白质，通常不累及内囊前肢和皮质下U纤维。基底节区很少累及。

2）小脑受累表现为对称的白质高信号，不累及齿状核，被描述为"蝴蝶翼"模式。

3）DWI显示急性期受累区域弥散受限。

七、药物中毒

包括抗生素、镇静催眠药、精神类药物、化疗药、免疫抑制剂等，后续有专题介绍药物相关神经系统损害，本节不做重点介绍。

八、总结

为准确地识别以神经系统为主要表现的中毒，需要关注以下几点：

（1）详尽的病史是重要的，需要询问或关注工作环境、可能接触到的毒物、用药史、自杀倾向、可能的蓄意投毒等。

（2）全面的神经系统查体可带来诊断线索。瞳孔扩大见于阿托品、莨菪碱类中毒；瞳孔缩小见于有机磷杀虫药中毒、氨基甲酸酯类杀虫药中毒。

（3）影像学在确定诊断、判断病程进展及预测预后方面起关键作用。多数中毒性脑病在影像学上常表现为双侧、对称的病灶，弥散受限，无或轻度占位效应，无强化。此外，易感性较高的部位包括皮质灰质、深部灰质核团、丘脑、脑室周围白质和胼胝体，但上述影像不具有特征性。

（4）在影像学分析时应充分结合临床病史，才能提高诊断的可信度和准确度。

参 考 文 献

[1] TARNACKA, B, JOPOWICZ A, MAŚLIŃSKA M. Copper, iron, and manganese toxicity in neuropsychiatric conditions [J]. Int J Mol Sci, 2021, 22 (15): 7820. .

[2] VONGHIA, L, LEGGIO L, FERRULLI A, et al. Acute alcohol intoxication [J]. Eur J Intern Med, 2008, 19 (8): 561-567.

[3] NAÑAGAS, K A, PENFOUND S J, KAO L W. Carbon monoxide toxicity [J]. Emerg Med Clin North Am, 2022, 40 (2): 283-312.

[4] 急性一氧化碳中毒诊治专家共识组. 急性一氧化碳诊治专家共识 [J]. 中华物理医学与康复杂志, 2022, 44 (6): 481-486.

[5] MANJI H. Toxic neuropathy [J]. Curr Opin Neurol, 2011, 24 (5): 484-490.

（王一淳　谭　颖　周立新）

第十七节　帕金森病相关急性运动障碍的识别

一、概述

　　帕金森病多数表现为慢性病程，但少数患者可在多种诱因下出现症状的急剧变化，表现为不同类型的急性运动障碍。本文将总结常见的帕金森病相关急性运动障碍的特征，以利于临床识别和处理。

二、帕金森病相关急性运动障碍的常见类型

　　1. 帕金森病的严重症状波动

　　（1）中晚期帕金森病患者可出现剧烈的症状波动，包括剂末现象及异动症。关期症状突出时可出现运动不能、自主神经功能障碍及精神症状。

　　（2）症状出现前常有感染、帕金森病药物调整、使用抗多巴胺能药物等诱因。

　　2. 帕金森高热综合征

　　（1）多见于中晚期帕金森病患者，主要与多巴胺能通路激活水平明显不足相关。黑质纹状体通路活性降低导致肌张力升高，下丘脑多巴胺能神经元活性降低导致自主神经功能异常，脑干网状激活系统中的多巴胺能通路受累导致意识障碍。

　　（2）临床表现为高热、自主神经功能异常（心动过速、血压波动、大汗）、意识状态改变、肌肉强直。部分患者可有肌张力障碍、肌阵挛、横纹肌溶解。

　　（3）辅助检查可有血清肌酶升高。

　　（4）诱因包括感染、脱水、帕金森药物减量、停用或吸收不良、脑深部电刺激设备故障、天气炎热。少数患者可能缺乏明确诱因。除中晚期帕金森病患者外，该病也可见于帕金森综合征。死亡率可达4%。

　　3. 异动高热综合征

　　（1）多见于中晚期帕金森病患者，患者脑内多巴胺能通路调节和缓冲能力下降，在多巴胺能药物过量、天气炎热、感染、外伤等多种因素诱发下，导致多巴胺能通过度激活。

　　（2）临床表现为持续且全身性的异动、高热（多数超过40℃）等症状。少数患者也可出现意识模糊、幻觉及自主神经受累。严重异动可继发血肌酸激酶升高。

4. 5-羟色胺综合征

（1）是中枢和外周5-羟色胺水平异常增高导致的综合征。

（2）经典的临床表现三联征包括三组症状，但不一定同时出现。

1）自主神经功能障碍：大汗、瞳孔散大、心动过速、高血压或血压波动、高热、恶心、呕吐、腹泻。

2）神经肌肉兴奋性增高：腱反射亢进、震颤、肌阵挛、眼阵挛、肌强直、癫痫大发作。

3）精神症状及意识障碍：焦虑、躁动不安、失眠、激越，严重者可出现谵妄、昏迷。

（3）5-羟色胺综合征最常见的诱因包括单胺氧化酶抑制剂（MAOI）、选择性5-羟色胺再摄取抑制剂（SSRI）、5-羟色胺去甲肾上腺素再摄取抑制剂（SNRI）和促进5-羟色胺释放物质的过量服用或不适当的联合使用，其他可能诱发5-羟色胺综合征的药物见表4-19。患者症状一般出现在药物过量使用后的数小时内。

表4-19 可能造成5-羟色胺综合征的药物

机制	药物
减少5-HT降解	MAOI：抗抑郁药（苯乙肼、反苯环丙胺）、帕金森药物（司来吉兰、雷沙吉兰） 抗生素：利奈唑胺 其他：亚甲蓝、甲苄肼等
抑制5-HT重吸收	抗抑郁药：SSRI、SNRI、TCA 阿片类药物：哌替啶、丁丙诺啡、曲马多、右美沙芬 抗癫痫药：丙戊酸、卡马西平 止吐药：昂丹司琼、甲氧氯普胺 其他：圣·约翰草
增加5-HT前体或兴奋5-HT受体	色氨酸、锂剂、芬太尼
增加5-HT释放	中枢神经系统兴奋剂：安非他命、可卡因、摇头丸 食欲抑制剂：氟苯丙胺
CYP2D6及CYP3A4抑制剂	红霉素、环丙沙星、氟康唑、利托那韦

注：5-HT，5-羟色胺；TCA，三环类抗抑郁药。

三、总结

（1）帕金森病患者可出现多种类型的急性运动障碍，涉及多巴胺能、5-羟色胺能等神经元通路。

（2）判断急性运动障碍的病因应综合考虑诱因及临床表现（表4-20）。

（3）及时识别不同类型的运动障碍有助于正确处理疾病、改善患者预后。

表4-20　不同类型急性运动障碍的鉴别

	5-羟色胺综合征	帕金森高热综合征	异动高热综合征
诱因	5-羟色胺能药物过量或不适当联用	多巴胺受体拮抗剂，多巴胺能药物撤药	多巴胺能药物过量
		高温、脱水、外伤、感染	
病程	24小时内	1～2周	
运动症状	肌阵挛、腱反射亢进	腱反射减退、铅管样强直	严重异动
自主神经症状	呼吸过速、心动过速、大汗、血压不稳、腹泻、肠鸣音活跃、瞳孔散大	呼吸过速、心动过速、大汗、血压不稳	相对少见
意识障碍	焦虑、易激惹、谵妄、昏迷	意识水平下降：嗜睡、昏迷	意识模糊、幻觉、

参 考 文 献

［1］Gurrera R J，Mortillaro G，Velamoor V，et al. A Validation Study of the International Consensus Diagnostic Criteria for Neuroleptic Malignant Syndrome［J］. J Clin Psychopharmacol，2017，37：67-71.

［2］Munhoz R P，Scorr L M，Factor S A. Movement disorders emergencies［J］. Curr Opin Neurol，2015，28：406-412.

［3］Wang R Z，Vashistha V，Kaur S，et al. Serotonin syndrome：Preventing，recognizing，and treating it［J］. Cleve Clin J Med，2016，83：810-817.

［4］中华医学会神经病学分会帕金森病及运动障碍学组，中华医学

会神经外科学分会功能神经外科学组，中国神经科学学会神经毒素分会，等. 肌张力障碍治疗中国专家共识 [J]. 中华神经外科杂志，2020，36（11）：1096-1102.

（刘曼歌 徐 丹 王 含）

第十八节　MELAS急诊的识别和处理

一、概述

（1）线粒体脑肌病伴高乳酸血症和卒中样发作（MELAS）最常见的原因是线粒体DNA（mtDNA）*MT-TL1*基因的错义突变（m.3243A＞G），也可由mtDNA的其他位点突变及核基因（*POLG*等）突变引起。

（2）在急性缺血性卒中普遍开展再灌注治疗的背景下，绿色通道短暂的4.5小时静脉溶栓时间窗内快速识别MELAS，对MELAS患者的治疗和预后相当重要。

二、识别

当患者出现以下症状，需考虑MELAS可能，并进行相关检查（图4-5）。

三、处理

1. 营养支持和补液

（1）原则上补液，补充能量，避免分解代谢。

（2）根据进食状况，可选择生理盐水或葡萄糖盐水，补充葡萄糖5～6mg/（kg·min），监测血乳酸和血糖，谨慎使用胰岛素。对于正在生酮饮食的患者，避免使用葡萄糖。

（3）如果葡萄糖输注不能耐受，可酌情用脂肪乳（每天2～3g/kg）。

2. 针对既往明确诊断MELAS或有卒中样发作史的患者有卒中样发作/癫痫发作

（1）给予抗癫痫药物：①对于既往口服抗癫痫药物的患者，如出现癫痫发作，需要增加药物剂量。②对于反复癫痫发作或癫痫持续状态患者，考虑静脉注射苯二氮䓬类药物或左乙拉西坦（20～40mg/kg，最大量4500mg）。

（2）静脉注射精氨酸：①推荐尽快静脉给予盐酸精氨酸（最

SLE相关临床特征
急性/亚急性发作
意识水平改变，谵妄，脑病
头痛
恶心、呕吐
视野缺损（象限盲，偏盲）
简单视幻觉（如双眼闪光感）或复杂视幻觉
局灶性运动性癫痫发作
全身型癫痫大发作
非惊厥持续状态（包括枕叶癫痫）
局灶性无力
神经精神症状（躁动、行为异常等）
局灶性感觉缺失
构音障碍

实验室检查
全血细胞分析
肝肾功能
随机血糖
血清乳酸
（不扎止血带）
C反应蛋白
尿常规、尿液分析
肌酸激酶
糖化血红蛋白（已知糖尿病患者）
动脉血气（存在高乳酸血症或怀疑呼吸功能不全患者需测定pH值）

头部MRI（序列至少应包括T1、T2、FLAIR、DWI和ADC）：①MELAS缺血梗死灶并不符合经典血栓形成或栓塞导致的卒中的常见血供分布区域。②SLE的头MRI可表现为DWI高信号，以及在T2WI和T2 FLAIR序列上相应的高信号，受累部位ADC可为高信号、低信号或混杂信号，提示细胞毒性水肿（低ADC）和血管源性水肿（高ADC）同时存在。③病灶多分布在皮质和皮质下白质，深部白质受累少见。④病灶可蔓延、迁移、缩小甚至完全消失。⑤MRS可能检测到病灶部位，其他未受累脑组织或脑室内脑脊液中乳酸峰存在。⑥神经系统症状、体征有变化时推荐复查影像学检查
脑电图：如有条件，推荐及早进行脑电图检查，无论有无临床癫痫发作。对于意识障碍患者，需要除外无惊厥性癫痫持续状态
胸部X线（如怀疑吸入性肺炎）
腹部X线（如怀疑为假性肠梗阻）
12导联心电图

图4-5 MELAS识别

注：SLE，卒中样发作。

大剂量 0.5g/kg），持续给药 3 ～ 5 天。②发作间期可继续口服左旋精氨酸（每天 0.15 ～ 0.3g/kg），肾功能不全、酸中毒患者使用精氨酸相对禁忌。大剂量精氨酸可导致低血压、低钠血症、高血糖、高钾血症、胃肠道不适、酸中毒或头痛等。

3. 针对头痛

（1）急性期：非甾体抗炎药、鸦片类、曲坦类、抗癫痫药，若合并卒中样发作的可用咪达唑仑［低剂量：0.05mg/（kg·h）］。

（2）预防头痛：与其他偏头痛相同，如普萘洛尔（心得安）、比索洛尔（博苏）、美托洛尔（倍他乐克）、氟桂利嗪（西比灵）、托吡酯（妥泰）等。

4. 针对神经精神症状

氟哌啶醇、苯二氮草类和喹硫平对 MELAS 相关精神症状安全有效。

5. 针对高乳酸血症

（1）营养支持、补液，适当限制高糖。

（2）严重乳酸酸中毒（pH < 7.2）的患者谨慎应用碳酸氢钠。

6. 避免（谨慎）使用药物

（1）抗癫痫药：避免使用丙戊酸，如需使用，同时补充肉碱。对于 *POLG* 突变患者，丙戊酸钠绝对禁忌。

（2）他汀类药物、二甲双胍。

（3）大剂量对乙酰氨基酚。

（4）抗生素，包括氨基糖苷类、利奈唑胺、四环素、阿奇霉素和红霉素。

四、总结

头 MRI 和脑电图等检查对于快速识别 MELAS 十分必要，强烈建议 MELAS 卒中样发作开始时即积极补液及抗癫痫治疗，注意避免使用影响线粒体代谢功能的相关药物。

参 考 文 献

［1］KOENIG M K，EMRICK L，KARAA A，et al. Recommendations for the management of strokelike episodes in patients with mitochondrial encephalomyopathy，lactic acidosis，and strokelike episodes［J］. JAMA Neurol，2016，73（5）：591-594.

［2］PARIKH S，GOLDSTEIN A，KARAA A，et al. Patient care standards for primary mitochondrial disease：a consensus statement from the Mitochondrial Medicine Society [J]. Genet Med, 2017, 19 (12): 10. 1038/gim. 2017. 107.

[3] NG Y S, BINDOFF L A, GORMAN G S, et al. Consensus-based statements for the management of mitochondrial stroke-like episodes [J]. Wellcome Open Res, 2019, 4: 201.

[4] GONZÁLEZ T G P, VELASCO J A, ESTÉBANEZ A M, et al. Acute management of a stroke-like episode in MELAS syndrome: what should we know? [J]. eNeurologicalSci, 2020, 20: 100249.

（班　瑞　魏妍平）

第四章　神经科急症的识别和处理

第五章
脑血管病的评估
及治疗

第一节 急性缺血性卒中早期神经功能
恶化的识别和处理

一、概述

早期神经功能恶化（END）尚无统一定义，目前有研究采用如下定义。

（1）美国国立卫生研究院卒中量表（NIHSS）总分增加≥2分或运动相关评分增加≥1分。

（2）溶栓后END：静脉溶栓后24小时内，NIHSS评分较溶栓过程中或溶栓后最低NIHSS评分增加≥4分。

（3）格拉斯哥昏迷评分（GCS）降低≥2分。

二、早期神经功能恶化的识别和预警

1. 未溶栓或溶栓前早期神经功能恶化

（1）到院后超早期（0.4～2.5小时）神经功能恶化约占缺血性卒中患者的6.1%。

（2）意识障碍加重（GCS评分降低）是神经功能恶化的独立预测因子。基线NIHSS评分与缺血性卒中神经功能恶化相关，中重型卒中相比于轻型卒中，更易发生END，尤其是NIHSS＞14分的患者，该类患者可能存在更大的梗死范围，有更高的出血转化和脑组织水肿风险。

（4）除上述原因外，其他少见原因包括痫性发作、呼吸及气道问题、心肌梗死。

（5）END与更差的远期功能结局和更高的死亡率相关。

2. 接受溶栓或血管内治疗患者神经功能恶化

（1）接受溶栓或血管内治疗患者神经功能恶化的最主要原因是症状性出血转化，静脉溶栓症状性出血转化发生率约为1.9%，大面积梗死患者更易出现。

（2）溶栓后和血管内治疗后END发生率分别为6.7%～18.2%和3.4%～28.8%。

（3）重组人组织型纤溶酶原激活剂（rt-PA）泵入过程中出现神经功能恶化，应立即进行床旁神经系统查体，并复查头部影像学明确有无颅内出血。

（4）有预测价值的资料。

1）病史：①糖尿病、高血压、更高的NIHSS评分、起病至溶栓间隔时间长是血管再闭塞致END的独立危险因素。②既往缺血性卒中史或TIA病史增加静脉溶栓后END的发生风险。

2）影像学

✓ CT提示出血转化或脑组织水肿。

✓ 血管影像提示近端大动脉闭塞（PAO）将导致症状加重和不良预后。

✓ 影像学支持穿支动脉粥样硬化性疾病相关缺血性卒中：DWI梗死灶：孤立皮质下梗死灶，责任血管为豆纹动脉或脑桥旁正中动脉。DWI梗死灶符合以下特征之一：①豆纹动脉，冠状位自下向上似扇形扩展的"逗号样"梗死灶，或头部轴位DWI影像上≥3个层面（层厚5～7mm）。②脑桥旁正中动脉，梗死病灶在头部轴位DWI上由脑桥深部延伸至脑桥腹侧表面。③责任血管载体动脉（即对应基底动脉或大脑中动脉）无≥50%的狭窄（MRA或CTA或DSA证实）。

✓ 影像学表现为内分水岭区梗死可能提示END。

✓ 影像学提示血栓进展（如MRI T2*序列上磁敏感血管征）与溶栓后END相关。

3）实验室检查：①炎症指标升高与END相关，包括hsCRP、NLP、IL-6、TNF等。②血BUN/Cr＞15是END的独立预测因素。

三、发生早期神经功能恶化的处理流程（图5-1）

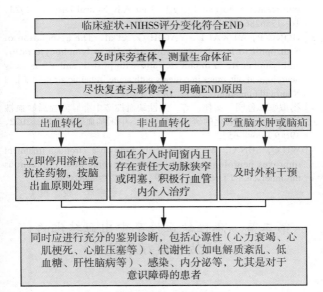

图5-1 发生END的处理流程

四、总结

（1）急性缺血性卒中END是急诊常见的一大问题，严重影响卒中患者的预后。目前对END的研究较为有限，尚无统一定义及治疗标准。

（2）关注END的危险因素，了解END发生的临床和影像学特征，对于END的早期识别和处理是十分重要的。

参 考 文 献

[1] Shkirkova K，SAVER JL，STARKMAN S，et al. Frequency，predictors，and outcomes of prehospital and early postarrival neurological deterioration in acute stroke：Exploratory analysis of the FAST-MAG randomized clinical trial［J］. JAMA Neurol，

［2］LIU H，LIU K，ZHANG K，et al. Early neurological deterioration in patients with acute ischemic stroke：a prospective multicenter cohort study［J］. Ther Adv Neurol Disord，2023，16：17562864221147743

［3］GONG P，YUKAI L，YACHI G，et al. The association of neutrophil to lymphocyte ratio，platelet to lymphocyte ratio，and lymphocyte to monocyte ratio with post-thrombolysis early neurological outcomes in patients with acute ischemic stroke［J］. J Neuroinflammation，2021，18（1）：51.

［4］杨淑娜，鲁明，秦伟，等. 急性缺血性卒中静脉溶栓后缺血性早期神经功能恶化的研究进展［J］. 中国脑血管病杂志，2022，19（9）：648-652.

［5］WU C，SUN C，WANG L，et al. Low-dose Tirofiban treatment improves neurological deterioration outcome after intravenous thrombolysis［J］. Stroke，2019，50（12）：3481-3487.

（沙宇惠　曹宇泽　倪　俊）

第二节　急性缺血性卒中出血转化的评估和治疗原则

一、概述

（1）《中国急性脑梗死后出血转化诊治共识2019》指出，目前在多数研究中，脑梗死出血转化定义为脑梗死后首次头CT/MRI未发现出血，再次头CT/MRI检查发现颅内出血，或根据首次头CT/MRI表现可以确定的出血性梗死。

（2）出血部位既可以在梗死灶内，也可以在梗死灶的远隔部位，发生率为8.0%～30.0%，其中有症状的出血转化为1.5%～5.0%。多数自发性出血转化发生在发病后的7天内，溶栓后出血转化主要发生在溶栓后36小时内。

二、出血转化分型

目前脑梗死出血转化主要包括影像分型和临床分型两方面，前者主要根据影像学表现进行分型，而后者主要根据治疗情况和症状严重程度进行分型。

1. 影像分型（表5-1）

表5-1　急性缺血性卒中出血转化影像分型

依据	分型	定义
美国NINDS分型（1997）	HI	头CT见急性梗死灶内的点状或边界模糊的不同的低密度/高密度病灶
	PH	头CT见典型的同质的边界清楚的高密度病变，伴或不伴脑水肿或占位效应
ECASS分型（1995）	HI1	沿梗死灶边缘小点状出血
	HI2	梗死区内片状无占位效应出血或多个融合的点状出血
	PH1	血肿未超过梗死面积的30%并有轻微占位效应
	PH2	血肿超过梗死面积的30%并有明显占位效应的出血或远离梗死灶
Heidelberg分型（2015）	1a	HI1，沿梗死灶边缘小点状出血，无占位效应
	1b	HI2，梗死区内片状无占位效应出血或多个融合的点状出血，无占位效应
	1c	PH1，血肿未超过梗死面积的30%并有轻微占位效应
	2	血肿超过梗死面积的30%，有明显占位效应
	3a	远离脑梗死区域的脑实质出血
	3b	脑室内出血
	3c	蛛网膜下腔出血
	3d	硬膜下出血

注：HI，出血性脑梗死；PH，脑实质出血；NINDS，国立神经系统疾病和卒中研究所；ECASS，欧洲急性卒中协作研究。

2. 临床分型（表5-2）

表5-2　急性缺血性卒中出血转化临床分型

依据	分型	定义
按照治疗的相关性	自发性出血转化	未使用包括溶栓、血管内治疗、抗栓（抗凝和抗血小板）等有增加出血风险的治疗方法而发生的出血
	继发性（或治疗性）出血转化	脑梗死后使用上述有增加出血风险的治疗方法后，在梗死区内或远隔部位的出血

依据	分型	定义
按照症状严重程度	症状性颅内出血	目前尚缺乏统一定义，多数研究中心将NIHSS评分增加≥4分视为症状性颅内出血
	无症状性颅内出血	

注：NIHSS，国立卫生研究院卒中量表。

三、危险因素和诊断流程

（1）目前脑梗死后出血转化的诊断主要依赖临床神经功能恶化和复查头部影像学。

（2）抗凝、抗血小板治疗和应用溶栓药物及合并血小板减少、凝血因子功能异常等血液系统高危出血因素均可增加脑梗死后出血转化的发生。

（3）卒中严重程度（NIHSS评分）和大面积脑梗死是当前较为公认的出血转化相关危险因素。

（4）年龄＞70岁、高血压、充血性心力衰竭、肾功能障碍、糖尿病、缺血性心脏病、房颤、既往使用抗血小板药物等均与出血转化风险增加相关。

（5）多数自发性出血转化发生在发病的7天内，溶栓后出血转化主要发生在溶栓后36小时内。《中国急性脑梗死后出血转化诊治共识2019》中提出脑梗死后出血转化的诊断流程如图5-2所示。

四、治疗原则

1. 一般处理

对于诊断急性脑梗死后出血转化的患者，应采取与自发性脑出血类似的一般处理原则，监测神经功能恶化情况，评估用药情况并完善凝血功能检查等，积极寻找导致出血的可调节原因，必要时给予循环和呼吸支持、血压管理，预防并处理血肿扩大、颅内压升高及癫痫发作等可能的并发症。

2. 症状性出血转化的处理

（1）溶栓后症状性出血转化：对溶栓后24小时内症状性出血转化的管理包括停用重组人组织型纤维蛋白酶原激活剂（rt-PA），急诊头CT检查、凝血功能检查。溶栓24小时内发生的或伴有低纤维蛋白原血症的症状性出血转化患者，必要时应给予逆转凝血功能紊乱药物的治疗，如冷沉淀、血小板、新鲜冰冻血第一步：是否为出血转化？
（诊断标准：脑梗死后首次头CT/MRI未发现出血，再次头CT/MRI提示有颅内出血，或根据首次头CT/MRI可以确定的出血性梗死）

第二步：是否为症状性出血转化？
（根据NIHSS评分或其他公认标准评估患者临床症状是否加重）

第三步：出血转化影像分型
（ECASS分型或Heidelberg分型）

第四步：出血转化发生的原因（自发性/继发性出血转化）结合患者病史、用药情况、出血转化发生时间和影像学检查等确定

图5-2　脑梗死后出血转化的诊断流程

浆等。

（2）抗栓相关症状性出血转化：停用抗栓（抗凝和抗血小板）等可能致出血药物。对华法林相关症状性出血转化，必要时可应用维生素K、新鲜冰冻血浆和凝血酶原复合物等治疗。对新型口服抗凝药物相关出血，需评估适应证和剂量是否恰当等合并原因，必要时可考虑纠正凝血功能紊乱及新型口服抗凝药物拮抗剂治疗。

3. 无症状性出血转化的处理

无症状HI型出血转化和自发性PH型出血转化的临床处理决策目前均缺乏大样本研究及诊治指南作出相关推荐。但对于溶栓24小时内发生的无症状的合并凝血功能障碍的PH型出血转化，可考虑予以纠正凝血功能障碍的药物治疗，但具体处理与治疗原则有待进一步研究提供更有力的支持。

4. 外科治疗

外科手术一般在出现严重的占位效应和恶性脑水肿等引起的机械压迫时需要考虑，但在手术治疗前，应积极纠正可能存在的凝血功能障碍。

5. 重启抗栓治疗

（1）目前国内外指南均推荐在脑梗死出血转化后选择合适的时机重启抗栓治疗，但其最佳时间尚缺乏充分的研究证据

指导。

（2）2021年美国脑卒中二级预防指南推荐出血转化患者的重启抗凝治疗时间应该在脑梗死发病14天以后。

（3）2019年美国急性缺血性脑卒中早期管理指南认为，根据具体临床评估的结果，出血转化的患者可以考虑启用或继续使用抗血小板或抗凝治疗。

（4）《中国急性缺血性脑卒中诊治指南2023》和国家卫生健康委发布的《中国脑卒中防治指导规范（2021年版）》均指出：应权衡利弊后于症状性出血转化病情稳定后10天至数周后开始抗栓治疗；对于再发血栓风险相对较低或全身情况较差者，可用抗血小板药物代替抗凝药物。

五、总结

（1）出血转化是缺血性卒中不可忽视的急性期并发症，与脑梗死预后不良相关。

（2）症状性出血转化应停用抗栓或溶栓等致出血药物，必要时可考虑使用逆转凝血功能紊乱的药物治疗。

（3）脑梗死出血转化后应选择合适的时机重启抗栓治疗，目前推荐在权衡利弊后于病情稳定后10天至数周后开始。

参 考 文 献

［1］中华医学会神经病学分会脑血管病学组. 中国急性脑梗死后出血转化诊治共识2019［J］. 中华神经科杂志，2019，52（2）：252-265.

［2］TAN S, WANG D, LIU M, et al. Frequency and predictors of spontaneous hemorrhagic transformation in ischemic stroke and its association with prognosis［J］. J Neurol, 2014, 261（5）：905-912.

［3］WHITELEY W N, SLOT K B, FERNANDES P, et al. Risk factors for intracranial hemorrhage in acute ischemic stroke patients treated with recombinant tissue plasminogen activator：a systematic review and meta-analysis of 55 studies［J］. Stroke, 2012, 43（11）：2904-2909.

［4］刘鸣. 急性脑梗死后出血转化诊断与处理［J］. 中华神经科杂志，2020，3（3）：213-216.

［5］YAGHI S, WILLEY J Z, CUCCHIARA B, et al. Treatment and outcome of hemorrhagic transformation after intravenous alteplase in acute ischemic stroke：A scientific statement for healthcare professionals from the American Heart Association/American Stroke Association [J]. Stroke, 2017, 48 (12): e343-e361.

（韩广淞　张君怡　倪　俊）

第三节　穿支动脉粥样硬化性疾病的评估与治疗

一、概述

（1）穿支动脉粥样硬化性疾病（BAD）是一种常见于亚洲人群的缺血性卒中亚型，占缺血性卒中的9.1%～18.3%，早期神经功能恶化比例约为15%，90天复发率为1.8%～3.8%，90天不良功能预后（mRS≥2分）的比例约28%。

（2）TOAST分型系统目前将BAD相关卒中归类为小动脉闭塞型或不明原因型，国内外学者目前未针对BAD开展高质量研究，而基于现行指南的急性期治疗效果不佳。

（3）BAD相关卒中是指由载体动脉发出的穿支动脉开口部发生动脉粥样硬化并引起管腔狭窄或闭塞，进而导致内囊或脑桥等深部脑组织的梗死。目前研究较多的穿支动脉包括豆纹动脉及脑桥旁中央动脉。本文简要介绍BAD相关卒中的评估与治疗。

二、穿支动脉粥样硬化性疾病相关卒中的急性期筛查与诊断

BAD相关卒中的诊断需依赖头DWI序列及颅内动脉影像学检查。神经科医师在临床工作中需早期识别BAD疑似患者，并尽快（建议起病48小时内）完成头MRI及颅内动脉评估。可能提示BAD诊断的临床特点包括：纯感觉或纯运动症状，无失语表现，无房颤、无卒中既往史，存在早期症状波动。基于前期观察性研究结果及临床经验，推荐如下BAD相关卒中影像学诊断标准。

（1）DWI表现：单发（孤立）深部（皮质下）梗死灶。

（2）责任血管为豆纹动脉或脑桥旁中央动脉，DWI梗死病灶符合以下特征之一。

1）豆纹动脉：①冠状位自下向上似扇形扩展的"逗号样"梗死灶；或②头部轴位DWI影像上≥3个层面（层厚5～7mm）（图5-3）。

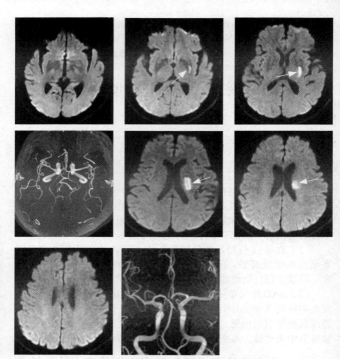

图5-3 豆纹动脉相关脑梗死影像学示例

注：梗死灶靠近豆纹动脉近端（累及基底节底层），头部轴位DWI上累及≥3个层面；MRA未见载体动脉（左侧大脑中动脉）狭窄。

2）脑桥旁中央动脉：梗死病灶在头部轴位DWI上由脑桥深部延伸至脑桥腹侧表面（图5-4A、B）。

（3）载体动脉（即对应大脑中动脉或基底动脉）无≥50%的狭窄（MRA、CTA或DSA证实）。

三、穿支动脉粥样硬化性疾病相关卒中的急性期评估

（1）早期神经功能恶化的监测：中位出现时间为38小时，基线NIHSS≥6分可能为早期神经功能恶化的危险因素。目前无有效药物阻止早期神经功能恶化。

（2）血压监测与管理：建议血压控制范围120～140/80～90mmHg，避免血压过低导致的脑组织低灌注状态。

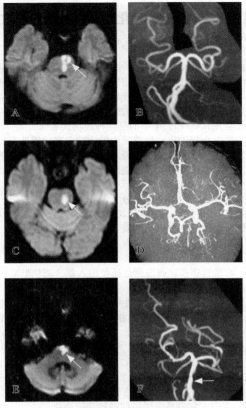

图5-4 脑桥旁中央动脉相关脑梗死示例

注：A、B. BAD相关梗死灶（脑桥旁中央动脉供血区），DWI示梗死灶靠近中线，底部累及脑桥腹侧表面（箭头所示）；头MRA未见基底动脉狭窄；C、D.脑小血管病相关腔隙性梗死灶（箭头所示），头MRA未见基底动脉狭窄；E、F.大动脉粥样硬化性相关脑梗死（箭头所示），头MRA可见基底动脉明显狭窄（箭头所示）。

（3）相关危险因素：高血压、糖尿病、高脂血症、高同型半胱氨酸血症、吸烟及规律饮酒等。

（4）建议完成颅内动脉高分辨率MRI评估。

四、穿支动脉粥样硬化性疾病相关卒中的急性期治疗

目前国内外针对BAD相关卒中均无高质量推荐意见，本文就BAD相关卒中急性期治疗提出如下建议，供临床医师参考。

（1）静脉溶栓治疗：超急性期静脉溶栓治疗方案可依据《中国急性缺血性卒中诊治指南2023》进行，但研究显示阿替普酶溶栓无法阻止BAD相关卒中的早期神经功能恶化。

（2）抗血小板治疗：目前国内的治疗方案异质性明显，阿司匹林、氯吡格雷或双联抗血小板治疗均有使用，但未显著改善功能预后。替罗非班可能改善功能预后，但尚需随机对照临床试验验证。

（3）抗凝治疗：肝素、低分子量肝素、阿加曲班等抗凝药物并未改善BAD相关卒中患者的功能预后。此外，基于BAD的动脉粥样硬化起病机制分析，抗凝药物获益的可能性较低。

（4）降脂类药物：建议依据《中国急性缺血性卒中诊治指南2023》。

（5）容量管理：建议监测血压及出入量，避免低灌注，但无证据显示扩容治疗可以获益。

（6）康复治疗：建议患者在病情稳定后尽早进行康复治疗。

（7）患者宣教：确诊BAD相关卒中后，建议向患者宣教本病的特点及注意事项。

五、总结

神经科医师在评估缺血性卒中病因时，需要识别并评估BAD相关卒中，它容易出现早期神经功能恶化。

参 考 文 献

［1］周立新，倪俊. 穿支动脉粥样硬化性疾病的诊治进展［J］. 中国卒中杂志，2020，15（12）：1342-1351.

［2］门雪娇，曲辉，吕佩源，等. 穿支动脉粥样硬化病中国专家共识［J］. 中国卒中杂志，2021，16（5）：508-514.

［3］中华医学会神经病学分会，中华医学会神经病学分会脑血管病学组. 中国急性缺血性卒中诊治指南2023［J］. 中华神经科杂志，2024，57（6）：523-559.

［4］LI S，NI J，FAN X，et al. Study protocol of Branch Atheromatous Disease-related stroke（BAD-study）：a multicenter prospective cohort study [J]. BMC Neurol, 2022, 22 (1): 458.

（李胜德　韩　菲　姚　明）

第四节　急性缺血性卒中的抗栓策略

一、概述

抗栓治疗在缺血性卒中的一级和二级预防中发挥着至关重要的作用。临床上需要针对不同病因的缺血性卒中选择不同的抗栓药物，同时结合患者血栓栓塞的危险分层，并权衡患者的出血风险，合理地选择抗栓药物，制订精准的抗栓治疗策略。

二、非心源性缺血性卒中

1. 一般情况

（1）对于不符合静脉溶栓或血管内机械取栓适应证且无禁忌证的缺血性卒中患者，应在发病后尽早给予口服阿司匹林150～300mg/d治疗。

（2）对于静脉溶栓治疗者，原则上阿司匹林等抗血小板药物应在溶栓24小时后开始使用。

（3）长程的二级预防，可选择阿司匹林（50～325mg）或氯吡格雷（75mg）每日单药治疗，阿司匹林（25mg）＋缓释型双嘧达莫（200mg）2次/日或西洛他唑（100mg）2次/日均可作为阿司匹林和氯吡格雷的替代治疗药物。

2. 急性缺血性卒中的双重抗血小板治疗（DAPT）方案

（1）发病在24小时内、非心源性轻型缺血性卒中（NIHSS评分≤3分）或高风险短暂性脑缺血发作（TIA）（ABCD2评分≥4分）患者，方案如下。

1）如无药物禁忌，推荐给予氯吡格雷（75mg）联合阿司匹林（75～100mg）的DAPT治疗21天（首次剂量给予氯吡格雷负荷剂量300mg和阿司匹林75～300mg），后改为单药抗血小板治疗。

2）如患者为CYP2C19功能缺失等位基因携带者，推荐给予替格瑞洛联合阿司匹林治疗21天，此后继续使用替格瑞洛（90mg，2次/日）单药治疗。

（2）发病在24小时内、非心源性轻型缺血性卒中（NIHSS评分≤5分）或高风险TIA（ABCD2评分≥4分）患者，且伴有同侧颅内动脉轻度以上狭窄（狭窄率＞30%），推荐给予阿司匹林联合替格瑞洛（90mg，2次/日），双抗治疗30天后改为单药抗血小板治疗，应充分权衡该方案治疗带来的获益和出血风险。

（3）发病72小时内未接受静脉溶栓治疗的大动脉粥样硬化性轻型卒中患者（NIHSS评分≤5分）或高风险TIA患者（ABCD2评分≥4），尽早启动DAPT（阿司匹林和氯吡格雷）并维持21天，有益于降低发病90天内的卒中复发风险，但出血风险增加，应密切观察出血风险。

（4）发病30天内伴有症状性颅内动脉严重狭窄（狭窄率70%～99%）的缺血性卒中或TIA患者，推荐给予阿司匹林联合氯吡格雷治疗90天，此后阿司匹林或氯吡格雷单药可作为长期二级预防用药。

（5）伴有症状性颅内或颅外动脉狭窄（狭窄率50%～99%）或合并有两个以上危险因素的TIA或非心源性缺血性卒中患者，推荐给予西洛他唑联合阿司匹林或氯吡格雷个体化治疗。

3. 主动脉弓粥样硬化斑块引起的缺血性卒中或TIA患者

推荐抗血小板治疗而非抗凝预防卒中复发。

4. 急性非大－中动脉闭塞性致残性缺血性卒中患者

对于发病24小时内患者不宜进行静脉溶栓或血管内机械取栓治疗；或发病后24～96小时症状进展患者；或静脉溶栓后出现早期症状加重或静脉溶栓治疗后4～24小时症状无改善患者，静脉使用替罗非班可改善预后，但症状性颅内出血轻度增加，需充分评估获益和出血风险。

5. 急诊血管内治疗相关

在术中给予静脉注射肝素或阿司匹林可能会增加风险，不建议在术中无选择地给药，对少数特殊患者，可在谨慎评估风险获益比后慎重选择。

（1）行非桥接血管内治疗。

1）如行急诊支架术，术前负荷阿司匹林（300mg）及氯吡格雷（300mg）。

2）术后即可开始抗血小板治疗，联合服用阿司匹林（100mg/d）及氯吡格雷（75mg/d）至少1个月。

（2）行桥接血管内治疗。抗血小板治疗应在静脉溶栓24小时后开始，对于合并急诊支架植入术的患者，为防止支架内急性血栓形成，静脉溶栓后24小时内抗血小板药物治疗的安全性尚不明确。

（3）考虑病因为大动脉粥样硬化性前循环急性大血管闭塞患者，经谨慎筛选后，急诊血管内治疗术前静脉使用替罗非班可能是安全的。

（4）急诊血管内治疗术中进行了球囊扩张或支架成形术的患者，经谨慎筛选后，在术中给予血小板膜糖蛋白Ⅱb/Ⅲa受体拮抗剂（如替罗非班、依替巴肽）可能是安全的，可减少再闭塞风险和治疗再闭塞。

三、心源性栓塞

1. 合并非瓣膜性房颤的缺血性卒中或TIA患者

（1）无论是阵发性、持续性还是永久性房颤，推荐使用非维生素K拮抗口服抗凝药（NOAC）抗凝或华法林治疗，NOAC可作为首选抗凝药物。华法林的目标剂量是维持INR在2.0～3.0。若不能接受抗凝治疗，推荐应用阿司匹林单药治疗。也可以选择阿司匹林联合氯吡格雷抗血小板治疗，注意出血风险。

（2）抗凝治疗的时机：应根据缺血的严重程度和出血转化的风险个体化选择。

1）不推荐心源性栓塞发病48小时内启动低分子量肝素或肝素抗凝治疗。

2）不推荐静脉溶栓后24小时内使用抗凝药。急诊血管内治疗后，经谨慎评估，可以考虑在发病后早期启动抗凝治疗。

3）对脑梗死出血转化高风险的患者，可以推迟到发病14天后启动抗凝治疗。出血转化低风险的患者可考虑发病后2～14天启动抗凝治疗来减少卒中复发风险，TIA患者可及时启动抗凝治疗以减少卒中风险。伴有症状性出血转化的患者应评估临床情况并权衡利弊，待病情稳定后10天至数周后开始抗凝治疗。

4）根据2016年ESC房颤管理指南建议，TIA后1天启动抗凝；轻度卒中（NIHSS＜8分）3天后启动抗凝；中度卒中（NIHSS 8～15分）6天后启动抗凝；重度卒中（NIHSS＞15分）12天后重启抗凝。

5）英国卒中指南推荐对于致残性缺血性卒中抗凝治疗应推迟至发病14天后，而对于非致残性卒中可由医师依据患者个体化情况确定。

（3）如果存在终身抗凝治疗禁忌证，但能耐受抗凝45天，可以考虑进行左心耳封堵术，减少卒中复发和出血的风险。

2. 合并急性心肌梗死相关的左心室血栓形成

（1）合并左心室血栓的缺血性卒中或TIA患者，推荐使用华法林抗凝治疗至少3个月（INR 2.0～3.0），以降低卒中复发的风险，使用直接口服抗凝药治疗的有效性及安全性尚不确定。

（2）急性前壁心肌梗死伴左心室射血分数降低（＜50%）但无左心室血栓证据的缺血性卒中或TIA患者，推荐至少3个月的口服抗凝药治疗以降低心源性卒中复发的风险。

3. 心脏瓣膜病

（1）合并瓣膜性房颤患者（即中重度二尖瓣狭窄或机械心脏瓣膜病合并房颤）的缺血性卒中或TIA患者，推荐使用华法林抗凝治疗以降低卒中风险（INR 2.0 ～ 3.0）。

（2）合并主动脉瓣或非风湿性二尖瓣病变（如二尖瓣环钙化或二尖瓣脱垂）的缺血性卒中或TIA患者，如无房颤或其他抗凝指征，推荐抗血小板治疗以降低卒中复发风险。

（3）植入生物瓣膜的缺血性卒中或TIA患者，如无房颤及其他抗凝指征，瓣膜置换术后推荐华法林抗凝3 ～ 6个月，然后长期使用阿司匹林抗血小板治疗。

（4）接受机械瓣置换且瓣膜置换前有过缺血性卒中或TIA病史，且出血风险低，推荐在华法林抗凝（INR目标3.0，范围：2.5 ～ 3.5）的基础上加用阿司匹林（75 ～ 100mg/d）。

4. 房扑合并缺血性卒中或TIA的患者

同房颤的抗凝治疗，可降低卒中复发的风险。

5. 心肌病

（1）缺血性、非缺血性或限制型心肌病和左心室功能不全引起左心房或左心耳血栓且伴有缺血性卒中或TIA的患者，建议使用华法林抗凝治疗至少3个月，以降低缺血性卒中或TIA复发的风险。

（2）使用机械辅助装置的缺血性卒中或TIA患者，华法林和阿司匹林治疗可有益于降低缺血性卒中或TIA复发的风险，不推荐使用达比加群代替华法林，会造成伤害。

（3）合并左心室心肌致密化不全的缺血性卒中或TIA患者，华法林治疗可有益于降低卒中或TIA复发的风险。

（4）窦性心律的缺血性或非缺血性心肌病且射血分数降低但无左心房或左心室血栓证据的缺血性卒中或TIA患者，与抗血小板治疗相比，抗凝治疗的有效性尚不确定，选择应个体化。

6. 先天性心脏病

（1）患有缺血性卒中或TIA并进行Fontan姑息治疗的患者，建议使用华法林抗凝以降低复发缺血性卒中或TIA的风险。

（2）患有发绀型先天性心脏病和其他复杂病变、推测心源性栓塞引起的缺血性卒中或TIA的患者，华法林治疗可合理降低卒中或TIA复发的风险。

四、其他病因

1. 卵圆孔未闭（PFO）

（1）伴有PFO的病因不明的缺血性卒中患者，应进行恰当而全面的评估，以排除其他机制导致的卒中。全面评估后若认为PFO与缺血性卒中可能存在因果关系，推荐应由神经科、心内科医师与患者共同决策PFO封堵或药物治疗。

（2）18～60岁伴有PFO经全面评估仍病因不明的缺血性卒中患者，如PFO具有高危解剖特征（房间隔瘤或大量右向左分流），选择经导管封堵PFO以预防卒中复发是合理的。如PFO不具有高危解剖特征，不推荐常规进行经导管封堵PFO。

（3）不适宜经导管封堵PFO的患者，根据患者个体情况选择抗血小板药物（如阿司匹林）或抗凝药物（包括华法林及新型口服抗凝药）。对于合并深静脉血栓或肺栓塞的患者，推荐抗凝药物治疗。

2. 动脉夹层

（1）颅外颈动脉或椎动脉夹层导致缺血性卒中或TIA患者，抗栓治疗至少3～6个月以预防卒中复发或TIA。使用抗血小板药物或华法林预防卒中或TIA复发是合理的。使用最佳药物治疗但仍出现明确的卒中复发事件时，可考虑支架植入术。

（2）颅内动脉夹层导致的缺血性卒中或TIA患者，推荐使用抗血小板药物治疗，注意监测出血风险。

3. 肌纤维发育不良（FMD）

（1）仅伴有FMD而无其他病因的缺血性卒中或TIA患者，推荐抗血小板治疗、控制血压和改善生活方式以预防卒中复发。在使用标准内科药物治疗仍出现卒中复发的患者，使用颈动脉血管成形术可能对预防缺血性卒中有效。

（2）FMD伴发动脉夹层引起的缺血性卒中或TIA患者，且无管腔内血栓，给予抗血小板治疗以预防未来缺血性事件是合理的。

4. 烟雾病

（1）推荐口服阿司匹林降低卒中复发风险，当无法耐受阿司匹林或效果较差时，可以选择氯吡格雷或其他噻吩并吡啶类药物。

（2）长期服用抗血小板药物或服用两种及以上抗血小板药物存在增加出血风险。

（3）应对卒中的危险因素进行有效管理，进行个体化评估从而选择合适的颅内外血管搭桥手术时机和方式。

5. 颈动脉蹼

（1）仅伴有颈动脉蹼而无其他病因的缺血性卒中或TIA患者，可给予口服抗血小板治疗。

（2）使用标准内科药物治疗后仍出现卒中复发者，可以考虑支架植入术或颈动脉内膜剥脱术。

6. 血管炎

（1）自身免疫性血管炎相关卒中患者，在治疗原发病的基础上，根据病情选择抗血小板药物治疗，并进行多学科管理。

（2）感染性血管炎及肿瘤性血管炎相关卒中患者，在治疗原发病的基础上，根据病情选择抗血小板或抗凝药物治疗。

7. 抗磷脂综合征（APS）

（1）孤立抗磷脂抗体阳性，但不符合APS诊断标准的缺血性卒中或TIA患者，推荐单独使用抗血小板治疗以降低卒中复发的风险。

（2）符合APS诊断标准的缺血性卒中或TIA患者，在APS病因治疗的基础上，推荐选择华法林抗凝以预防血栓事件复发，维持INR在2.0～3.0。不建议将利伐沙班用于血栓事件的二级预防。

8. 癌症

（1）合并癌症的缺血性卒中或TIA患者，根据癌症类型与时期，结合本次血管事件的病因，评估患者获益与风险，给予抗栓药物治疗。

（2）同时合并房颤和癌症的缺血性卒中或TIA患者，在积极治疗原发病的基础上，可考虑抗凝治疗预防卒中复发，并可使用新型口服抗凝药替代华法林。

9. 动脉延长扩张症

对于椎－基底动脉延长扩张症且有缺血性卒中或TIA病史但无其他原因的患者，使用抗血小板或抗凝治疗对于预防复发性缺血事件是合理的。

五、隐源性卒中

（1）来源不明的栓塞性卒中（ESUS），建议阿司匹林单抗治疗预防卒中复发，不建议使用直接口服抗凝药或替格瑞洛来降低卒中复发风险。

（2）不明原因缺血性卒中或TIA的患者，尽管已进行彻底的诊断评估且无其他血栓形成史，但发现凝血酶原20210A突变、活化蛋白C抵抗、因子Ⅷ水平升高或蛋白C、蛋白S或抗凝血酶Ⅲ缺乏，抗血小板治疗可以合理降低卒中或TIA复发风险。

参 考 文 献

［1］中华医学会神经病学分会，中华医学会神经病学分会脑血管病学组. 中国缺血性卒中和短暂性脑缺血发作二级预防指南2022［J］. 中华神经科杂志，2022，55（10）：1071-1110.

［2］中华医学会神经病学分会，中华医学会神经病学分会脑血管病学组. 中国急性缺血性卒中诊治指南2023［J］. 中华神经科杂志，2024，57（6）：523-559.

［3］KLEINDORFER D O，TOWFIGHI A，CHATURVEDI S，et al.

2021 Guideline for the prevention of stroke in patients with stroke and transient ischemic attack: a Guideline from the American Heart Association/American Stroke Association[J]. Stroke, 2021, 52(7): e364-e467.

[4] 中华医学会神经病学分会，中华医学会神经病学分会脑血管病学组，中华医学会神经病学分会神经血管介入协作组. 中国急性缺血性卒中早期血管内介入诊疗指南2022［J］. 中华神经科杂志，2022，55（6）：565-580.

[5] 中国卒中学会，中国卒中学会神经介入分会，中华预防医学会卒中预防与控制专业委员会介入学组. 急性缺血性卒中血管内治疗中国指南2023［J］. 中国卒中杂志，2023，18（6）：684-711.

（吴娟娟　周立新）

第五节　急性缺血性卒中的双抗治疗

一、双重抗血小板治疗概述

（1）不同抗血小板药物通过作用于不同靶点，有效抗血小板聚集，减少白色血栓的形成。双重抗血小板治疗，即同时使用两种不同的抗血小板药物，通常为两种不同机制的抗血小板药物。对于部分急性缺血性卒中，双抗能够有效预防卒中复发，但同时也有增加出血的风险，因此不能无选择无期限地应用双抗治疗。

（2）抗血小板治疗的临床研究史上，已有许多临床试验为双抗治疗提供了证据，但试验的入组标准、药物用法和疗程、临床终点指标及结局不尽相同，虽部分在指南中有所体现，但临床医师在运用双抗治疗时仍存在许多误区及盲点。本文总结了关于双抗治疗在缺血性卒中的应用建议（表5-3）。

二、卒中机制与双抗治疗

（1）是否应用双抗治疗，卒中的机制是重要决定因素。

（2）理论上双抗治疗应当对大动脉粥样硬化导致的原位血栓形成及动脉-动脉栓塞发病机制的卒中有效，CHANCE研究亚组分析也有此提示，但目前相关的临床研究资料较少。

（3）一般不推荐双抗用于心源性、小动脉闭塞性脑梗死，除非影像学提示穿支动脉病变相关卒中，伴早期进展或预警综合征，此种情况下双抗治疗可能获益，急性期双抗短时程获益仍需进一步临床研究。

表 5-3 双抗治疗的使用情况及证据来源

适用情况	具体条件	双抗治疗方案	使用疗程	证据来源	备注
高危 TIA 和轻型卒中	发病 24 小时内，非心源性卒中复发高风险的急性 TIA 患者（ABCD2 评分 ≥ 4 分）和未接受静脉溶栓治疗的轻型卒中患者（NIHSS 评分 ≤ 3 分）	阿司匹林（首日负荷 75 ～ 300mg，维持 75 ～ 100mg/d）+ 氯吡格雷（首日负荷 300mg，维持 75mg/d）	21 天，之后改单抗长期二级预防	《中国急性缺血性脑卒中诊治指南 2023》（ I A）《中国缺血性卒中和短暂性脑缺血发作二级预防指南 2022》（ I A）2019 AHA/ASA 急性缺血性卒中早期管理指南（ I A）2021 AHA/ASA 卒中/TIA 二级预防指南（ I A）	双抗治疗时间不应超过 90 天，否则将增加出血风险
	如有条件则进行 CYP2C19 基因快检，明确是否为 CYP2C19 功能缺失等位基因携带者。如是，可替格瑞洛（首日负荷 180mg，维持 90mg bid）+ 阿司匹林 75mg/d	替格瑞洛（90mg bid）单药治疗	21 天，之后继续替格瑞洛（90mg bid）单药治疗	《中国急性缺血性卒中诊治指南 2023》（ II B）《中国缺血性卒中和短暂性脑缺血发作二级预防指南 2022》（ II B）	
	发病 72 小时内未接受静脉溶栓治疗的大动脉粥样硬化性轻型卒中患者（NIHSS 评分 ≤ 5 分）或高风险 TIA 患者（ABCD2 评分 ≥ 4 分）	阿司匹林（首日负荷 100 ～ 300mg，维持 100mg/d）+ 氯吡格雷（负荷 300mg，维持 75mg/d）	21 天，之后继续氯吡格雷单药治疗	《中国急性缺血性卒中诊治指南 2023》（ II B）	双抗治疗时间不应超过 90 天，应密切观察出血风险

适用情况	具体条件	双抗治疗方案	使用疗程	证据来源	备注
	发病24小时内有非心源性轻型卒中（NIHSS评分≤5分）或高危TIA（ABCD2评分≥4分）及同侧颅内大动脉狭窄>30%的患者	替格瑞洛（负荷180mg，维持90mg bid）＋阿司匹林（负荷300～325mg，维持75～100mg/d）	30天，之后改为单药治疗	《中国缺血性卒中和短暂性脑缺血发作二级预防指南2022》（Ⅱ B）2021 AHA/ASA卒中/TIA二级预防指南（2b B-NR）	国外研究应用阿司匹林时维持剂量多采用325mg/d，而我国临床上多采用的维持剂量为100mg/d
症状性颅内动脉狭窄	发病30天内伴有症状性颅内动脉狭窄（70%～99%）的缺血性卒中或TIA患者	阿司匹林（100mg/d）＋氯吡格雷（75mg/d）	90天，之后单用阿司匹林或氯吡格雷长期二级预防	《中国缺血性卒中和短暂性脑缺血发作二级预防指南2022》（Ⅱ B）2021 AHA/ASA卒中/TIA（2aB-NR）	颅内外大动脉非急性闭塞可以参照此方案——《中国颅内外大动脉非急性闭塞血管内介入治疗专家共识》
	症状性颅内外动脉狭窄（50%～99%）或合并有两个以上危险因素的非急性缺血性卒中或TIA患者	西洛他唑（100mg bid）＋阿司匹林（100mg/d）/氯吡格雷（50mg/d或75mg/d）	长期	《中国缺血性卒中和短暂性脑缺血发作二级预防指南2022》（Ⅱ B）2021 AHA/ASA卒中/TIA二级预防指南（2b C-LD）	

第五章　脑血管病的评估及治疗

续　表

适用情况	具体条件	双抗治疗方案	使用疗程	证据来源	备注
颈动脉及椎动脉夹层	颅外段夹层，存在抗凝禁忌时，倾向抗板治疗	可单用阿司匹林、氯吡格雷或双嘧达莫，也可用阿司匹林＋氯吡格雷或阿司匹林＋双嘧达莫（无具体剂量推荐）	3～6个月	《中国颈部动脉夹层诊治指南2015》（ⅠB）2021 ESO颅内外动脉夹层指南（专家共识意见）	关于双抗治疗是否优于单抗治疗尚无研究涉及
	颅内段夹层	如果单用阿司匹林仍发生复发性血栓栓塞事件，可考虑双重抗血小板治疗或抗凝剂		2021 ESO颅内外动脉夹层指南（专家共识意见）	抗血小板药物比抗凝药可能具有更好的风险/获益比
血管内治疗相关	行急诊支架植入术（非桥接）	术前负荷阿司匹林（300mg）＋氯吡格雷（300mg）；术后每天联合服用阿司匹林（100mg/d）＋氯吡格雷（75mg/d）	至少1个月，以颈动脉支架植入为例，一般双抗治疗3个月后，改为阿司匹林单抗治疗	《中国急性缺血性卒中早期血管内介入诊疗指南2022》（ⅠC）	对于接受非桥接治疗的患者，血管内治疗后即可给予抗血小板药物治疗；对于接受桥接治疗的患者，抗血小板溶栓治疗应在静脉溶栓24小时后开始。但对于桥接治疗合并急诊支架植入术的患者，为防止支架植入急性血栓形成，静脉溶栓后24小时内抗血小板药物治疗的安全性尚不明确

适用情况	具体条件	双抗治疗方案	使用疗程	证据来源	备注
血管内治疗相关	动脉粥样硬化导致的非急性闭塞再通治疗围手术期	术前阿司匹林（100mg/d）+氯吡格雷（75mg/d）。对于阿司匹林不耐受的患者，可更换为替格瑞洛或西洛他唑等。同时参考 CYP2C19 等位基因多态性检测结果，对于氯吡格雷抵抗的患者，可增加药物剂量。对于同时存在阿司匹林和氯吡格雷抵抗的患者，分析具体原因后，可换用药物如替格瑞洛，或加用其他种类药物，如血小板膜糖蛋白 II b/ III a 受体拮抗剂及磷酸二酯酶抑制剂	术前 3～5 天	《中国颅内外大动脉非急性闭塞血管内介入治疗专家共识》	对于拟行介入治疗且合并房颤的患者，术前及术后予以双重抗血小板治疗时，权衡出血风险，酌情停用抗凝药物

续 表

适用情况	具体条件	双抗治疗方案	使用疗程	证据来源	备注
血管内治疗相关	亚急性颈动脉闭塞，远端管腔内大量亚急性血栓，小球囊扩张后前向血流恢复良好	双抗治疗2周后择期行支架植入术	2周	《中国颅内外大动脉非急性闭塞血管内介入治疗专家共识》	一般2周左右管腔内亚急性血栓可自溶
	明确串联病变或原位探查病变，进行血管成形术，可术中使用血小板膜糖蛋白Ⅱb/Ⅲa受体拮抗剂（替罗非班）或停止该治疗前	重叠双抗治疗	4小时	《急性缺血性卒中血管内治疗中国指南2023》	
动脉-动脉栓塞机制导致的急性缺血性卒中	3个月内症状性颅内外大动脉狭窄（≥50%）伴有TCD微栓子信号阳性的患者	氯吡格雷（负荷300mg，维持75mg/d）+阿司匹林（75mg/d）	7天	CARESS CLAIR亚组分析	
主动脉弓源性栓塞性卒中或TIA	6个月内的TIA或非致残性脑梗死（改良Rankin评分<4分）或周围动脉栓塞患者，合并TEE确定的胸主动脉斑块（≥4mm）	氯吡格雷（75mg/d）+阿司匹林（75~150mg/d）	不超过3个月，之后氯吡格雷长期二级预防	ARCH 《中国缺血性卒中和短暂性脑缺血发作二级预防指南2022》（ⅡB）	

适用情况	具体条件	双抗治疗方案	使用疗程	证据来源	备注
缺血性卒中存在阿司匹林抵抗	一般考虑换用氯吡格雷，达到氯吡格雷稳态血药浓度前不能停用阿司匹林	双抗治疗至氯吡格雷完全生效后再停用阿司匹林	3～7天	CAPRIE、CHANCE亚组分析	
不能耐受抗凝药物的非瓣膜性房颤预防卒中	不能耐受或不愿口服抗凝药物	阿司匹林(75～100mg/d)＋氯吡格雷(75mg/d)	长期	ACTIVE A、《中国缺血性卒中和短暂性脑缺血发作二级预防指南2022》(ⅡB)	推荐单抗治疗，可选双抗治疗，但应注意出血风险。存在终生抗凝禁忌的患者，但在能耐受抗凝45天，推荐左心耳封堵术以预防卒中
合并急性冠脉综合征的1年内行冠状动脉支架植入的缺血性卒中患者	合并急性冠脉综合征或1年内行冠状动脉支架植入的缺血性卒中患者	急性冠脉综合征需要双抗治疗	1年(根据出血风险调整)		急性冠脉综合征合并急性缺血性卒中或缺血性卒中后急性冠脉综合征中为特殊情况，需要心内科及神经科医师共同决策，根据卒中的病因、平衡获益与出血风险，决定个体化的双抗治疗之后谨慎开展抗凝治疗方案

注：需注意，以上部分内容并未获得指南推荐，本文仅提供双抗治疗的可能运用情形，在临床实践中应充分结合患者具体病情谨慎选择。在某些情况下，双抗治疗虽然可能有更大益处（预防卒中复发），但可能增加出血事件的发生率。由于有很多相关临床试验正在开展时已经排除不适宜双抗治疗的人群，因此在临床实践中需要仔细评估患者的出血风险，权衡双抗治疗的获益与风险之后进行决策。

第五章 脑血管病的诊治及评

三、总结

（1）双重抗血小板治疗在临床运用中仍存在误区和盲点。

（2）具体问题具体分析，仔细权衡预防卒中复发的获益和出血的风险之后明确是否给予双抗治疗，保证患者利益最大化。

（3）发病24小时内的非心源性高卒中复发风险的急性TIA患者（ABCD2评分≥4）和未接受静脉溶栓治疗的轻型卒中患者（NIHSS评分≤3）是缺血性卒中进行短期双抗治疗的主要适应证。

参 考 文 献

［1］中华医学会神经病学分会，中华医学会神经病学分会脑血管病学组．中国急性缺血性卒中诊治指南2023［J］．中华神经科杂志，2024，57（6）：523-559．

［2］中华医学会神经病学分会，中华医学会神经病学分会脑血管病学组．中国缺血性卒中和短暂性脑缺血发作二级预防指南2022［J］．中华神经科杂志，2022，55（10）：1071-1110．

［3］中华医学会神经病学分会，中华医学会神经病学分会脑血管病学组．中国颈部动脉夹层诊治指南2015［J］．中华神经科杂志，2015，48（8）：644-651．

［4］中华医学会神经病学分会，中华医学会神经病学分会脑血管病学组，中华医学会神经病学分会神经血管介入协作组．中国急性缺血性卒中早期血管内介入诊疗指南2022［J］．中华神经科杂志，2022，55（6）：565-580．

［5］中国卒中学会，中国卒中学会神经介入分会，中华预防医学会卒中预防与控制专业委员会介入学组．急性缺血性卒中血管内治疗中国指南2023［J］．中国卒中杂志，2023，18（6）：684-711．

（吴娟娟　韩　菲　姚　明）

第六节　房颤合并卒中的治疗

一、概述

房颤合并卒中的治疗主要涉及卒中急性期处理、抗凝治疗和危险因素管理等多个方面，以预防卒中复发和改善长期预后。

二、房颤相关卒中的急性期治疗

（1）发生急性缺血性卒中的房颤患者，急性期治疗策略应充分权衡卒中复发与出血转化的风险。

1）对于时间窗内且符合溶栓适应证的患者，如服用华法林，INR≤1.7时可进行静脉溶栓治疗。

2）对于服用新型口服抗凝药（NOAC）的患者，如肾功能正常，末次服用NOAC后48小时以上药已代谢完全，此时行溶栓治疗相对安全，而48小时内溶栓尚无充分证据。

3）对于时间窗内的大血管闭塞卒中患者，推荐进行机械取栓。

（2）抗凝治疗在房颤患者的卒中二级预防中占有重要地位。房颤引起卒中的机制多为心源性栓塞，因此在排除脑出血后，通常建议进行长期抗凝以预防复发。在启动抗凝治疗前，应对患者进行充分评估。

三、房颤患者卒中风险的评估

（1）房颤是卒中的独立危险因素，CHA_2DS_2-VASc评分是目前应用最广泛的非瓣膜性房颤卒中风险评估工具。

（2）考虑到亚洲房颤患者卒中风险增加的年龄阈值更低，2023年《心房颤动诊断和治疗中国指南》建议使用CHA_2DS_2-VASc-60评分（表5-4）。该评分为0～1分的男性或0～2分的女性房颤患者应至少每年评估1次血栓栓塞风险；≥2分的男性或≥3分的女性患者应使用口服抗凝药（OAC）；评分为1分的男性或2分的女性患者，在结合临床净获益和患者的意愿后应考虑使用OAC；评分为0分的男性或1分的女性患者不应以预防卒中为目的使用OAC。

表5-4　CHA_2DS_2-VASc-60评分

危险因素	说明	分值
充血性心力衰竭（C）	包括射血分数降低的心力衰竭、射血分数轻度降低的心力衰竭、射血分数保留的心力衰竭及左心室收缩功能障碍（LVEF＜40%）	1分
高血压（H）	高血压病史，或目前血压≥140/90mmHg	1分
年龄≥65岁（A_2）	亚洲房颤患者≥65岁	2分
糖尿病（D）	包括1型和2型糖尿病，病程越长，卒中风险越高	1分

危险因素	说明	分值
卒中（S_2）	既往卒中、短暂性脑缺血发作或体循环栓塞，包括缺血性和出血性卒中	2分
血管疾病（V）	包括影像证实的冠心病或心肌梗死病史、外周动脉疾病（外周动脉狭窄≥50%或行血运重建）、主动脉斑块	1分
年龄60～64岁（A）	亚洲房颤患者60～64岁	1分
女性（Sc）	卒中风险的修正因素，但不是独立危险因素	1分

四、房颤患者出血风险的评估

（1）在启动抗凝和治疗过程时，应对潜在的出血风险进行充分评估。HAS-BLED出血评分（表5-5）是应用最广泛的出血风险预测模型。HAS-BLED评分≤2分为低出血风险，评分≥3分时提示高出血风险。

（2）注意：出血评分高的患者仍可从抗凝治疗中显著获益，因此高出血风险评分不能作为使用OAC的禁忌。

表5-5 HAS-BLED出血评分

临床特点	说明	分值
未控制的高血压（H）	定义为收缩压＞160mmHg	1分
肝肾功能异常（各1分）（A）	肝功能异常定义为肝硬化或胆红素＞2倍正常值上限，AST/ALT/ALP＞3倍正常值上限；肾功能异常定义为透析或肾移植或血清肌酐＞200μmol/L	1分或2分
卒中（S）	包括缺血性卒中和出血性卒中	1分
出血（B）	出血史或出血倾向（既往大出血、贫血或严重血小板减少）	1分
INR值易波动（L）	INR不稳定或过高，或TTR＜60%	1分
老年（E）	年龄＞65岁	1分
药物或过量饮酒（各1分）（D）	药物指合并应用抗血小板药物或非甾体抗炎药，过量饮酒是指酒精每周摄入量＞112g	1分或2分

五、房颤合并缺血性卒中患者抗栓药物的选用

（1）对于合并非瓣膜性房颤的缺血性卒中或短暂性脑缺血发作患者，首选NOAC（包括直接抑制凝血酶的达比加群，以及抑制因子Ⅹa的利伐沙班、阿哌沙班和艾多沙班）。

（2）若病情需要（如瓣膜性房颤）使用华法林，保持INR稳定在2.0～3.0、抗凝强度达到预定治疗范围内的时间百分比（TTR）≥70%。

（3）一般不推荐抗血小板药物用于房颤相关卒中的预防。

六、房颤合并缺血性卒中启用抗栓治疗的时机

（1）对于抗凝治疗启动时机目前尚无统一标准。

（2）国际上采用较多的为"1-3-6-12"原则，但近期"1-2-3-4"原则也备受关注。但上述原则来源于观察性研究，近年来一些随机对照试验对房颤合并缺血性卒中早期抗凝提出了新证据（表5-6）。

（3）我国2023年急性缺血性卒中诊疗指南认为对于伴房颤的急性缺血性卒中早期使用NOAC抗凝是安全的。2023年我国房颤治疗指南指出，轻中度急性缺血性卒中的房颤患者应考虑早期（≤4天）启动NOAC抗凝。

表5-6　房颤合并缺血性卒中的抗凝启动时机方案

"1-3-6-12"原则（2013年欧洲心脏协会房颤管理指南推荐）	TIA，发病第1天启动抗凝治疗；轻型卒中（NIHSS评分＜8分），发病第3天启动抗凝治疗；中度卒中（NIHSS评分8～15分），发病第6天，如无出血转化则启动抗凝治疗；重度卒中（NIHSS评分＞16分），发病第12天除外出血转化后启动抗凝治疗
"1-2-3-4"原则（2022年公布，观察性研究）	根据卒中危险分层早期重启NOAC（早于不同严重程度患者中位抗凝启动时间，即TIA后1天内、轻型卒中后2天内、中型卒中后3天内、严重卒中后4天内）与卒中/栓塞风险降低相关，且颅内出血发生率未明显增加
TIMING研究（2022年公布，该领域首个随机对照试验）	房颤合并轻中度缺血性卒中（NIHSS平均评分为6分）后≤4天内使用NOAC在减少再发缺血性卒中、有症状的颅内出血和全因死亡构成的主要复合终点方面不劣于卒中后5～10天重启NOAC的策略，且主要终点事件有降低趋势

ELAN研究（2023年公布，多中心开放标签随机对照研究）	基于基线梗死部位及体积大小，将轻型卒中定义为梗死直径≤1.5cm；中度卒中定义为大脑前/中/后动脉皮质支梗死；重度卒中定义为梗死直径≥1.5cm 早期使用口服抗凝药（即轻中度卒中发病48小时内，重度卒中患者第6～7天）与延迟启动抗凝（即轻型卒中发病第3～4天，中度卒中发病第6～7天，重度卒中发病第12～14天）相比，其复发性缺血性卒中、全身性栓塞事件、严重颅外出血、症状性颅内出血及血管性死亡的发生率估计较延迟抗凝治疗低2.8%至高0.5%不等（基于95%置信区间）

七、房颤患者抗凝合并颅内出血的处理

（1）抗凝过程中出现颅内出血需立即停用OAC，对症支持治疗，并查明出血原因，采取针对性治疗。

（2）原发性和外伤性颅内出血在得到可靠控制前均为抗凝治疗禁忌。

（3）非创伤性颅内出血非瓣膜房颤患者重启抗凝治疗时可优先选择NOAC。

（4）对于高卒中风险的患者，在出血纠正并去除病因后，应考虑尽早重启抗凝治疗。但重启抗凝的最佳时机尚不明确，但应至少延迟至急性期以后，可能为4周之后。有研究表明，颅内出血后7～8周重启抗凝可能获益最大。

（5）对于颅内出血复发风险高的患者，如无可纠正的病因，且能耐受45天的短期抗凝治疗，可考虑左心耳封堵。

八、总结

（1）对于中国房颤患者建议使用改良的CHA_2DS_2-VASc-60评分评估卒中风险。

（2）HAS-BLED出血评分提示高出血风险并非房颤患者使用OAC的禁忌。

（3）合并非瓣膜性房颤的缺血性卒中患者，若无禁忌应首选NOAC抗凝治疗，一般不推荐抗血小板药。

（4）缺血性卒中后重启抗凝应充分权衡卒中再发与出血转化的风险。合并房颤的轻中度缺血性卒中患者，建议交代利弊后早期启动NOAC抗凝治疗。

（5）对于卒中高风险的颅内出血患者，在颅内出血稳定并去除病因后，应考虑尽早重启抗凝治疗。

参 考 文 献

［1］中华医学会心血管病学分会，中国生物医学工程学会心律分会. 心房颤动诊断和治疗中国指南［J］. 中华心血管病杂志，2023，51（6）：572-618.

［2］PISTERS R，LANE DA，NIEUWLAAT R，et al. A novel user-friendly score（HAS-BLED）to assess 1-year risk of major bleeding in patients with atrial fibrillation：the Euro Heart Survey［J］. Chest，2010，138（5）：1093-1100.

［3］中华医学会神经病学分会，中华医学会神经病学分会脑血管病学组. 中国急性缺血性卒中诊治指南2023［J］. 中华神经科杂志，2024，57（6）：523-559.

［4］HEIDBUCHEL H，VERHAMME P，ALINGS M，et al. EHRA practical guide on the use of new oral anticoagulants in patients with non-valvular atrial fibrillation：executive summary［J］. Eur Heart J，2013，34（27）：2094-2106.

［5］KIMRUA S，TOYODA K，YOSHIMURA S，et al. Practical "1-2-3-4-day" rule for starting direct oral anticoagulants after ischemic stroke with atrial fibrillation：combined hospital-based cohort study［J］. Stroke，2022，53（5）：1540-1549.

［6］OLDGREN J，ÅSBERG S，HIJAZI Z，et al. Early versus delayed non-vitamin K antagonist oral anticoagulant therapy after acute ischemic stroke in atrial fibrillation（TIMING）：a registry-based randomized controlled noninferiority study［J］. Circulation，2022，146（14）：1056-1066.

［7］FISCHER U，KOGA M，STRBIAN D，et al. Early versus later anticoagulation for stroke with atrial fibrillation［J］. N Engl J Med，2023，388（26）：2411-2421.

［8］HINDRICKS G，POTPARA T，DAGRES N，et al. 2020 ESC Guidelines for the diagnosis and management of atrial fibrillation developed in collaboration with the European Association for Cardio-Thoracic Surgery（EACTS）：the task force for the diagnosis and management of atrial fibrillation of the European Society of Cardiology（ESC）Developed with the special contribution of the European Heart Rhythm Association（EHRA）of the ESC［J］. Eur Heart J，2021，42（5）：373-498.

［9］PENNLERT J，OVERHOLSER R，ASPLUND K，et al. Optimal timing of anticoagulant treatment after intracerebral hemorrhage in patients with atrial fibrillation [J]. Stroke, 2017, 48 (2): 314-320.

[10] KURAMATSU J B, HUTTNER H B. Management of oral anticoagulation after intracerebral hemorrhage [J]. Int J Stroke, 2019, 14 (3): 238-246.

（潘子昂　姜　南　姚　明）

第七节　缺血性卒中急性期血压管理流程

一、概述

（1）高血压在缺血性卒中急性期很常见，可能的原因包括卒中后应激状态、病前血压控制不佳、颅内压增高、尿潴留、疼痛、焦虑、躁动等。高血压急性期管理首先应尽可能去除诱因，如处理紧张、疼痛、恶心、呕吐及颅内压增高等情况。

（2）应在密切监测血压变化的前提下平稳降压，避免使用引起血压急剧下降的药物，以免加重低灌注。

（3）目前降压治疗启动的时机、降压目标值和降压药物的选择尚缺乏充分可靠的证据。

1）现有证据认为，对于不接受静脉溶栓及血管内治疗的患者，发病后48小时或72小时内启动降压治疗的获益并不明确。

2）对于接受静脉溶栓的患者，我国指南推荐溶栓前应控制收缩压＜180mmHg，舒张压＜100mmHg，可选择在密切血压监测的条件下静脉泵入降压药物（如乌拉地尔等）至目标值，在保证溶栓时间的前提下，尽可能平稳降压。

3）对于接受血管内治疗的患者，术后根据血管开通情况个体化降压，避免过度灌注或低灌注。术后血管未完全再通者，应避免血压过低；血管完全再通者，术后可逐步降压至收缩压140～180mmHg，但也应避免强化降压。

4）对于卒中后低血压的患者，需首先明确和处理原因，包括主动脉夹层、血容量减少及心输出量减少等。

二、基于最新指南总结的流程图（图5-5）

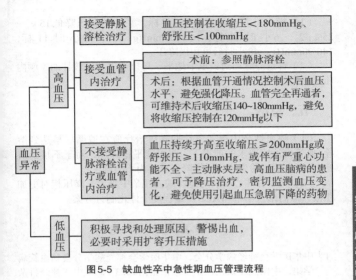

图5-5　缺血性卒中急性期血压管理流程

三、急性缺血性卒中合并急性冠脉综合征的血压管理

（1）原则上起病24小时内降压不超过基线血压的15%，但紧急情况下可根据急性缺血性卒中和急性冠脉综合征（ACS）的严重程度个体化制订降压方案。

（2）首先使用有证据的心脏保护药物（肾素-血管紧张素系统抑制剂和β受体阻滞剂），原则上24小时内降压目标为＜140/90mmHg，但也需结合缺血性卒中程度、病因分型和颅内大血管狭窄程度具体考虑。

（3）降压药物选择及给药方式：静脉给药有利于控制降压速度和调整药物剂量，常用药物为尼卡地平、乌拉地尔和硝酸甘油（颅内压增高者禁用，无禁忌证者首选）。

四、急性缺血性卒中合并急性心力衰竭的血压管理

（1）指南推荐：最初1小时目标，平均动脉压降低15%～25%；2～6小时目标，160/100mmHg；24～48小时目标，140/90mmHg，48小时后可积极降压。

（2）首选静脉用药：尼卡地平、乌拉地尔和硝酸甘油（颅内压增高者禁用）。

五、总结

（1）缺血性卒中患者急性期降压治疗应在遵循尽早达到溶栓/血管内治疗要求的前提下，尽可能平稳降压；对于不接受溶栓/血管内治疗的患者，早期降压获益尚不明确。

（2）对于合并心脏病的急性缺血性卒中患者，降压相对更加积极，但需结合卒中和ACS严重程度个体化制订方案。

参 考 文 献

[1] 中华医学会神经病学分会，中华医学会神经病学分会脑血管病学组. 中国急性缺血性卒中诊治指南2023［J］. 中华神经科杂志，2024，57（6）：523-559.
[2] 中国医疗保健国际交流促进会高血压分会，北京脑血管病防治协会. 急性缺血性卒中合并心脏病患者血压管理专家共识［J］. 中华内科杂志，2021，60（4）：306-313.

（沙宇惠　曹宇泽　倪　俊）

第八节　降脂药物的治疗选择

一、概述

（1）血脂异常通常指血清中胆固醇和/或甘油三酯（TG）水平升高，俗称高脂血症。临床上常用的监测指标包括总胆固醇（TC）、TG、低密度脂蛋白胆固醇（LDL-C）及高密度脂蛋白胆固醇（HDL-C）。

（2）实际上血脂异常也泛指包括低HDL-C血症在内的各种血脂异常，其中LDL-C是动脉粥样硬化性心血管疾病

（ASCVD）人群干预的首要靶点（Ⅰ类推荐，A级证据）。

二、降脂药物的分类与选择

1. 降低胆固醇药物

（1）他汀类（HMG-CoA还原酶抑制剂）

1）作用：显著降低TC、LDL-C和载脂蛋白B（Apo-B）水平，降低TG水平，轻度升高HDL-C水平。

2）常用种类及每日剂量：见表5-7。

表5-7　常用他汀类药物种类及每日剂量

种类	药物	每日剂量
高强度他汀（LDL-C降低≥50%）	阿托伐他汀	40～80mg（80mg中国人群安全经验不足，谨慎使用）
	瑞舒伐他汀	20mg
中等强度他汀（LDL-C降低25%～50%）	阿托伐他汀	10～20mg
	瑞舒伐他汀	5～10mg
	氟伐他汀	80mg
	洛伐他汀	40mg
	匹伐他汀	2～4mg
	普伐他汀	40mg
	辛伐他汀	20～40mg
	血脂康	1.2g

提示：他汀6%效应，即当他汀类药物剂量增加1倍时，LDL-C进一步降低幅度仅约6%。他汀剂量增倍，药费成比例增加，不良反应可能也显著增加，而降低LDL-C疗效的增加相对较小。

3）不同种类他汀的差异：见表5-8。

表5-8　不同种类他汀的差异

他汀	半衰期（h）	溶解性	主要代谢途径	服用时间
阿托伐他汀	20～30	亲脂性	肝脏（CYP3A4）	一天内任何时间服用
瑞舒伐他汀	19	亲水性	肝脏（CYP2C9、CYP2C19）、肾脏	一天内任何时间服用
匹伐他汀	11	亲脂性	肝脏（CYP2C9，代谢程度低），肾脏	睡前服用
辛伐他汀	2～3	亲脂性	肝脏（CYP3A4）	晚餐时服用

他汀	半衰期（h）	溶解性	主要代谢途径	服用时间
普伐他汀	1.5～2.8	亲水性	肝脏首过效应（不通过肝药酶代谢）	睡前服用

4）胆固醇合成高峰在夜间，大部分他汀类药物晚上服用；阿托伐他汀、瑞舒伐他汀半衰期长，因此在一天任何时间服用均可。

5）不良反应如下。

✓ 肝功能异常：建议他汀治疗开始后4～12周内检查肝功能，如无异常，则逐步调整为每3～12个月复查1次。转氨酶升高在正常值上限3倍以内可原剂量或减量观察，超过3倍以上及合并总胆红素升高需减量或停药；他汀类药物禁用于失代偿期肝硬化和急性肝衰竭。

✓ 骨骼肌相关不良反应：包括肌痛、肌炎、横纹肌溶解，患者有肌肉不适和/或无力，且肌酸激酶升高至正常值上限5倍以上，或连续监测肌酸激酶呈进行性升高时，应减少他汀剂量或停药。

✓ 新发糖尿病：长期服用可增加糖尿病风险10%～12%，他汀对心血管疾病总体益处远大于新增糖尿病风险。

✓ 认知功能异常：多为一过性，发生概率不高。

（2）其他降低胆固醇药物（多与他汀类药物合用）（表5-9）。

2. 降低甘油三酯药物

TG轻、中度升高（＜5.7mmol/L），首先考虑生活方式干预，仍然以降低LDL-C为主要目标，同时强调非-HDL-C达标。经他汀治疗后如非-HDL-C不达标，可加用贝特类、鱼油制剂等降低甘油三酯药物。

（1）贝特类

1）主要降低TG，轻度降低LDL-C，升高HDL-C。

2）临床常用：非诺贝特0.1g tid、吉非贝齐0.6g bid。

（2）多不饱和脂肪酸

1）深海鱼油主要成分，高纯度制剂用于临床。

2）显著降低TG，升高HDL-C。

3）常用剂量0.5～1.0g tid。

（3）烟酸

1）B族维生素，广谱调血脂药。

2）降低TG，升高HDL-C，降低Lp（a）。

3）小剂量（0.375～0.5g qd）开始，睡前服用，最大常用剂量1～2g qd。

4）慢性活动性肝病、活动性消化性溃疡和严重痛风者禁用。

表5-9 其他降胆固醇药物的作用机制、常用剂量、不良反应及注意事项

种类	药物名称	机制	注意事项	不良反应	常用剂量
胆固醇吸收抑制剂	依折麦布	抑制肠道内胆固醇吸收	过敏、活动性肝病、妊娠期和哺乳期禁用	头痛、消化道症状	10mg qd
胆汁酸结合树脂	考来烯胺 考来替泊 考来维仑	阻断肠道胆固醇重吸收	过敏及胆道完全梗阻的患者禁用考来烯胺、异常β脂蛋白血症者和TG>4.5mmol/L禁用胆汁酸结合树脂	胃肠道不适、便秘	考来烯胺5g tid 考来替泊5g tid 考来维仑1.875g bid
抗氧化剂	普罗布考	促进LDL通过非受体途径清除、降低氧化型LDL对内皮的损伤	对普罗布考过敏者禁用、近期心肌损害、严重室性心律失常、心动过缓、有心源性晕厥或不明原因晕厥者、QT间期延长者、正在服用延长QT间期药物者、合并低血钾或低血镁者、孕妇及计划妊娠妇女禁用	消化道症状、QT间期延长	0.5g bid
PCSK9抑制剂	依洛尤单抗 阿利西尤单抗	PCSK9单克隆抗体、促进LDL通过受体途径清除	过敏者禁用	局部注射反应、上呼吸道感染	140mg q2w或420mg qm 75mg q2w或150mg q2w 可根据患者特点调整
	英克司兰	PCSK9 siRNA、促进PCSK9 mRNA降解、促进LDL通过受体途径清除		局部注射反应	284mg q6m（首次注射后在第3个月追加1次）

269

三、血脂异常的管理及治疗目标

危险分层是血脂异常管理的重要环节之一。根据心脑血管疾病发病危险采取不同强度的干预措施是血脂异常防治的核心策略。而对于卒中患者而言，血脂异常的管理和治疗也至关重要。

1. 总体原则

《中国成人血脂异常防治指南（2016年修订版）》《中国血脂管理指南（2023年）》提出中国人群血脂异常的危险分层策略，根据危险分层制定了不同人群LDL-C或非-HDL-C治疗的达标值。临床上，应根据个体ASCVD危险程度，决定是否启用降脂药物治疗。

（1）LDL-C是防治ASCVD的首要干预靶点（Ⅰ类推荐，A级证据），非HDL-C为次要干预靶点（Ⅰ类推荐，B级证据）。

（2）根据个体的ASCVD风险确定相应的LDL-C及非HDL-C目标值（表5-10）。

表5-10　不同ASCVD风险对应的LDL-C推荐目标值

风险等级	LDL-C推荐目标值	推荐类别	证据等级
低危	<3.4mmol/L	Ⅱa	B
中高危	<2.6mmol/L	Ⅰ	A
极高危	<1.8mmol/L，且较基线降低幅度>50%	Ⅰ	A
超高危	<1.4mmol/L，且较基线降低幅度>50%	Ⅰ	A

（3）健康的生活方式是降低LDL-C及非HDL-C的基础（Ⅰ类推荐，B级证据）。

（4）降LDL-C治疗以中等剂量他汀类药物为初始治疗（Ⅰ类推荐，A级证据）。

（5）他汀类药物治疗后LDL-C未达标时应考虑联合胆固醇吸收抑制剂和/或PCSK9抑制剂（Ⅰ类推荐，A级证据）。

2. 卒中一级预防

2019年《中国脑血管病一级预防指南》相应推荐如下。

（1）在早发动脉粥样硬化患者的一级亲属中（包括<20岁的儿童和青少年），进行家族性高胆固醇血症的筛查，确诊后应考虑给予他汀治疗；40岁以上男性和绝经后女性应每年进行血脂检查；卒中高危人群建议定期（3～6个月）检测血脂（Ⅰ类推荐，C级证据）。

（2）推荐他汀类药物作为首选药物，将降低LDL-C水平作为防控ASCVD危险的首要干预靶点。根据ASCVD风险设定

LDL-C目标值：极高危者LDL-C＜1.8mmol/L；高危者LDL-C＜2.6mmol/L（Ⅰ类推荐，B级证据）。LDL-C基线值较高不能达标者，LDL-C水平至少降低50%（Ⅱ类推荐，B级证据）。极高危患者LDL-C基线水平如果能达标，LDL-C水平仍应降低30%左右（Ⅰ类推荐，A级证据）。

（3）可考虑烟酸用于HDL-C降低或脂蛋白（a）升高的患者，然而其对预防缺血性卒中的作用尚未得到证实，同时还有增加肌病的风险，故应谨慎使用（Ⅲ类推荐，B级证据）。

（4）可考虑贝特类药物用于糖尿病合并高甘油三酯血症患者，可能降低非致死性心肌梗死，但同时可能会增加血尿酸水平和痛风发病风险（Ⅲ类推荐，B级证据）；但其对缺血性卒中预防的有效性尚未得到证实，不推荐贝特类和他汀类药物常规联合应用（B级证据）。

（5）可以考虑在给予他汀类药物基础上联合使用依折麦布，用于急性冠脉综合征患者预防卒中；对于合并糖尿病或其他高危因素的人可能获益更多（Ⅲ类推荐，B级证据）。

（6）对于不能耐受他汀治疗或他汀治疗未达标的患者，可考虑联合使用非他汀类降脂药物如纤维酸衍生物、烟酸、依折麦布或PCSK9抑制剂，但其降低脑卒中风险的作用尚未得到充分证实（Ⅲ类推荐，C级证据）。

3. 卒中二级预防

2022年《中国缺血性卒中和短暂性脑缺血发作二级预防指南》相应推荐如下。

（1）对于非心源性缺血性卒中或TIA患者，LDL-C水平≥2.6mmol/L，推荐给予高强度他汀治疗，以降低卒中复发风险（Ⅰ类推荐，A级证据）。

（2）对于合并颅内外大动脉粥样硬化证据的非心源性缺血性卒中或TIA患者，推荐给予高强度他汀治疗，需要时联合依折麦布，将LDL-C水平控制在1.8mmol/L及以下或将LDL-C水平降50%及以上，以降低卒中和心血管事件风险（Ⅰ类推荐，A级证据）。

（3）对于极高危缺血性卒中患者，若给予最大耐受剂量他汀治疗后，LDL-C仍高于1.8mmol/L，推荐与依折麦布联合应用（Ⅰ类推荐，B级证据）；若他汀与依折麦布联合治疗后，LDL-C水平仍未达到目标水平，推荐联合使用PCSK9抑制剂治疗以预防ASCVD事件发生（Ⅱ类推荐，B级证据）。

（4）对于他汀不耐受或他汀治疗有禁忌证的患者，根据LDL-C水平目标值，可考虑使用PCSK9抑制剂或依折麦布（Ⅱ类推荐，B级证据）。

（5）合并高胆固醇血症的缺血性卒中或TIA患者，在启用他

271

汀类药物4～12周后，应根据空腹血脂水平和安全性指标（转氨酶和肌酶）评估使用降低LDL-C药物的治疗效果和调整生活方式，之后每3～12个月基于需要根据药物调整情况评估药物治疗的依从性和安全性（Ⅰ类推荐，A级证据）。

（6）长期使用他汀类药物治疗总体上是安全的。有脑出血病史的非心源性缺血性卒中或TIA患者应权衡风险和获益合理使用（Ⅱ类推荐，B级证据）。

（7）提示：更严格的降脂目标如下。

《中国血脂管理指南（2023年）》中推荐，对于动脉粥样硬化性缺血性卒中或TIA合并明确冠心病或外周血管疾病患者，建议降脂目标为LDL-C＜1.4mmol/L（Ⅰ类推荐，A级证据）。《缺血性脑卒中强化血脂管理上海专家建议》（2022年）中亦推荐，ASCVD危险分层为超高危的缺血性卒中患者LDL-C目标值应＜1.4mmol/L，且较基线降低幅度至少50%（Ⅱa类推荐，B级证据）。

根据《缺血性脑卒中强化血脂管理上海专家建议》，目前临床上非心源性急性缺血性卒中患者分类为超高危的标准为：①既往脑卒中史。②颅内/外动脉狭窄（颅内动脉狭窄程度≥70%或颈动脉狭窄程度≥50%）。③颈动脉内膜剥脱术/支架成形术后。④冠心病。⑤外周动脉疾病。⑥糖尿病。

四、总结

（1）血脂异常的治疗及管理有赖于危险分层，临床上应根据危险分层决定是否启用降脂药物治疗。

（2）ASCVD患者为极高危人群组，LDL-C为首要干预靶点，对于伴有动脉粥样硬化疾病（颅内血管、颈动脉、主动脉弓或冠状动脉粥样硬化）的缺血性卒中或TIA患者，推荐目标LDL-C＜1.8mmol/L，危险分层为超高危人群组，推荐目标LDL-C＜1.4mmol/L。

（3）他汀类药物为降低胆固醇水平的首选药物。

（4）他汀类药物的常见不良反应包括肝功能异常、骨骼肌相关不良反应，用药时应定期监测肝功能及肌酶。

（5）如他汀类药物不能达到降脂治疗目标，可考虑联用依折麦布、PCSK9抑制剂等其他种类降脂药物。

（6）高甘油三酯血症首先考虑生活方式干预，必要时运用贝特类、多不饱和脂肪酸或烟酸治疗。

参考文献

[1] 中华医学会神经病学分会, 中华医学会神经病学分会脑血管病学组. 中国脑血管病一级预防指南2019 [J]. 中华神经科杂志, 2019, 52（9）: 684-709.

[2] 中华医学会神经病学分会, 中华医学会神经病学分会脑血管病学组. 中国缺血性卒中和短暂性脑缺血发作二级预防指南2022 [J]. 中华神经科杂志, 2022, 55（10）: 1071-1110.

[3] 中国成人血脂异常防治指南修订联合委员会. 中国成人血脂异常防治指南（2016年修订版）[J]. 中国循环杂志, 2016, 31（10）: 937-953.

[4] 中国血脂管理指南修订联合专家委员会. 中国血脂管理指南（2023年）[J] 中国循环杂志, 2023, 38（3）: 237-271.

[5] 上海卒中学会缺血性脑卒中强化血脂管理上海专家建议专家组. 缺血性脑卒中强化血脂管理上海专家建议 [J]. 中国临床神经科学, 2022, 30（2）: 121-128.

（张宗慕雨　曹宇泽　姚　明）

第九节　脑出血急性期血压管理

一、脑出血急性期血压升高的机制

（1）脑出血患者常合并慢性高血压：脑血流自动调节曲线右移，出血发生后血压骤然升高是对发病前血压控制不良的反应。

（2）脑出血后的应激反应：患者交感神经系统、肾素－血管紧张素系统及肾上腺皮质系统等神经内分泌系统的异常激活，导致血压骤升。

（3）Cushing-Kocher反应：即脑干受压反应，由于血肿的占位效应和血肿周围水肿的扩大致持续性颅内压增高，超出脑血流自动调节范围，通过升高血压以维持脑灌注压。

（4）其他可能机制：出血位于自主神经调节中枢、出血后头痛、感染、精神心理因素等。

二、脑出血急性期降压的目标值及开始时间

（1）对于收缩压150～220mmHg的脑出血急性期患者，降压目标值为140mmHg，避免＜130mmHg。

（2）起病后2小时内开始强化降压并在1小时内达标，有助于减小血肿扩大、改善功能预后。

三、脑出血急性期降压药物的选择

（1）目前国内外主要脑出血指南均无推荐的降压药物。

（2）一般认为，急性期若血压水平显著升高可考虑静脉输注药物平稳控制血压，常用药物包括二氢吡啶类钙通道阻滞剂（如尼卡地平）、选择性α_1肾上腺素受体和非选择性β肾上腺素受体阻滞剂（如拉贝洛尔）。

四、脑出血急性期血压管理的临床指南推荐

（1）脑出血患者早期降压安全性及有效性的随机对照试验主要包括INTEACT、INTERACT-2、INTERACT-3、ATACH、ATACH-2、ICH-ADAPT研究等。

（2）基于上述研究目前主要的脑出血诊治指南对于急性期血压管理推荐如下（表5-11）。

表5-11　不同脑出血诊治指南对于脑出血急性期血压管理推荐

指南	推荐
中国脑出血诊治指南2019	应综合管理脑出血患者的血压，分析血压升高的原因，再根据血压情况决定是否进行降压治疗（Ⅰ类推荐，C级证据） 对于收缩压150～220mmHg的住院患者，在没有急性降压禁忌证的情况下，数小时内降压至130～140mmHg是安全的（Ⅱ类推荐，B级证据），其改善患者神经功能的有效性尚待进一步验证（Ⅱ类推荐，B级证据）；对于收缩压＞220mmHg的脑出血患者，在密切监测血压的情况下，持续静脉输注药物控制血压可能是合理的，收缩压目标值为160mmHg（Ⅱ类推荐，D级证据） 降压治疗期间应严密观察血压水平的变化，避免血压波动，每隔5～15分钟进行1次血压监测（Ⅰ类推荐，C级证据）

指南	推荐
美国心脏协会/ 美国卒中协会 （AHA/ASA） 自发性脑出血 指南2022	对于需要急性降压的自发性脑出血患者，应谨慎滴定降压药物剂量以确保平稳控制血压，避免收缩压峰值和剧烈波动有助于改善功能预后（Ⅱa类推荐，B-NR级证据）
	需要考虑急性降压的自发性脑出血患者，在脑出血病2小时内开始治疗并且1小时内达标，有助于降低血肿扩大风险并改善功能预后（Ⅱa类推荐，C-LD级证据）
	轻中度自发性脑出血合并收缩压升高（150～220mmHg）的患者，急性期将收缩压目标定为140mmHg，且维持在130～150mmHg是安全的，并且可能有利于改善功能预后（Ⅱb类推荐，B-R级证据）
	大面积或严重出血的自发性脑出血患者，或者需要进行手术减压的患者，尚不能确定强化降压的安全性和有效性（Ⅱb类推荐，C-LD级证据）
	收缩压＞150mmHg的轻度至中重度自发性脑出血患者，急性期将血压降至＜130mmHg可能是有害的（有害，B-R级证据）

五、总结

（1）脑出血急性期患者建议在数小时内开始强化降压，快速平稳地将收缩压降至140mmHg并避免＜130mmHg。

（2）脑出血急性期常用的降压药物可根据患者实际情况酌情选择，对于血压显著升高的患者，可在密切监测情况下持续静脉输注降压药物控制血压。

（3）除了强化降压，早期进行血糖和体温控制及纠正抗凝的综合性管理有助于改善脑出血患者预后。

参考文献

［1］中华医学会神经病学分会，中华医学会神经病学分会脑血管病学组．中国脑出血诊治指南（2019）．中华神经科杂志，2019，52（12）：994-1005.

［2］GREENBERG S M，ZIAI W C，CORDONNIER C，et al. American Heart Association/American Stroke Association. 2022 Guideline for the Management of Patients With Spontaneous Intracerebral Hemorrhage：A Guideline From the American Heart Association/American Stroke Association［J］. Stroke，2022，53（7）：e282-e361.

［3］ANDERSON C S，HUANG Y，WANG J G，et al. Intensive

blood pressure reduction in acute cerebral haemorrhage trial
(INTERACT): a randomised pilot trial [J]. Lancet Neurol,
2008, 7 (5): 391-399.

[4] MANNING L, HIRAKAWA Y, ARIMA H, et al. Blood
pressure variability and outcome after acute intracerebral
haemorrhage: a post-hoc analysis of INTERACT2, a randomised
controlled trial [J]. Lancet Neurol, 2014, 13 (4): 364-373.

[5] QURESHI A I, PALESCH Y Y, BARSAN W G, et al. Intensive
blood-pressure lowering in patients with acute cerebral hemorrhage
[J]. N Engl J Med, 2016, 375 (11): 1033-1043.

（潘子昂　韩　菲　周立新）

第十节　青年缺血性卒中的病因及诊断流程

一、概述

（1）青年卒中通常指18～50岁首次起病的卒中（最低15岁，最高65岁），包括缺血性卒中、出血性卒中。缺血性卒中更常见且发病率呈上升趋势（每10例卒中患者中约1例为青年）。

（2）与老年患者相比，青年缺血性卒中患者的危险因素、病因具有不同特点，卫生经济负担更重。

二、缺血性卒中的危险因素及病因

（1）青年缺血性卒中患者的危险因素更复杂多样，传统血管病危险因素仍常见，部分患者合并多种危险因素，存在年龄、性别、种族差异，如年龄＞30岁患者传统血管病危险因素的患病率明显升高，年轻女性患者存在妊娠、产褥、口服避孕药、合并系统性自身免疫病等特殊因素。

（2）传统血管病危险因素：吸烟、体力活动不足、高血压、血脂异常、肥胖、糖尿病、心血管疾病（冠心病、充血性心力衰竭、心肌梗死、外周动脉病、心脏瓣膜病、房颤）、酒精过量等。

（3）其他危险因素：偏头痛、卵圆孔未闭、阻塞性睡眠呼吸暂停、系统性免疫病、自身炎症性疾病、血液系统疾病、口服避孕药、妊娠或产褥期、恶性肿瘤、应用违禁药等。

（4）青年缺血性卒中的病因亦可根据TOAST进行分类（表5-12），早发动脉粥样硬化仍为最重要且常见的病因，其他或不明病因比例较高。

表5-12 青年缺血性卒中的病因分类

	人口学特征	临床特征	主要检查
大动脉粥样硬化			
动脉粥样硬化性血管病	多数40~49岁	心血管病史，传统血管病危险因素	超声或血管造影或TCD：大血管典型部位狭窄（颈动脉分叉、虹吸、大脑中动脉）
心源性栓塞			
房颤等其他心律失常	多数>35岁	心悸史，多灶神经系统表现	ECG：房颤 CT/MRI：多供血区多发梗死
心脏肿瘤		多灶神经系统表现	超声心动图：肿瘤，常位于左心房或心尖
心肌病	取决于心肌病种类	多灶神经系统表现	超声心动图：心室扩大或心肌肥厚，心室尖动脉瘤
心内膜炎		发热，脏器脓肿斑，心脏杂音	超声心动图：瓣膜赘生物，心脏瓣膜开裂，血培养
卵圆孔未闭或房间隔缺损	18~29岁 较30岁以上风险高	Valsalva动作后发病，卧床、长途旅行，肺栓塞或深静脉血栓史，无传统危险因素	超声心动图（经食管较经胸敏感性高），TCD发泡试验（Valsalva动作）右向左分流
小血管病			
遗传性脑小血管病 如CADASIL	平均49岁	先兆偏头痛，精神症状，进展性认知障碍，家族史	MRI：颞极或外囊白质高信号，腔隙 基因检测：NOTCH3突变
散发脑小血管病	年龄较大（>35岁）	高血压，其他心血管病危险因素	CT/MRI：白质高信号，腔隙，微出血

续表

	人口学特征	临床特征	主要检查
其他明确原因			
抗磷脂综合征	女:男=5:1	动脉或静脉血栓史，妊娠并发症（流产、宫内死胎、子痫等）	化验：抗磷脂抗体阳性，间隔至少12周
自身免疫病（如SLE）	女:男=9:1，非白人种族更常见	头痛或偏头痛，心境或认知障碍，癫痫，周围神经病，系统受累（如关节、皮肤、口腔黏膜、雷诺现象、肺、肾脏、心脏等）	化验：ANA，ANCA，炎症指标（CRP，ESR），抗磷脂抗体；CT/MRI：非对称皮质下或脑室旁、灶性白质病变，梗死、出血，颅内静脉血栓
颈动脉夹层	平均44岁	颈痛或头痛，轻微头颈外伤，Horner综合征，脑神经麻痹，耳鸣	CT/MRI/MRA（+T1压脂）：长节段，不规则（颈动脉分叉近端2cm以上），闭塞或夹层动脉瘤，典型可见壁内血肿，双腔或内膜瓣较少见
Fabry病	男性平均39.8岁，女性平均45.7岁	肢端麻木，少汗，皮肤血管瘤，慢性肾脏病，心肌病	MRI：非特异，基底节、丘脑、脑桥白质病变、基底动脉迂曲扩张；化验：尿代谢物检测
违禁药物	平均50岁，亚洲男性多见	注射痕迹，吸毒史	
颅内动脉夹层		头痛	血管造影：壁内血肿，内膜瓣，双腔；CT/MRI：脑梗死或蛛网膜下腔出血
恶性肿瘤	取决于肿瘤类型	恶性肿瘤病史，非特异表现（严重疲乏，体重下降，盗汗）	

	人口学特征	临床特征	主要检查
线粒体病（MELAS）	平均32.2岁	癫痫、头痛、恶心、呕吐、易疲劳、肌病、家族史（母系）	CT/MRI：与动脉供血区不符的多发梗死，基底节钙化、萎缩
烟雾病	年龄双峰5岁、40岁 女：男=1.8：1 东亚多见	偏头痛或癫痫，反复或应激诱发TIA、缺血卒中、颅内出血	血管成像：颈内动脉末端狭窄伴烟雾状侧支血管形成
放疗相关	颈，头放疗史		血管成像：颈内动脉末端狭窄伴或伴侧支
可逆性脑血管收缩综合征	平均42岁 女：男=3：1	反复雷击样头痛，持续1~3小时，或伴局灶神经功能表现或癫痫	血管成像：脑动脉分支节段性狭窄（串珠改变）
血管炎		头痛、行为或认知功能改变、脑病、癫痫，发热、体重下降、视觉症状、其他脏器受累（肺、皮肤、关节等）	化验：ESR或CRP升高 CSF：白细胞增多蛋白轻度升高 CT/MRI增强：多发（双侧）、不同时期梗死、脑膜强化 血管成像：局灶或多发节段狭窄或附壁（PACNS：累及中小脉冲；大动脉炎：累及大血管，包括主动脉分支）
未明原因			
隐源性卒中	通常年轻（<35岁）		

第五章 脑血管病的评估及治疗

三、诊断流程

（1）遵循卒中诊治流程，了解青年卒中的普遍性及特殊性，首先判断是否为卒中事件，避免误诊漏诊。一方面卒中样症状不一定为卒中，另一方面卒中可能以头痛、发热等非典型症状起病。

（2）明确为卒中事件后，不止步于"卒中"诊断，应结合起病特点、诱因、伴随症状、梗死灶分布、脑血管改变、既往史、家族史等线索，初步推断卒中病因，开展针对性检查，避免过度筛查（图5-6）。

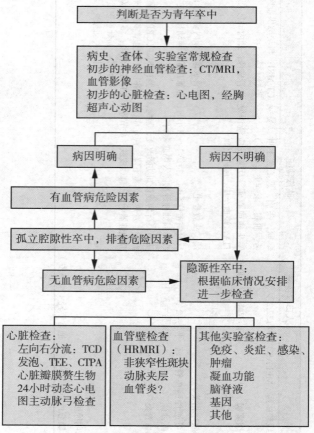

图5-6 青年缺血性卒中的诊断流程

四、总结

（1）青年卒中通常指18～50岁首次起病的卒中，缺血性卒中更常见且发病率呈上升趋势。

（2）青年缺血性卒中患者的危险因素更复杂多样，存在年龄、性别、种族差异，早发动脉粥样硬化仍为最重要且常见的病因，妊娠、产褥等是女性患者的特殊危险因素。

（3）青年缺血性卒中的诊断应重视病史、临床症状及体征，首先判断是否为卒中事件，然后开展针对性检查明确卒中病因，避免过度筛查。

参考文献

[1] JACOB M A, EKKER M S, ALLACH Y, et al. Global differences in risk factors, etiology, and outcome of ischemic stroke in young adults - a worldwide meta-analysis: the GOAL Initiative [J]. Neurology, 2022, 98 (6): e573-e588.

[2] EKKER M S, BOOT E M, SINGHAL A B, et al. Epidemiology, aetiology, and management of ischaemic stroke in young adults [J]. Lancet Neurol, 2018, 17 (9): 790-801.

[3] PUTAALA J. Ischemic stroke in young adults [J]. Continuum (Minneap Minn), 2020, 26 (2): 386-414.

（洪月慧　韩　菲　姚　明）

第十一节　院内卒中的识别与处理流程

一、概述

（1）院内卒中指因非卒中原因住院但住院期间新发急性卒中。

（2）院内卒中不少见，存在识别率低、重视不足、诊治不及时等问题。

（3）与社区卒中相比，院内卒中患者预后更差，与院内卒中患者合并症/并发症更多更重、存在溶栓禁忌证、诊治延迟等有关。

二、识别

（1）构建并优化院内卒中识别与救治体系，有助于降低医疗风险、改善患者预后。

（2）卒中识别"BE-FAST"，时间就是大脑，卒中识别是急救的第一步。

1）第一，可根据"BE-FAST"口诀快速识别卒中，若突发下述一种或多种表现，需怀疑急性卒中。

Balance平衡：指丧失平衡或下肢无力。

Eyes眼睛：指视力改变或复视。

Face面部：指口角歪斜。

Arm手臂：指手臂抬起时双侧力量不一致。

Speech语言：指说话含混不清，语言理解或表达困难。

Time时间：强调时间，立即呼救。

2）第二，院内卒中患者可能病情较重，对于有危险因素的患者，突发意识改变需警惕卒中。

3）第三，加强高危科室（如血管外科、骨科、心外科或心内科等）/高危患者（如合并多种血管病危险因素、颅内外血管狭窄、房颤、围手术期停抗栓药物）宣教培训及患者巡视。

三、处理流程

（1）建议全院开展卒中识别与预警培训，组建多学科卒中救治团队（含神经内科、急诊科、放射科、神经外科、麻醉科、重症医学科等）。

（2）当陪护或医护识别急性卒中症状后，立即呼叫神经科总值班急会诊，经专科评估符合时间窗内急性卒中，启动院内卒中绿色通道，转运至急诊完善头CT等影像评估，适宜患者在急诊即可启动静脉溶栓和/或血管内治疗。

（3）定期开展医疗质量控制讨论会及流程演练（主要流程如图5-7）。

四、总结

（1）院内卒中识别率低、诊治延误时间长、预后较差，存在较大医疗风险。

（2）对于存在危险因素的患者，突发意识改变或局灶神经功能缺损（"BE-FAST"）需警惕卒中。

（3）院内卒中处理流程：在优化院内卒中绿色通道及组建多学科团队协作的基础上，病房识别可疑卒中→神经科急会诊评估是否启动院内卒中绿色通道→尽快影像评估→急性期治疗决策。

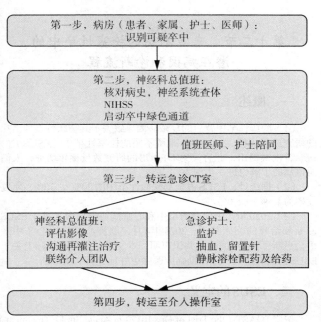

图5-7 院内卒中处理流程

参 考 文 献

[1] AROOR S, SINGH R, GOLDSTEIN L B. BE-FAST (Balance, Eyes, Face, Arm, Speech, Time): reducing the proportion of strokes missed using the FAST Mnemonic [J]. Stroke, 2017, 48 (2): 479-481.

[2] NOUH A, AMIN-HANJANI S, FURIE K L, et al. Identifying best practices to improve evaluation and management of in-hospital stroke: a scientific statement from the American Heart Association [J]. Stroke, 2022, 53 (4): e165-e175.

[3] CHEN S, SINGH R-J, KAMAL N, et al. Improving care for acute in-hospital ischemic strokes-a narrative review [J]. Int J Stroke, 2018, 13 (9): 905-912.

(洪月慧 韩 菲 姚 明)

第十二节 来源不明的栓塞性卒中的潜在病因和诊断流程

一、概述

（1）隐源性卒中背后的复杂病因导致关于其临床特点和治疗的研究进展缓慢。2014年，来源不明的栓塞性卒中（ESUS）的概念首次被提出，此后，关于ESUS的研究数量逐年增加，人们对该病的了解也进一步深入。

（2）据统计，ESUS占全部缺血性卒中的20%～30%，年复发率为4.5%～5.0%。

（3）2020年，中国台湾卒中和心脏病协会出版了关于ESUS诊断和治疗的临床共识。2024年4月，欧洲心脏病协会卒中理事会更新了ESUS的临床共识声明。本文总结了目前国际上关于ESUS的研究进展，以帮助临床医师更好地进行病因诊断。

二、ESUS的定义

按照TOAST（the Trial of Org 10172 in Acute Stroke Treatment）分型，缺血性卒中分为5种类型：大动脉粥样硬化型、小血管闭塞型、心源性栓塞型、其他明确病因型及不明原因型。其中，不明原因型卒中又称隐源性卒中，通常包括以下情况。

（1）检查欠缺，难以确定病因。

（2）发现多种病因，但难以确定哪一种与卒中有关。

（3）经过充分检查后仍未发现病因。

为了更好地进行病因研究并指导后续二级预防随机试验的开展，ESUS的概念应运而生。根据相关共识和指南，ESUS的完整定义包括以下内容。

（1）非腔隙性梗死［腔隙性梗死是指梗死灶位于穿支动脉供血区，且最大径≤1.5cm（磁共振弥散加强像上≤2.0cm）］。

（2）梗死区供血大动脉无＞50%的动脉粥样硬化狭窄。

（3）无高风险的心源性栓塞来源。

（4）无其他明确卒中病因。

ESUS的概念和隐源性卒中的概念并不完全相同，它仅指隐源性卒中的第三类情况，即经过充分检查后仍未发现明确病因者。

三、ESUS的可能病因

1. 心上型动脉粥样硬化

（1）心上型动脉粥样硬化包括主动脉弓、颈动脉、椎基底动脉及颅内动脉动脉粥样硬化。非狭窄性动脉粥样硬化斑块与ESUS显著相关。研究表明，ESUS患者同侧颈动脉斑块的患病风险是病灶对侧的5倍以上，ESUS患者责任颅内动脉非狭窄斑块的检出率也高于对侧；同时，ESUS患者颈动脉斑块的患病率是心源性栓塞或小动脉闭塞型卒中的2倍以上。此外，当病灶同侧颈动脉发现非狭窄斑块时，检出心源性栓塞危险因素的机会显著降低。

（2）斑块本身特征也与ESUS有明确的相关性，如斑块厚度、斑块易损性。多种影像学特征可以辅助预测斑块易损性。

1）斑块内出血、纤维帽、腔内血栓、颈动脉斑块管腔面溃疡、最大斑块厚度（MPT）＞3mm、斑块内新生血管、富含脂质的坏死核心等均提示卒中风险增加。

2）超声检查可广泛应用于斑块测量，结果准确且可重复，但对评估斑块内出血、富含脂质的坏死核心或纤维帽效果不佳。

3）MRI适合用于评估斑块内出血、富含脂质的坏死核心和纤维帽，尤其是对比增强的T1 MRI。

2. 心源性疾病

（1）卵圆孔未闭和其他右向左分流

1）当血栓通过右向左分流途径从静脉系统至动脉系统时，将可能发生反常栓塞从而导致卒中。右向左分流途径包括卵圆孔未闭（PFO）、肺动静脉瘘、其他种类的心间隔缺损等，卵圆孔未闭是最常见的右向左分流途径。然而，PFO作为一种相对常见的先天异常，可见于约1/4的成年人，因此在卒中发病中的病理作用一直存在争议。近年来，多项研究发现经皮PFO封堵术可降低ESUS患者的卒中复发风险，提示PFO在ESUS患者，特别是青年患者中的潜在作用。

2）除PFO本身的高危形态特征（大PFO、长隧道PFO、房间隔膨出瘤、大量分流、伴长下腔静脉瓣或希阿里网）有助于确定PFO与卒中的相关性以外，其他因素也可能与PFO导致卒中相关，包括深静脉血栓、与缺血性卒中发生时间关系密切的肺栓塞或系统性栓塞、促进静脉血栓形成的事件（如长期旅行、脱水、高凝状态）、卒中发生时正在进行Valsalva动作、由于慢性肺动脉高压或右心疾病导致的右向左压力梯度永久性增加等。

（2）左心房疾病和房性心律失常

1）隐匿性房颤曾被认为是ESUS最重要的病因。约13%的卒中患者会在住院期间发现新发房颤，约30%的ESUS患者在卒中后被诊断为房颤。

2）左心房扩大与更高的房颤和卒中风险相关。左心房的增大可能与年龄相关的渐进性重塑、压力负荷引起的氧化应激和炎症有关，并可能致心律失常和血栓形成。研究发现，口服利伐沙班可降低ESUS左心房扩张患者的卒中复发风险，提示左心房扩大在ESUS中的潜在作用。

（3）左心室疾病

1）左心室收缩功能障碍可与卒中有关，缺血性心脏病和射血分数降低的扩张型心肌病是最常见的导致左心室功能障碍的原因。

2）其他形式的左心室疾病也可能是ESUS的潜在来源，如心脏淀粉样变性、室壁运动异常、左心室动脉瘤等。

（4）心脏瓣膜病

1）人工心脏瓣膜、二尖瓣狭窄和感染性心内膜炎引起的赘生物为心脏栓塞的主要风险来源之一。

2）在房颤患者中，与无瓣膜疾病的患者相比，严重的主动脉瓣疾病和二尖瓣反流与系统性栓塞的风险增加有关。

3）高度冗余黏液瘤性二尖瓣和瓣膜钙化同样会增加栓塞风险。

3. 肿瘤

（1）肿瘤可以通过多种机制引起卒中，如非细菌性血栓性心内膜炎、血管内凝血引起的高凝状态、瘤栓造成直接血管损伤、放化疗并发症等。

（2）2% ～ 10%的缺血性卒中患者在病后1年内发现肿瘤。

（3）约50%的肿瘤相关卒中会被归类为ESUS，这类患者大多具备一些独特的临床表型：传统血管危险因素较少，肿瘤类型与血栓栓塞风险增加有关（如肺癌、胰腺癌、胃癌、结直肠癌、卵巢癌、膀胱癌、非霍奇金淋巴瘤），新诊断的、转移或治疗中进展的肿瘤。

（4）除涉及多个脑动脉区域的栓塞性梗死模式外，D-二聚体升高也是肿瘤相关卒中的特点之一。其他血液标志物，如凝血酶-抗凝血酶、血栓调节蛋白、可溶性细胞间黏附分子、血管细胞黏附分子、CA19-9、CA125和C反应蛋白等亦可升高，但特异性不强。

4. 穿支动脉粥样硬化性疾病

（1）由于ESUS的定义仅排除了位于穿支供血区、DWI上直径≤2cm的腔隙性梗死，但尚有一些位于穿支供血区、直径＞2cm的孤立皮质下梗死灶，如不合并载体动脉的＞50%的狭窄，也将被归类为ESUS。

（2）根据目前的研究，此类梗死最常见病因是穿支动脉粥样硬化性病变（BAD）。其梗死机制主要是载体动脉斑块堵塞穿支开口或穿支动脉粥样硬化性病变所致的血栓形成导致穿支供血区梗死，而非栓塞机制。由于目前影像尚无法清晰显示穿支动脉斑块或狭窄改变，因此BAD的诊断主要基于病灶形态学及与载体动脉的位置关系作出诊断，HRMRI有助于发现载体动脉的斑块并协助BAD相关卒中的诊断。理论上，未来ESUS诊断标准应进一步优化，以排除BAD相关卒中。

四、ESUS的诊断流程

1. 诊断ESUS所必要的检查

（1）病史询问、体格检查、实验室检查、神经影像（CT或MRI）、血管成像（CTA、MRA、颈动脉超声、经颅多普勒超声）、12导联心电图、动态心电监测、经胸超声心动图等。

（2）针对患者的具体情况需开展更为详细的检查以协助进一步病因诊断。

2. ESUS的推荐诊断流程（图5-8）

（1）首先，需按照TOAST分型排除其他卒中亚型（大动脉粥样硬化、小血管闭塞、心源性栓塞和其他明确病因），以明确ESUS诊断。

（2）其次，针对患者的具体情况需选择进一步检查，包括经食管超声心动图（TEE）、长程心电监测、免疫相关检查、高凝相关检查等。

（3）同时，具有卒中家族史的患者建议进行基因检测；近期体重快速减轻的患者建议进行肿瘤筛查；伴有发热和心脏杂音的ESUS患者，建议进行血液培养及TEE；近期创伤后头痛或颈部疼痛的患者可选择血管壁HRMRI以协助诊断动脉夹层；对于具备皮疹、关节疼痛和/或低热的患者建议进行免疫相关检查以协助诊断自身免疫病。

五、总结

（1）ESUS定义为排除腔隙性梗死、梗死区供血大动脉>50%的动脉粥样硬化狭窄、高风险的心源性栓塞来源或其他明确卒中病因的缺血性卒中。ESUS并非隐源性卒中，它仅指经过充分检查后仍未发现明确病因的情况。

（2）ESUS的潜在病因多样，包括但不限于心上型动脉粥样硬化、心脏疾病、肿瘤等。

（3）诊断ESUS所必要的检查包括病史询问、体格检查、实验室检查、神经影像、血管成像、12导联心电图、动态心电监测、超声心动图等。同时，针对患者的具体情况需开展更为详细的检查以协助进一步病因诊断。

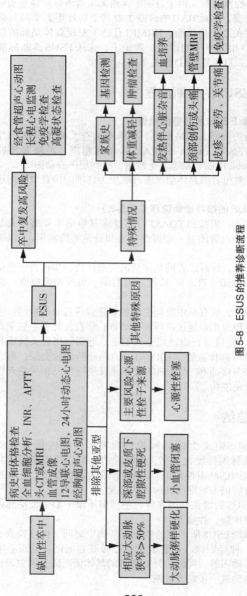

图 5-8 ESUS 的推荐诊断流程

来源：Diagnosis and Treatment for embolic stroke of undetermined source：Consensus statement from the Taiwan stroke society and Taiwan society of cardiology.

参考文献

[1] NTAIOS G, BAUMGARTNER H, DOEHNER W, et al. Embolic strokes of undetermined source: a clinical consensus statement of the ESC Council on Stroke, the European Association of Cardiovascular Imaging and the European Heart Rhythm Association of the ESC [J]. Eur Heart J, 2024, 45 (19): 1701-1715.

[2] DIENER H C, EASTON J D, HART R G, et al. Review and update of the concept of embolic stroke of undetermined source [J]. Nat Rev Neurol, 2022, 18 (8): 455-465.

[3] TSAI L-K, LEE I-H, CHEN Y-L, et al. Diagnosis and treatment for embolic stroke of undetermined source: consensus statement from the Taiwan stroke society and Taiwan society of cardiology [J]. J Formos Med Assoc, 2021, 120 (1 Pt 1): 93-106.

（唐明煜　曹宇泽　姚　明）

第十三节　卵圆孔未闭相关卒中的评估和临床筛查流程

一、概述

（1）卒中是致残和致死的主要疾病之一，急性缺血性卒中约占全部卒中的80%。虽然影像学诊断技术不断进步，但目前仍有15%～30%缺血性卒中患者的病因不明确，即不明原因缺血性卒中。

（2）卵圆孔未闭相关卒中（PFO-AS）是一种少见病因。在临床工作中，筛选并识别出PFO-AS至关重要。

二、筛选识别PFO-AS

（1）第一步——病史线索。反常栓塞的常见临床线索有：①长时间的空中旅行或驾驶。②长期制动。③卒中前有类似Valsalva动作，如剧烈咳嗽、搬重物等。④中心静脉置管后出现脑栓塞症状。⑤同时出现体循环和肺循环栓塞。⑥有偏头痛、睡眠呼吸暂停综合征等病史。

（2）第二步——判断是否为栓塞性卒中。头MRI示多个血

289

管分布区梗死，或单个楔形梗死累及皮质及皮质下白质。

（3）第三步——排除其他原因导致的栓塞。行实验室检查、心脏和血管影像等检查排除：大动脉相关（如动脉粥样硬化、动脉夹层等）、小动脉闭塞、心源性栓塞（如房颤、心脏瓣膜病）、伴动脉血栓形成高风险的高凝状态（如抗磷脂综合征）。

（4）第四步——卵圆孔未闭相关评估。完善TCD发泡试验或右心声学造影评估是否存在PFO及大小，＞20个微泡为大，≤20个微泡为小。完善经食管超声心动图等判断患者是否具有高危解剖学特征如房间隔膨出瘤（ASA）、PFO较大、长隧道PFO等（表5-13）。其中每个危险因素计1分，得分总和即为高危PFO评分，该评分越高，发生不明原因缺血性卒中的可能性越大。

表5-13　高危PFO解剖特征

特征	分数
ASA	1
PFO较大（≥2mm）	1
长隧道PFO（≥10mm）	1
原发隔活动度≥6.5mm	1
静息状态或Valsalva动作时大量RLS	1
低角度PFO（下腔静脉与PFO的夹角≤10°）	1
Eustachian瓣＞10mm或Chiari网	1

注：RLS，右向左分流。

（5）第五步——完善静脉系统血栓及高凝状态评估。对于有PFO相关栓塞性梗死且没有其他明确栓子来源的患者，建议评估DVT（D-二聚体水平和/或下肢超声检查）；通常不需要CT或MRI静脉造影等其他检查。最好在卒中发病的2～3天完成，在卒中相关制动导致静脉血栓形成之前。建议行高凝相关检查（如抗磷脂综合征、高同型半胱氨酸血症）。

（6）第六步——判断PFO-AS的可能性。利用RoPE评分（表5-14）及PASCAL分类（表5-15）判断PFO-AS的可能性。该分类基于RoPE评分并结合解剖和临床因素，包括分流大小、是否存在ASA和/或静脉血栓栓塞，其将PFO引起卒中的可能性分为不太可能、可能、很可能、高度可能或确定。

表 5-14 RoPE 评分细则

特征	分数
无高血压病史	1
无糖尿病史	1
无卒中或短暂脑缺血发作病史	1
非吸烟者	1
影像学上的皮质梗死	1
年龄（岁）	
18～29	5
30～39	4
40～49	3
50～59	2
60～69	1
≥70	0

表 5-15 PASCAL 分类

风险来源	PFO 特征	RoPE评分低（0~6）	RoPE评分高（7~10）
非常高	PFO 和跨越血栓	明确	明确
高	伴随PE或DVT在抗凝治疗期间的指数梗死及PFO和ASA或大分流PFO	可能	高度可能
中等	PFO 和 ASA 或大分流 PFO	可能	可能
低	小分流PFO且无ASA	不大可能	可能

注：PE，肺栓塞；DVT，深静脉血栓形成。

三、总结

（1）对于发现颅内多发梗死病灶，血管检查未发现明确大血管病变、缺乏卒中易患因素的患者要考虑栓塞性卒中（非动脉到动脉栓塞）的可能。

（2）对于符合栓塞性卒中病灶特点且排除其他缺血性卒中病因的患者，RoPE评分和PASCAL分类系统有助于评估卒中与PFO相关的可能性。

（3）对于临床上疑诊PFO-AS患者，需结合患者的年龄、PFO的解剖特点、卒中的危险因素、影像学特点、临床线索等进行综合评估PFO与卒中的相关性及其复发风险。

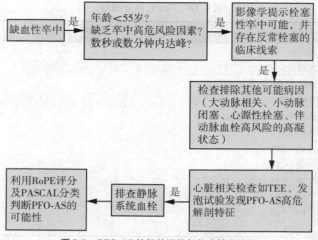

图5-9 PFO-AS的相关评估与临床筛查流程

参 考 文 献

[1] 中华医学会心血管病学分会，中华心血管病杂志编辑委员会. 卵圆孔未闭规范化诊疗中国专家共识［J］. 中华心血管病杂志，2024，52（4）：369-383.

[2] NAKAYAMA R, TAKAYA Y, AKAGI T, et al. Identification of high-risk patent foramen ovale associated with cryptogenic stroke: development of a scoring system［J］. J Am Soc Echocardiogr, 2019, 32（7）: 811-816.

[3] ELGENDY A Y, SAVER J L, AMIN Z, et al. Proposal for updated nomenclature and classification of potential causative mechanism in patent foramen ovale-associated stroke［J］. JAMA Neurol, 2020, 77（7）: 878-886.

（王俊山　洪月慧　周立新）

第十四节　脑动脉夹层的诊断和治疗

一、概述

（1）脑动脉夹层（CAD）指头颈部动脉血管壁各层之间发生撕裂或剥离后导致血液进入其中形成壁内血肿，进而造成局部血管狭窄或血管瘤样扩张的一组急性脑血管病。

（2）CAD是青年卒中的常见病因之一，但易漏诊、误诊，对于神经科医师而言，做到早期识别CAD十分重要。

二、病理生理机制

（1）颈内动脉颅外段、椎动脉比全身其他相同直径的动脉更易发生夹层，可能与颈部血管活动性较大有关。

（2）动脉夹层的病理生理机制：血管内膜撕裂→血液进入血管壁形成壁内血肿（即"假腔"）→血肿突向内膜，形成血管狭窄→血肿突向外膜，形成血管瘤样扩张。

（3）重度血管狭窄导致血流动力学障碍或夹层内血栓脱落栓塞可能造成远端供血区缺血性卒中相关表现。

三、病因及危险因素

（1）严重头颈部创伤可导致CAD，但大多数患者并无相关病史。

（2）非创伤相关动脉夹层定义为自发性动脉夹层。仔细追问病史，部分自发性动脉夹层患者可回忆出可能相关的机械性诱发事件，包括球类运动、颈部按摩、跳舞、游泳、坐过山车、分娩、咳嗽、打喷嚏等。

（3）其他可能病因及危险因素：①结缔组织病及血管疾病，包括纤维肌发育不良、Ⅳ型Ehlers-Danlos综合征、马方综合征、成骨不全、遗传性多囊肾、α_1抗胰蛋白酶缺乏症等。②高血压。③高同型半胱氨酸血症。④偏头痛。⑤茎突综合征（Eagle综合征）、猎人弓综合征（Bow Hunter综合征）等。

四、临床表现

1. 局部症状

（1）头颈部疼痛，可类似偏头痛发作。

（2）部分性Horner综合征，包括上睑下垂、瞳孔缩小，但不出现无汗症。

（3）局部脑神经压迫（舌下神经受累较常见）。

（4）搏动性耳鸣。

2. 短暂性脑缺血发作、急性缺血性卒中

（1）局灶神经功能缺损，与受累血管分布区对应。

（2）在青年卒中病因中占比近20%。

3. 蛛网膜下腔出血

（1）常见于颅内动脉夹层动脉瘤破裂。

（2）可与缺血性症状合并出现。

五、影像学表现

1. 颈部血管超声/经颅多普勒超声

（1）筛查手段，对于颅底附近动脉夹层及横突孔内椎动脉夹层发现率低。

（2）可能发现受累血管狭窄、闭塞；若发现双腔、壁内血肿诊断意义更大。

（3）对于疑诊CAD的患者，无论超声结果如何，均需进行CT或MRI检查。

2. MRI/MRA

（1）壁内血肿-新月征：轴位T1WI序列（或DWI序列）可见偏心高信号环包绕低信号血管腔；壁内血肿信号可随时间逐渐变化为T1等/低信号。

（2）内膜瓣、双腔征：动脉夹层的直接征象及证据，诊断特异性高，T2WI序列可见管腔内内膜瓣及双腔形成，高分辨率管壁MRI显示更清晰。

（3）部分患者可见血管分布区新发脑梗死信号。

3. CT/CTA

（1）夹层动脉瘤。

（2）新月征。

4. DSA

线样征、火焰征、锥形狭窄或闭塞、内膜瓣、夹层动脉瘤。

5. 高分辨率管壁MRI

可清晰显示血管壁内血肿、内膜瓣及双腔征。

六、治疗选择

1. 急性期血管开通治疗

CAD患者表现为急性缺血性卒中时，按照卒中标准流程评估是否可行再灌注治疗。目前尚缺单独针对夹层继发急性缺血性卒中急性期血管开通治疗的高级别证据。

（1）静脉溶栓：目前针对急性缺血性卒中患者开展静脉溶栓治疗的随机对照临床试验均未剔除动脉夹层患者。理论上静脉溶栓存在导致壁内血肿扩大的风险，但尚未有研究证实该风险。基于目前临床试验及荟萃分析结果，对符合溶栓标准且无其他禁忌的夹层相关急性缺血性卒中患者可开展溶栓治疗。

（2）机械取栓：依据几项观察性研究结果，颅外段颈动脉夹层患者接受机械取栓治疗后可能获益，症状性脑出血发生率及死亡率无显著升高。因此，基于目前有限数据，满足机械取栓适应证的颅外段颈动脉夹层患者可考虑行机械取栓治疗。

目前针对颅内动脉夹层及椎动脉夹层尚无取栓相关循证医学证据。

2. 抗血栓治疗

选择抗血小板还是抗凝治疗主要取决于夹层位置、可能获益及出血风险评估。

（1）颅外动脉夹层：针对颅外动脉夹层患者，大多数研究结果提示，抗血小板与抗凝治疗后卒中复发风险及不良反应无显著差异。

（2）颅内动脉夹层：针对颅内动脉夹层患者，因其发生蛛网膜下腔出血的风险较高，目前一般推荐抗血小板治疗。

（3）抗栓治疗时间：目前尚不确定长期抗栓治疗最佳维持时间，建议启动抗栓治疗3～6个月后复查血管影像决定后续治疗方案，约一半患者血管管壁可在3个月左右实现形态学修复，但6个月后血管形态较难实现进一步改善。急性期接受抗凝治疗的患者，随访3～6个月时无症状复发且影像学动脉管壁修复，可停用抗凝并开始长期抗血小板治疗。

3. 无缺血症状夹层

建议采用抗血小板治疗预防缺血性卒中。

4. 蛛网膜下腔出血

早期再出血风险较高，推荐早期修复夹层，可行介入治疗或外科手术治疗。

七、预后

主要与继发缺血性卒中及蛛网膜下腔出血程度相关。超过80%的CAD患者恢复良好，CADISS前瞻性试验观察到3个月时动脉夹层所致复发性卒中发生率为2%。

八、总结

（1）对于缺少动脉粥样硬化危险因素的青年卒中患者，特别是伴有头颈痛的患者，需警惕脑动脉夹层形成。

（2）多数患者可回忆出可能相关的机械性诱发事件，但无确定因果关系。

（3）重视头MRI新月征、内膜瓣，尽量避免漏诊。

（4）动脉夹层患者继发急性缺血性卒中时，按照卒中标准流程评估是否可行再灌注治疗。长期抗凝与抗血小板治疗选择需权衡夹层位置、可能获益及出血风险。

参 考 文 献

[1] SCHIEVINK W I. Spontaneous dissection of the carotid and vertebral arteries [J]. N Engl J Med, 2001, 344（12）: 898-906.

[2] DEBETTE S, COMPTER A, LABEYRIE M A, et al. Epidemiology, pathophysiology, diagnosis, and management of intracranial artery dissection [J]. Lancet Neurol, 2015, 14（6）: 640-654.

[3] LEYS D, BANDU L, HÉNON H, et al. Clinical outcome in 287 consecutive young adults（15 to 45 years）with ischemic stroke [J]. Neurology, 2002, 59（1）: 26-33.

[4] DEBETTE S, MAZIGHI M, BIJLENGA P, et al. ESO guideline for the management of extracranial and intracranial artery dissection [J]. Eur Stroke J, 2021, 6（3）: XXXIX-LXXXVIII.

[5] LARSSON S C, KING A, MADIGAN J, et al. Prognosis of carotid dissecting aneurysms: results from CADISS and a systematic review [J]. Neurology, 2017, 88（7）: 646-652.

[6] 吴川杰，张婧，马青峰，等. 头颈部动脉夹层诊治研究进展 [J]. 中国脑血管病杂志, 2019, 16（5）: 269-273.

（耿　畅　曹宇泽　倪　俊）

第十五节　未破裂颅内动脉瘤的评估

一、概述

（1）未破裂颅内动脉瘤（UIA）在我国35～75岁成人中的患病率约为7%。

（2）多数UIA是偶然发现的，且无症状，选择手术（外科夹闭或血管内介入）或保守治疗存在争议。

（3）尽管UIA的年破裂风险低，一旦发生破裂，易造成自发性蛛网膜下腔出血，致死率和致残率高。

（4）本文从UIA的高危人群筛查、临床及影像学检查和风险评估方面进行总结。

二、高危人群筛查

患有常染色体显性多囊肾病、马方综合征、Ehlers-Danlos综合征、主动脉缩窄、小头症的患者，以及至少有2名一级亲属患有颅内动脉瘤的患者，可定期行UIA筛查。

三、常见首发症状及影像学检查

（1）UIA患者无明显症状，通常因其他部位动脉瘤破裂、头痛、眩晕、脑血管病、脑神经麻痹、癫痫、占位症状、硬膜下出血或脑出血等原因来诊。针对UIA患者，应详细评估其临床症状与动脉瘤的相关性，如突发的动眼神经麻痹是后交通动脉瘤增大破裂的前兆。

（2）头MRA和CTA可用于UIA的筛查和定期随访。

1）头时间飞跃法MRA（TOF-MRA）筛查UIA的敏感性和特异性高达89%和94%。增强MRA（CE-MRA）需使用对比剂，可直接显示动脉瘤的大小、位置和形态。然而，MRA对直径＜3mm的UIA敏感性有所下降。

2）头CTA的主要优势包括扫描时间短、可观察载瘤动脉与动脉瘤钙化情况。CTA可有效评估动脉瘤大小变化，在治疗决策中起重要作用。

（3）对于疑诊UIA、需要进一步确诊或治疗的患者，推荐进行数字减影血管造影（DSA）检查，指导治疗方案的选择。DSA是诊断颅内动脉瘤的金标准，精确度明显高于MRA和CTA。尤其是对于直径＜3mm的动脉瘤，其检测敏感性高。但DSA耗时长、费用高，且存在一定操作风险。

四、破裂风险评估

（1）高血压、吸烟是影响UIA破裂的潜在因素。对所有UIA患者，应积极控制血压，并告知患者戒烟。对于存在脂代谢异常的患者，应严密监测UIA的症状和影像学变化，用于UIA生长破裂的评估。

（2）UIA破裂的高危因素包括既往蛛网膜下腔出血史、动脉瘤直径＞7mm、后循环动脉瘤、动脉瘤形态不规则（伴有子瘤、多分叶状）、动脉瘤增大或形态显著变化、动脉瘤家族史。

（3）动脉瘤破裂风险的影像学评估应包括形态参数测量，如二维参数（瘤体最大径、瘤颈大小、宽度、高度、纵横比、长宽比和尺寸比）和三维参数（椭圆形指数、波动指数、非球面指数等），其中瘤体最大径、纵横比、尺寸比与破裂风险密切相关。高分辨血管壁MRI（HRVW MRI）可直接显示管壁结构特征，并定性或半定量观察动脉瘤壁的强化程度；基于个体化血流动力学分析动脉瘤低壁面剪切力（WSS）和剪切力可变性，上述均可考虑用于UIA破裂风险评估。

五、治疗决策

（1）对于出现前哨性头痛和脑神经麻痹等相关症状的UIA及高破裂风险的UIA，通常可手术治疗。

（2）对于保守治疗的UIA，应在确诊后至少每年进行一次影像随访。

参 考 文 献

［1］中华医学会神经外科学分会，中国卒中学会脑血管外科分会，国家神经系统疾病医学中心，等. 中国未破裂颅内动脉瘤临床管理指南（2024版）［J］. 中华医学杂志，2024，104（21）：1918-1939.

［2］中国医师协会神经介入专业委员会，中国颅内动脉瘤计划研究组. 中国颅内未破裂动脉瘤诊疗指南2021［J］. 中国脑血管病杂志，2021，18（9）：634-664.

［3］THOMPSON B G，BROWN R D JR，AMIN-HANJANI S，et al. Guidelines for the management of patients with unruptured intracranial aneurysms：a guideline for Healthcare Professionals

From the American Heart Association/American Stroke Association ［J］. Stroke，2015，46（8）：2368-2400.

（方世元　洪月慧　倪　俊）

第十六节　颅内静脉系统血栓形成的诊断要点

一、概述

（1）颅内静脉系统血栓形成（CVT）是一类相对少见的脑血管病，是由多种病因引起的脑静脉系统血栓形成，导致静脉血液回流受阻、脑脊液循环障碍和颅内压增高。

（2）发病形式和临床表现复杂，影像学征象多样，识别诊断相对困难，易误诊漏诊。CVT诊断的关键在于发现静脉系统自身的异常（血栓/闭塞），因此，影像学检查是CVT诊断的主要依据，也是预测CVT临床恶化和不良预后、发现潜在重症患者、指导随访治疗的重要手段。

二、临床表现

急性或亚急性起病，与静脉形成部位和严重程度有关。

（1）颅内压增高相关：头痛（最常见，占70%～90%，可表现为孤立性头痛）、呕吐、视物模糊、视野缺损、视盘水肿。

（2）局灶性神经系统症状：肢体无力、感觉障碍、失语、偏盲等。

（3）痫性发作：可为皮质静脉血栓形成的唯一症状。

（4）全脑症状：意识障碍、认知功能障碍。

（5）其他少见症状：雷击样头痛、先兆偏头痛、脑神经麻痹、短暂性脑缺血发作、精神症状、耳鸣。

（6）无症状：如部分单纯皮质静脉血栓形成。

三、影像学特征

1. 间接征象

血栓形成后脑实质继发出现的一系列影像学改变。

（1）脑实质损害表现如下。

1）脑水肿：多表现为全脑肿胀（脑沟回变浅或消失，但未见异常信号病灶），多出现于脑静脉血栓早期。

2）静脉性梗死：非动脉供血区分布，可表现为血管源性水肿或细胞毒性水肿特征，也可同时存在。双侧基底节、双侧丘脑常见于深部颅内静脉系统血栓（DCVT）。

　　3）脑出血：表现为脑实质出血或出血性梗死，少部分表现为凸面蛛网膜下腔出血。

　　（2）静脉影：SWI序列/FLAIR序列（皮质/深髓）可见皮质或深髓静脉增多或扩张，与静脉窦血栓后引流静脉代偿扩张有关。

　　2. 直接征象

　　影像学直接显示出的血栓信号和静脉狭窄闭塞（表5-16）。

表5-16　MR血栓信号随时间演变

	正常	急性期 （5天）	亚急性期 （5~15天）	晚期（＞15天）
T1	变化大	中等	高信号	进行性混杂信号缺失
T2	低信号	低信号	高信号	进行性混杂信号缺失

　　（1）空三角征（Delta征）：增强CT/MRI中上矢状窦后角可见一空的三角影。

　　（2）条索征/高密度三角征：平扫CT见皮质静脉、直窦、Galen静脉等部位的高密度影（应注意，部分静脉窦如横窦和直窦可出现自发高密度，尤其在脱水患者和儿童）（图5-10、图5-11）。

　　（3）MRV/CTV/DSA：直接征象为受累静脉（窦）闭塞/狭窄，静脉窦充盈缺损（图5-12）。

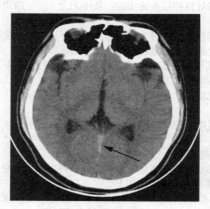

图5-10　头CT平扫

注：见直窦高密度。

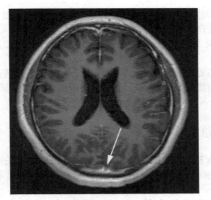

图 5-11　头增强 MRI

注：见三角征。

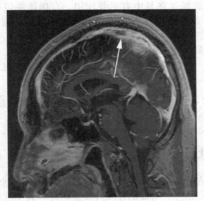

图 5-12　增强 MRI 上矢状窦充盈缺损

（4）其他新技术：3DT1 黑血技术、4D flow MRI、fMRI-BOLD lag map 显示毛细血管和小静脉血流动力学。

四、实验室检查

（1）血常规。

（2）血生化。

（3）凝血功能指标：①D-Dimer 升高可辅助诊断，但阴性不能除外。②遗传性或获得性易栓症筛查（蛋白C、蛋白S等）等血液系统检查（停止抗凝治疗后2～4周）。抗磷脂抗体谱等。

（4）炎症指标：红细胞沉降率（ESR）、C反应蛋白（CRP）等。

（5）必要时腰椎穿刺：明确颅内压情况和有无感染等。

（6）必要时免疫指标、全身感染指标（病原学筛查等）、肿瘤筛查。

五、总结

（1）CVT临床症状多样，包括颅内高压增高相关症状、局灶性神经系统症状、痫性发作、全脑症状和其他少见症状（如雷击样头痛、先兆偏头痛、脑神经麻痹、TIA、精神症状、耳鸣等）。

（2）影像学是诊断CVT的主要依据，推荐头MRI（包含SWI或T2*）＋MRV/CTV作为首选影像检查手段。

（3）CVT诊断的关键在于发现静脉系统自身的异常（血栓/闭塞），影像学在其中有重要作用。直接征象包括空三角征（Delta征）、条索征/高密度三角征，间接征象包括脑实质损害表现（脑肿胀、静脉性梗死、脑出血）和SWI（T2*）/FLAIR序列上静脉影增多。

（付瀚辉　曹宇泽　倪　俊）

第十七节　颅内静脉系统血栓形成的治疗和预防

一、概述

（1）颅内静脉系统血栓形成（CVT）的治疗原则包括病因治疗、血管再通治疗、对症治疗及并发症治疗，其中抗凝治疗是主要的手段。

（2）目前缺乏CVT一级和二级预防的循证医学证据。

二、病因治疗

CVT病因和危险因素复杂多样，85%的CVT患者存在一种及以上危险因素，应予积极查找引起CVT的病因（表5-17）。

（1）感染性：足量、足疗程、敏感抗生素，必要时外科清除化脓病灶。

（2）口服避孕药：停止避孕药。

（3）根据已知或可能的病因进行相应治疗，并纠正脱水、增加血容量、降低血黏度、改善脑血液循环等。

表5-17 CVT共存疾病或危险因素

CVT共存疾病或 危险因素（短暂）	CVT共存疾病或危险因素 （持续）
性别相关	遗传性易栓症（34%～41%）
妊娠、产后（11%～59%）	纤维蛋白缺乏症
口服避孕药（54%～71%）	蛋白C、蛋白S缺乏症
激素替代治疗（4%）	AT Ⅲ缺乏症
医源性	因子Ⅴ Leiden突变
神经外科手术（1%）	凝血酶G20210A突变
腰椎穿刺（2%）	系统性疾病
颈静脉置管（1%）	肿瘤（7%）
其他	骨髓增殖性疾病（2%～3%）
头面部感染（8%～11%）	炎症性肠病（2%～3%）
贫血（9%～27%）	肾病综合征（1%）
脱水（2%）	甲状腺疾病（2%）
头部外伤（1%～3%）	白塞病（1%）
自发性低颅压（个案报道）	系统性红斑狼疮（1%）
	抗磷脂综合征（6%～17%）
	结节病（<1%）
	阵发性睡眠性血红蛋白尿症（个案报道）
	其他
	硬脑膜动静脉瘘（2%）
	肥胖（23%）

三、血管再通治疗

1. 抗凝治疗

（1）尽早开始；少量出血非禁忌。

（2）急性期抗凝：疗程1～4周。

1）低分子量肝素：90～100 Axal U/kg（0.4～0.6ml），q12h皮下注射。

2）肝素：目标APTT延长1.5～2.5倍（建议方案：1000～6000U once→400～600U/h持续泵入，q2h监测调整）。优点：半衰期短。缺点：出血风险相对低分子量肝素略高、疗效更低。

应注意，肝素和低分子量肝素存在肝素诱导的血小板减少症（HIT）风险，需监测血小板。

（3）序贯口服抗凝药

1）疗程：①有明确可控的危险因素→3个月。②不明原因或轻度遗传性血栓形成倾向→6～12个月。③发作2次以上或严重遗传性血栓形成倾向→长期。

2）华法林：和低分子量肝素重叠5天以上至INR 2～3且持续24小时以上停用低分子量肝素，后续目标INR 2～3。

3）新型口服抗凝药（NOAC）：达比加群（RE-SPECT研究）、利伐沙班、阿哌沙班、依度沙班等。

（4）特殊情况

1）头颈部感染相关CVT应尽早控制感染，活动性感染未控制时抗凝应慎重。

2）妊娠期禁用华法林和NOAC，可使用低分子量肝素抗凝。

3）对于抗磷脂综合征相关CVT，目前仍首选华法林抗凝，NOAC的有效性存在争议。

2. 静脉溶栓治疗

缺乏循证医学证据。

3. 血管内治疗

（1）个体化考虑，安全性和有效性有待进一步评估。

（2）对于抗凝治疗无效、无严重颅内出血、重症患者可考虑窦内接触溶栓。

（3）对于已有颅内出血或其他方法治疗无效的急性或亚急性患者可考虑机械取栓或球囊扩张成形术。

（4）对于慢性血栓相关静脉窦狭窄和颅内压增高患者，可考虑支架植入。

四、对症治疗

（1）颅内压增高控制：可采用头高足低位、过度换气、甘露醇、呋塞米等降颅压，注意避免过度限制液体入量，以免加重血栓形成。严重者手术降压。

（2）视力保护：进行性视力下降可行视神经鞘减压术。

（3）抗癫痫：不常规预防性使用抗癫痫药物。

五、复发和随访

（1）建议3～6个月复查影像学（MRV/CTV），CVT是否再通与临床预后无关。

（2）CVT存在复发风险，既往有CVT病史者，如存在新发、持续性严重头痛，需考虑CVT复发，建议尽快完善影像学检查。

六、总结

（1）CVT治疗策略包括病因治疗、对症治疗、血管再通治疗（抗凝、血管内治疗）和并发症处理4部分。

（2）在无抗凝禁忌情况下，CVT一经诊断应立即抗凝治疗：肝素/低分子量肝素序贯华法林/新型口服抗凝药。

参 考 文 献

[1] 中华医学会神经病学分会，中华医学会神经病学分会脑血管病学组. 中国颅内静脉血栓形成诊断和治疗指南2019［J］. 中华神经科杂志，2020，53（9）：648-663.

[2] SILVIS S M，DE SOUSA D A，FERRO J M，et al. Cerebral venous thrombosis［J］. Nat Rev Neurol，2017，13（9）：555-565.

[3] SAPOSNIK G，BARINAGARREMENTERIA F，BROWN R D，JR，et al. Diagnosis and management of cerebral venous thrombosis：a statement for healthcare professionals from the American Heart Association/American Stroke Association［J］. Stroke，2011，42（4）：1158-1192.

（付瀚辉　曹宇泽　倪　俊）

第十八节　妊娠及产褥期颅内静脉系统血栓形成的评估和处理

一、概述

（1）颅内静脉系统血栓形成（CVT）是指由各种病因引起的颅内静脉或静脉窦血栓形成，使血液回流受阻或脑脊液循环障碍，导致颅内压增高和局灶脑损害为特征的一类脑血管病，占所有脑血管病的0.5% ～ 3%。

（2）一般人群中罕见，妊娠及产褥期发病率较一般人群高，每2500 ～ 10 000次妊娠中即有1名妊娠/产褥期患者出现CVT，以妊娠晚期和产褥期最常见。

（3）与妊娠及产褥期血流动力学改变、凝血因子改变、血液浓缩、内皮细胞功能障碍、炎症等因素相关。

（4）妊娠/产褥期与非妊娠/产褥期CVT患者的临床表现相似，本文主要介绍妊娠/产褥期相关CVT患者的评估及处理。

二、评估

对于疑似CVT的妊娠/产褥期患者，应尽快完善影像学、实验室等检查协助诊断。

1. 影像学检查

（1）不应对孕产妇进行不必要的影像检查；须充分评估检查的获益和风险（辐射暴露、对比剂等），如有必要，不应拒绝为患者开具影像检查；在进行影像检查前须取得患者及家属的知情同意。

（2）MRI和CT是一线影像检查方法，若需行CT、X线或脑血管造影检查，需结合母体情况、胎儿状态及辐射暴露、对比剂等对胎儿的影响，选择适宜的影像方法、时机，主要涉及问题如下。

1）辐射暴露：一般来说，头CT、脑血管造影和胸片对胎儿造成的辐射暴露量分别约为50mrad、10mrad和1mrad，目前认为这些暴露量是安全的，若大于10 000mrad，风险可能增加。可采用一些办法减少辐射暴露量：CT检查时使用窄准直和宽螺距会略微降低图像质量，但大幅减少辐射暴露量；透视和血管造影操作时，调整暴露时间、影像获取数量、辐射束大小及成像区域可减少辐射暴露量；屏蔽腹部以免受到照射；避免重复检查。

2）对比剂：①对于妊娠期患者，碘对比剂能透过胎盘，可对胎儿甲状腺产生暂时性抑制作用；钆亦可透过胎盘，由胎儿排泄到羊水中，后续可被胎儿吞咽，重吸收至胎儿循环。因此，妊娠期应尽量避免使用碘或钆对比剂。②对于产褥期患者，由于小部分碘或钆对比剂可经母乳分泌，因此应在检查24小时后再恢复母乳喂养。

2. 高凝检测

妊娠/产褥期处于高凝状态。但应注意评估是否合并遗传性或获得性易栓症。其中，遗传性易栓症包括抗凝血酶缺陷、凝血酶原G20210A突变、因子V Leiden突变、蛋白S缺陷、蛋白C缺陷，妊娠/产褥期可能影响非分子实验室检查结果，如活化蛋白C抵抗比值、蛋白C功能检测、游离蛋白S抗原检测、抗凝血酶-肝素辅因子检测，应推迟到分娩3个月后进行，而分子遗传学检测可随时进行。

三、处理

为稳定母体情况和评估胎儿状态，应进行多学科会诊，包括神经内科、神经外科、麻醉科、妇产科、新生儿科等。除CVT

的一般治疗原则外，妊娠/产褥期CVT患者涉及以下特殊管理问题。

1. 抗凝治疗

（1）抗凝药物选择

1）华法林在妊娠期禁用：在妊娠早期应用华法林可能致畸，在妊娠中期和晚期使用华法林可导致中枢神经系统异常。

2）低分子量肝素、普通肝素均不透过胎盘、无致畸性证据，不会对胎儿产生抗凝作用，因此妊娠期和哺乳期均可使用；低分子量肝素每日1～2次皮下注射给药，无需频繁监测凝血指标，导致血小板减少症、骨质疏松的风险更低；低分子量肝素使用期间应监测血小板计数和血清肌酐水平，肾功能不全者应酌情减少低分子量肝素剂量。

3）新型口服抗凝药在妊娠期禁用。

4）低分子量肝素、普通肝素、华法林不会在母乳中蓄积，用药期间可进行母乳喂养。

（2）抗凝时间

1）美国AHA/ASA指南推荐在整个妊娠期使用足量低分子量肝素治疗CVT。

2）低分子量肝素在引产、剖宫产或椎管内麻醉前至少24小时停用；若无术中或产后大量出血，可在经阴道分娩后4～6小时或剖宫产后6～12小时重新启用低分子量肝素或普通肝素，后续也可选择华法林，维持INR 2.0～3.0。

3）抗凝治疗在产后维持至少6周，总疗程至少6个月。

2. 结束妊娠的时机

（1）多学科团队需结合母体及胎儿状况、患者及家属意愿综合决定结束妊娠时机。

（2）若胎儿离足月尚早（如妊娠不足24周），且母体及胎儿状况稳定，可在抗凝期间密切监测母体及胎儿情况。

（3）若胎儿近足月（如妊娠24～32周），可在抗凝治疗的基础上，产前给予糖皮质激素加快胎儿肺成熟，只要母体和胎儿状况不恶化，可继续妊娠至34～39周时进行有计划的控制下分娩，以获得最佳胎儿结局。

（4）若患者病情危重，及时选择终止妊娠、去除病因可能改善预后。

3. 未来妊娠

（1）CVT病史非妊娠禁忌，妊娠/产褥期CVT病史的患者，再次妊娠后CVT复发风险较低。大多数既往曾患CVT的育龄期女性可以妊娠。

（2）由于可能存在潜在病因，妊娠前应行进一步检查，并咨询血液学专家和/或孕产妇胎儿医学专家。

（3）有CVT病史的妊娠期女性，若无明确禁忌，建议全妊娠期采用低分子量肝素抗凝。

四、总结

（1）妊娠/产褥期CVT是一种特殊情况，约70%的女性CVT发生于妊娠/产褥期，多发生于妊娠晚期和产褥期。

（2）妊娠/产褥期CVT患者临床表现可不典型，部分病情危重，危及孕产妇及胎儿生命，应重视早期识别、早期治疗。

（3）应充分评估影像检查的获益风险，获取知情同意后合理安排必要的影像学检查，MRI对孕妇及胎儿是安全的，诊断性CT的辐射暴露量低于胎儿致畸水平，对比剂可通过胎盘，增强影像检查应慎重。

（4）对于妊娠期CVT患者，建议妊娠期持续应用足量低分子量肝素，产后应用低分子量肝素或维生素K拮抗剂至少6周（总疗程至少6个月），禁用华法林和新型口服抗凝药；低分子量肝素、华法林不会在母乳中蓄积，用药期间可母乳喂养。

（5）既往患CVT不是妊娠禁忌，但妊娠期与产后早期预防性使用低分子量肝素有助于预防CVT复发。

（6）由于可能存在潜在病因，再次妊娠前应行进一步检查，并咨询血液学专家和/或孕产妇胎儿医学专家。

参 考 文 献

［1］FERRO J M，BOUSSER M G，CANHÃO P，et al. European Stroke Organization guideline for the diagnosis and treatment of cerebral venous thrombosis - endorsed by the European Academy of Neurology［J］. Eur J Neurol，2017，24（10）：1203-1213.

［2］SAPOSNIK G，BARINAGARREMENTERIA F，BROWN R D，JR，et al. Diagnosis and management of cerebral venous thrombosis：a statement for healthcare professionals from the American Heart Association/American Stroke Association［J］. Stroke，2011，42（4）：1158-1192.

［3］BUSHNELL C，MCCULLOUGH L D，AWAD I A，et al. Guidelines for the prevention of stroke in women：a statement for healthcare professionals from the American Heart Association/American Stroke Association［J］. Stroke，2014，45（5）：1545-1588.

［4］LIBERMAN A L. Diagnosis and treatment of cerebral venous thrombosis［J］. Continuum（Minneap Minn），2023，29（2）：

519-539.

[5] 中华医学会神经病学分会，中华医学会神经病学分会脑血管病学组. 中国颅内静脉血栓形成诊断和治疗指南 2019 [J]. 中华神经科杂志，2020，53（9）：648-663.

（洪月慧　韩　菲　倪　俊）

第六章
其他神经系统疾病的评估与治疗

第一节　病毒性脑（膜）炎的诊断

一、概述与诊断标准

（1）病毒性脑（膜）炎是由于病毒侵入中枢神经系统累及脑部的炎症性疾病。病毒性脑炎主要指脑实质受到侵袭而产生炎症性病变，病毒性脑膜炎主要指软脑膜出现弥漫性炎症，因感染的病原体和临床表现相似，故本文一并称为病毒性脑（膜）炎。

（2）根据病因，脑（膜）炎总体上可分为感染性脑（膜）炎与自身免疫相关性脑（膜）炎两大类。

（3）感染性脑（膜）炎包括病毒性脑（膜）炎和其他病原体相关脑（膜）炎。

（4）病毒性脑（膜）炎常见临床综合征及相应病毒见图6-1。

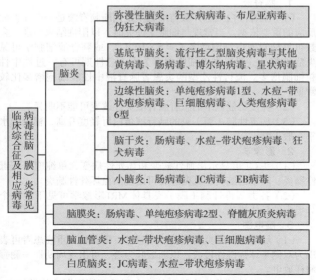

图6-1　病毒性脑（膜）炎常见临床综合征及相应病毒

（5）（急性）病毒性脑炎的确诊需要同时满足主要条件、次要条件、确诊试验、排除其他病因共4个条件（表6-1）。

表6-1　（急性）病毒性脑炎的诊断标准

确诊（急性）病毒性脑炎需要同时符合A、B、C与D 4个条件
A．主要条件：精神状态改变，包括意识水平下降、嗜睡或精神行为异常且持续≥24小时；或新出现的癫痫发作
B．次要条件（满足≥2项）：体温≥38℃的发热（起病前或起病后72小时内），新出现的神经系统局灶性表现，脑脊液白细胞≥5×10⁶/L或脑脊液细胞学呈淋巴细胞性炎症，影像学显示符合脑炎的脑实质病灶，脑电图显示符合脑炎的异常
C．确诊试验：脑脊液病毒核酸阳性（聚合酶链反应或宏基因组二代测序），或脑脊液和/或血清抗病毒抗体IgM阳性
D．合理排除其他病因

二、病毒性脑（膜）炎相关重要辅助检查

1．脑脊液

（1）脑脊液白细胞计数与细胞学是判断脑脊液是否存在炎症反应的重要依据。当常规与细胞学冲突时，以阳性结果为准。多数可见脑脊液白细胞增多（≥5×10⁶/L），或脑脊液细胞学可见炎症细胞，一般以淋巴细胞增多为主，急性期可有一过性中性粒细胞增多。流行性乙型脑炎患者脑脊液中性粒细胞增多比较常见。

（2）免疫功能低下的患者脑脊液炎症改变可能不明显。

（3）病毒性脑（膜）炎的脑脊液蛋白可轻度升高，葡萄糖水平一般正常。

2．影像学

（1）头CT可显示出血性病变和坏死性病变，单纯疱疹病毒性脑炎、阿米巴脑炎、真菌感染可出现出血坏死性脑炎。

（2）各类病毒性脑（膜）炎具体MRI影像学可见下述各个分类中的具体描述。

3．脑电图

（1）脑电图对脑炎的病因诊断意义有限。脑炎重症患者可表现为双侧半球弥漫性慢波，以额颞叶为著，可出现周期性一侧癫痫样放电。

（2）亚急性硬化性全脑炎的脑电图呈两侧周期性阵发放电，持续0.5～3.0秒，为高波幅慢波或棘慢复合波。

（3）颞叶起源的癫痫波往往提示边缘性脑炎。

4. 病毒核酸检测

（1）聚合酶链反应（PCR）是诊断疱疹病毒及肠道病毒感染的主要确诊试验，其敏感性及特异性可因病毒不同而异。

（2）脑脊液或脑组织宏基因组二代测序（mNGS）也可作为该病的确诊试验。一般脑脊液mNGS检测到特异性病毒序列数≥3条时具有诊断意义。对于存在免疫缺陷的患者，低序列数病毒不一定是致病病原体，需结合临床状况判断。

（3）单纯疱疹病毒脑炎患者在发病早期（一般为前3天）可能出现脑脊液PCR假阴性结果。因此，对于怀疑单纯疱疹病毒性脑炎的患者，若发病早期脑脊液PCR阴性，需复查。

5. 血清学检测

（1）疱疹病毒抗体一般在感染的10～12天出现，同时可与其他的病毒感染产生交叉反应，导致诊断的敏感性和特异性显著降低，对于早期的诊断及治疗常无指导作用，因此只能作为回顾性诊断手段。

（2）对诸多虫媒病毒性脑炎，包括流行性乙型脑炎、西尼罗脑炎与蜱传脑炎等，以及麻疹病毒慢性感染导致的亚急性硬化性全脑炎，血清学检查是重要的诊断实验。例如，抗流行性乙型脑炎病毒抗体IgM是该病的确诊试验。但西尼罗脑炎病毒与流行性乙型脑炎病毒的血清学试验存在交叉反应——西尼罗脑炎患者的血清检测可呈乙型脑炎病毒抗体IgM阳性，给鉴别诊断带来困难。

三、常见病毒性脑（膜）炎的临床特点

下文列出病毒性脑（膜）炎相关常见病毒。

1. 单纯疱疹病毒（HSV）

（1）HSV-1又称人类疱疹病毒1型，为双链DNA病毒，是成人病毒性脑炎最常见的病因，其主要病理改变为边缘系统的出血坏死性炎症。

1）可发生于任何年龄，无明显季节性和地域性特征，少数患者可有口唇疱疹病史。临床综合征常符合边缘性脑炎。脑脊液压力正常或升高，白细胞增多，为（5～500）×10^6/L，以淋巴细胞为主，亦可有轻度增多的红细胞，蛋白水平升高，葡萄糖含量正常。

2）头CT以边缘系统低密度病变常见，有时可见出血。头MRI示可见单侧或双侧颞叶底面和内侧面、下额叶、岛叶等部位长T1、长T2异常信号，增强MRI可见脑回强化，可有出血性改变。双侧岛叶病变与豆状核之间界限清楚，凸面向外，称为"刀切征"。

（2）HSV-2是引起复发性无菌性脑膜炎的常见病因，国内目前仅有个案报道。

1）HSV-2常引起黏膜感染，潜伏在骶部背根神经节的感觉神经元中，逆行播散至脑脊液导致脑膜炎发生。

2）典型的脑脊液改变包括淋巴细胞增多，蛋白轻度升高及葡萄糖含量基本正常。

3）本病除脑膜受累外，可合并出现可逆性胼胝体压部病变。

2. 水痘-带状疱疹病毒（VZV）

（1）VZV又称人类疱疹病毒3型。中枢神经系统VZV感染的主要表现为脑膜炎、脑炎、脑血管炎与脊髓炎等，以轻症的脑膜炎最为常见，其次为脑炎（含边缘性脑炎）。

（2）VZV是脑血管炎的重要病因，主要表现为头痛与急性缺血性卒中，在免疫抑制状态的患者中更易发生。以上各种临床表型可以叠加发生，表现为中枢神经系统弥漫性病灶，临床类似急性播散性脑脊髓炎。

（3）脑脊液白细胞增多，为（5～500）×10^6/L，少数患者超过$1000×10^6$/L，以淋巴细胞为主，蛋白水平升高，葡萄糖含量正常。

（4）MRI以脑膜强化最常见，可有边缘系统受累及脑白质、脑干和脊髓的脱髓鞘病灶，血管炎型的MRI表现为急性梗死，血管成像检查可见受累动脉局灶或节段性狭窄或闭塞，以大脑中动脉、大脑前动脉、颈内动脉受累较常见，亦可见动脉瘤。

3. Epstein-Barr病毒（EBV）

脑脊液中检出EBV，常见于以下几种情况：①EBV为致病病原体，直接导致脑炎、小脑炎、脊髓炎、脊髓神经根炎等。②潜伏感染或非致病的共感染，EBV感染是人类最常见的病毒感染，脑脊液中检测到低拷贝数EBV，可能来自潜伏感染的淋巴细胞。③感染相关自身免疫病，EBV感染后，可引起自身免疫反应，导致吉兰-巴雷综合征等疾病。④EBV相关淋巴增殖性疾病。

4. 巨细胞病毒

（1）为DNA病毒，感染普遍存在于世界各地，成人抗体的阳性率为40%～100%，多数是隐性感染。

（2）可直接感染脑内血管内皮细胞形成包涵体，伴发血管壁炎症反应和血栓形成；或感染脉络膜上皮细胞引起脉络膜炎症反应，继发植入脑室周边和向内扩散，引起坏死性脑室炎。

（3）尿沉渣中找到特征性含核内包涵体的巨细胞有助于诊断，脑脊液巨细胞病毒DNA阳性可确诊。由于IgM无法通过胎盘，因此新生儿脐带血抗体IgM阳性即可诊断先天性感染。

5. 流行性乙型脑炎病毒

（1）又称日本脑炎病毒，为单正链RNA病毒，经蚊传播，主要出现于夏、秋季。可累及整个CNS的灰质，以基底核、丘脑和大脑皮质最严重，脊髓灰质也可受累。

（2）脑脊液白细胞计数多在（50～500）×10⁶/L，早期以中性粒细胞为主，后逐渐转变为淋巴细胞为主的炎症。

（3）头MRI显示双侧丘脑、基底节、脑干受累，有或无异常强化，有时也可见小脑、脊髓和大脑皮质异常信号，部分患者头MRI正常。

6. 西尼罗病毒

（1）单链RNA虫媒病毒。表现为脑膜炎或脑炎，脑炎者以双侧基底节区受累常见，可累及脊髓灰质。

（2）临床表现及影像学与流行性乙型脑炎相似。

7. 狂犬病毒

（1）单链RNA病毒。病毒自创口进入人体，沿末梢神经向心性进入中枢神经系统，引起急性弥漫性脑脊髓炎，主要累及灰质，可导致进展性脑炎，脑干和边缘系统首先受累，之后累及基底节和丘脑。

（2）潜伏期一般为20～90天，少数可长达数年，伤口在头部者潜伏期短。

8. 发热伴血小板减少综合征病毒

（1）又称新型布尼亚病毒，经蜱传播，每年5～7月为发病高峰期。

（2）合并脑膜脑炎的比例为13%～19%，主要症状包括头痛、意识障碍、抽搐。重症多见，病死率可达44.7%。

（3）少数患者脑脊液可见淋巴细胞增多，头MRI提示脑内多发病灶，灰质与白质均可受累。

四、总结

（1）病毒性脑（膜）炎可表现为多种临床综合征：脑炎、脑膜炎、脑膜脑炎、脑血管炎、白质脑炎等。临床综合征的分类对病原的鉴别诊断有重要意义。

（2）脑脊液病毒核酸检测是病毒性脑（膜）炎的主要确诊试验，包括PCR及mNGS。对于流行性乙型脑炎、亚急性硬化性全脑炎等疾病，血清学检查是重要的诊断试验。

参 考 文 献

［1］关鸿志. 病毒性脑炎的诊治［J］. 中华神经科杂志，2022，55（7）：747-754.

［2］AGUT H, BONNAFOUS P, GAUTHERET-DEJEAN A. Laboratory and clinical aspects of human herpesvirus 6 infections［J］. Clin Microbiol Rev, 2015, 28（2）: 313-335.

[3] 中国初级卫生保健基金会病原检测专业委员会，中国医疗保健国际交流促进会分子诊断学分会，中国研究型医院学会神经科学专委会脑炎协作组. 病毒性脑（膜）炎病原体诊断技术应用专家共识［J］. 中华医学杂志，2023，103（9）：648-657.

[4] 魏林霏，严婧文，有慧，等. 单纯疱疹病毒2型脑膜炎合并伴胼胝体压部可逆性病变的轻度脑病1例［DB/OL］. 中国临床案例成果数据库，2022（2022-07-31）. http://journal.yiigle.com/LinkIn.do?linkin_type=cma&DOI=10.3760/cma.j.cmcr.2022.e03998.

（陈思娴　范思远　关鸿志）

第二节　自身免疫性脑炎的诊断

一、定义

自身免疫性脑炎（AE）泛指一类自身免疫机制介导的脑炎。

二、人口学

（1）年龄：AE可以发生于任何年龄段。

（2）抗NMDAR、抗AMPAR、抗GAD脑炎女性占比高，抗LGI1、抗GABAbR、抗CASPR2、抗DPPX脑炎以男性多见，抗GABAaR、抗IgLON5、抗mGluR5、抗GlyR脑炎男女比例基本相同。

三、提示自身免疫性脑炎的临床症状与综合征

（1）抗NMDAR脑炎——弥漫性脑炎：精神行为异常、认知下降、近事记忆下降、癫痫发作、语言障碍（言语减少、缄默、模仿言语）、运动障碍（肌张力障碍，甚至出现肌张力障碍持续状态）、不自主运动（口面部不自主运动、肢体震颤、舞蹈样动作）、自主神经功能障碍、意识水平下降。

（2）边缘性脑炎：精神行为异常、癫痫发作、近事记忆下降，即边缘性脑炎三联征。

（3）基底节和/或间脑/下丘脑综合征：肌张力障碍、体温调节异常、睡眠-觉醒周期紊乱、内分泌功能障碍（如尿崩症）。

（4）莫旺综合征：生动的幻觉和波动性脑病、肌颤搐或神经性肌强直、自主神经症状、睡眠异常。

（5）僵人综合征（SPS）：中轴肌强直，伴痛性痉挛，可由声音、惊吓等诱发，部分可表现为发作性SPS（jerking SPS）或单肢SPS。

（6）其他提示性症状如下。①睡眠障碍：失眠、快速眼动睡眠期行为障碍、嗜睡、睡眠周期紊乱。②小脑性共济失调。③部分患者可出现局灶神经功能缺损症状。

四、脑脊液检验

（1）脑脊液白细胞和蛋白可正常或轻度升高，细胞学可正常或呈淋巴细胞性炎症。

（2）多数患者特异性寡克隆区带（SOB）阳性。

五、脑电图检查

（1）边缘性脑炎－癫痫：多于双侧颞区出现癫痫样放电。

（2）周期性单侧性癫痫样放电。

（3）局灶性或全面性慢波、癫痫样活动。

（4）约1/3抗NMDAR脑炎患者具有"极度δ刷状波"的脑电图模式。

六、肌电图检查

（1）SPS患者发作期多通道表面肌电图可见主动肌与拮抗肌同步收缩。

（2）莫旺（Morvan）综合征患者肌电图可见肌颤搐电位。

七、影像学检查

（1）头MRI可表现为正常，双侧颞叶内侧异常信号（边缘性脑炎），多灶性皮质异常信号（抗GABAaR脑炎），少数可出现幕下受累。

（2）FDG-PET/CT：边缘系统高代谢，或多发的皮质和/或基底节的高代谢。

八、抗体检测

（1）抗体检测主要采用间接免疫荧光法：基于细胞底物的实验（CBA）与基于组织底物的实验（TBA）。

（2）建议同时送检血清和脑脊液。优先推荐检测脑脊液：抗

NMDAR、抗GAD65、抗GFAP等抗体。

（3）如抗体检测结果与临床表型不符，尤其是只检测血清或只在血清中检出抗体时。需考虑假阳性可能，建议联系临床实验室重新检测或者联系研究实验室寻求指导。

（4）当检测出一种以上抗神经元表面抗体或细胞内突触抗原抗体时，要判断抗体的诊断意义，需判断是否存在临床表型的叠加。如缺少与抗体相对应的临床表现，不能诊断抗体相关的神经免疫病。

九、肿瘤评估

（1）部分抗体提示可能合并肿瘤，建议完善肿瘤筛查。

（2）举例如下：NMDAR-Ab—卵巢畸胎瘤，GABAbR-Ab—小细胞肺癌，AMPAR-Ab—小细胞肺癌、胸腺瘤，mGluR5-Ab—霍奇金淋巴瘤。

十、诊断标准

1. 自身免疫性边缘性脑炎的诊断标准

（1）亚急性（3个月内迅速进展）起病的工作记忆缺陷、癫痫发作、精神症状，提示边缘系统受累。

（2）头MRI的FLAIR序列示双侧颞叶内侧异常信号影。

（3）至少符合以下1项：①脑脊液白细胞增多（＞5×10⁶/L）。②脑电图提示源自颞叶的癫痫样放电或慢波活动。

（4）合理排除其他病因。

备注：满足4条即可确诊，不依赖抗体；若前3条中有不符合者，需抗神经元抗体阳性才能确诊。

2. 自身免疫性脑炎的诊断标准

（1）急性或亚急性起病（＜3个月），具备以下至少1个临床症状或临床综合征：①边缘系统症状；近事记忆减退、癫痫发作、精神行为异常，3个症状中的一个或多个。②脑炎综合征：弥漫性或多灶性脑损害的临床表现。③基底节和/或间脑/下丘脑受累的临床表现。④精神障碍，且经专业评估不符合非器质性疾病。

（2）具有至少1个以上辅助检查发现或合并肿瘤：①脑脊液异常：脑脊液白细胞增多或脑脊液细胞学呈淋巴细胞性炎症，或SOB阳性。②神经影像或电生理异常，且符合AE特点。③与AE相关的特定类型肿瘤。

（3）抗神经细胞抗体阳性。

（4）合理除外其他病因。

备注：①符合第1、2、4条可诊断可能的AE。②全部符合可确诊AE。

十一、诊断流程（表6-2）

表6-2 AE诊断流程

病史	性别、年龄、职业、居住地、旅居史、动物接触史 既往史、疫苗接种史、免疫状态 现病史：诱因，病程特点，主要症状和伴随症状，系统性症状
体征	神经科体征：高级神经功能，脑干、小脑、锥体外系、脑膜刺激征 常规内科查体 临床评分：mRS评分，GCS评分，NEOS评分，SARA评分
血清学检查	血常规、血生化 甲状腺功能、抗甲状腺球蛋白抗体、抗甲状腺过氧化物酶抗体 红细胞沉降率、淋巴细胞免疫分型、细胞因子、抗核抗体谱、ANCA
超声	妇科超声、睾丸超声
X线或CT	胸片、胸部CT、胸腹盆CT
电生理	脑电图，必要时V-PSG 肌电图，多通道表面肌电图
神经影像	头增强MRI（含FLAIR序列）
FDG-PET/CT	头与全身PET（必要时）
脑脊液检查	常规、生化、细胞学、细胞因子、SOB、合理筛查病原学
抗体检查	建议血清和脑脊液同时送检

十二、鉴别诊断（表6-3）

表6-3 AE鉴别诊断

疾病	临床线索及相关辅助检查
感染性疾病（病毒性脑炎、细菌性脑膜炎、螺旋体感染、真菌感染、结核感染、克-雅病）	明确接触史；血清检测：HIV、莱姆抗体等；CSF检测：细菌、真菌涂片及培养，HSV、EBV、VZV、CMV、肠病毒等病原PCR，莱姆抗体，肠病毒及虫媒病毒相关抗体，14-3-3蛋白，mNGS等

疾病	临床线索及相关辅助检查
代谢与中毒性疾病	
药物中毒	血/尿毒物筛查
一氧化碳中毒	碳氧血红蛋白，头 MRI
Wernicke 脑病	酗酒或营养缺乏史，头 MRI
神经安定类药物恶性综合征	抗精神病药物撤药史
血管性疾病	
可逆性后部白质脑病	头痛、高血压、应用免疫抑制剂等药物，重复头 MRI
中枢神经系统血管炎	血管影像，ANCA，冷球蛋白，APS 抗体，活检
白塞病	痛性口腔或外阴溃疡，葡萄膜炎，针刺试验阳性
Susac 综合征	听力下降，视网膜分支动脉闭塞，头 MRI（胼胝体、侧脑室旁）
肿瘤性疾病	
脑膜癌	头增强 MRI，脑脊液细胞学，CSF-CNV，全身肿瘤筛查
胶质瘤	头增强 MRI，活检
中枢神经系统淋巴瘤	头增强 MRI，脑脊液细胞学，流式细胞分析，IgH 基因重排，活检
炎性脱髓鞘疾病	
多发性硬化	明确时间/空间多发性，脑脊液克隆区带，头、颈、胸、腰 MRI 评估
视神经脊髓炎	抗 AQP4 抗体阳性
ADEM	疫苗接种或感染后，MRI 可见弥漫、多灶白质病变
神经结节病	血清 ACE 水平，胸部 CT
遗传代谢性疾病	
线粒体脑肌病	乳酸运动试验，MRS 乳酸峰，肌肉活检，基因检测
非器质性精神疾病	精神疾病史或相关家族史，充分除外其他疾病：血清和脑脊液常规检验正常（包括代谢指标、感染指标、免疫指标、NFL 等），血清和脑脊液抗神经抗体检验阴性（应用包括 CBA 和 TBA 在内的两种以上检测方法），脑电图和头 MRI 正常

十三、总结

（1）AE患者临床多表现为抗NMDAR脑炎、边缘性脑炎、基底节和间脑综合征、Morvan综合征、僵人综合征等。当患者出现上述表现时，应考虑本病可能。

（2）抗体检测对于AE的诊断至关重要，建议同时送检血清和脑脊液标本，注意抗体检测的结果解读。

（3）AE需与中枢神经系统感染性疾病、代谢与中毒性疾病、肿瘤性疾病、炎性脱髓鞘疾病及线粒体脑肌病等遗传代谢性疾病充分鉴别。

参 考 文 献

［1］中华医学会神经病学分会神经感染性疾病与脑脊液细胞学学组.中国自身免疫性脑炎诊治专家共识（2022年版）［J］.中华神经科杂志，2022，55（9）：931-949.

［2］刘斌，任海涛，关鸿志.抗体相关自身免疫性脑炎的重叠综合征［J］.中华神经科杂志，2021，54（1）：71-74.

［3］GRAUS F，TITULAER M J，BALU R，et al. A clinical approach to diagnosis of autoimmune encephalitis［J］. Lancet Neurol，2016，15（4）：391-404.

［4］https://www.uptodate.com/contents/zh-Hans/paraneoplastic-and-autoimmune-encephalitis.

（柏　琳　范思远　关鸿志）

第三节　自身免疫性脑炎的治疗

一、概述

自身免疫性脑炎（AE）的治疗包括免疫治疗、抗肿瘤治疗和对症支持治疗。

二、治疗前评估

（1）诱因：主要包括感染、肿瘤、药物（如免疫检查点抑制剂）等。

（2）致病机制：主要包括抗体介导的体液免疫反应或T细胞

介导的细胞免疫反应。

（3）病情严重程度和医疗环境：是否需要进入重症监护病房。

三、免疫治疗

AE的免疫治疗包括一线免疫治疗、二线免疫治疗、升级免疫治疗、添加免疫治疗和长程（维持）免疫治疗等。

1. 概述

（1）一线免疫治疗：包括糖皮质激素、静脉注射免疫球蛋白（IVIg）和治疗性血浆置换。所有首次发病的AE患者均应接受一线免疫治疗。对于"可能的AE"，可酌情试用一线免疫治疗。糖皮质激素应作为一线免疫治疗的首选。一般情况下，应联合使用糖皮质激素与IVIg；对于重症AE患者，可联合使用糖皮质激素冲击治疗与IVIg。对于重症或难治性AE患者，可考虑以多轮IVIg为基础的强化（重复）一线免疫治疗。

（2）二线免疫治疗：包括利妥昔单抗等抗CD20单抗与静脉滴注环磷酰胺，主要用于一线免疫治疗效果不佳的患者。若使用两种或以上一线免疫治疗，2周后病情无明显好转，应及时启动利妥昔单抗治疗。若利妥昔单抗无法获得，或者存在禁忌证，可考虑使用环磷酰胺等药物。在改善长期预后方面，二线免疫治疗优于强化（重复）一线免疫治疗。

（3）升级免疫治疗：主要为静脉滴注托珠单抗。难治性重症AE患者，若使用二线免疫治疗后病情无明显好转，可考虑升级至托珠单抗治疗。儿童抗NMDAR脑炎国际共识建议将托珠单抗作为利妥昔单抗难治性患者的一种选择。

（4）添加免疫治疗：包括甲氨蝶呤鞘内注射和硼替佐米等。仅对难治性重症AE患者，若使用二线免疫治疗后病情无明显好转，经过严格筛选后，可考虑添加免疫治疗。

（5）长程（维持）免疫治疗：主要用于预防疾病复发，包括吗替麦考酚酯、硫唑嘌呤和重复利妥昔单抗等。一般情况下，长程（维持）免疫治疗的疗程不少于12个月。

2. AE复发的免疫治疗

（1）所有AE复发患者均应接受一线免疫治疗，并应考虑及时启动二线免疫治疗和/或长程（维持）免疫治疗。

（2）根据病情严重程度、免疫治疗反应、复发次数及治疗相关不良反应等个体情况，复发患者的长程（维持）免疫治疗疗程应达到12～24个月。

3. 副肿瘤性AE的免疫治疗

（1）副肿瘤性AE一般为T细胞介导，对免疫治疗反应欠佳。

（2）可以考虑糖皮质激素、环磷酰胺、吗替麦考酚酯、硫唑嘌呤、他克莫司、环孢素等治疗。

4. 免疫检查点抑制剂相关AE的免疫治疗

免疫检查点抑制剂（ICIs）诱发的AE相对少见，一旦出现，需及时诊断和快速治疗，以免发展为重症。依据患者的神经系统表型和常见不良事件评价标准（CTCAE）分级，可考虑的治疗方案如下。

（1）CTCAE 1级：暂停ICIs治疗，严密监测。

（2）CTCAE 2～4级：永久停用ICIs并住院治疗，在病毒PCR检测结果之前可考虑经验性应用阿昔洛韦；静脉注射糖皮质激素 [1～2mg/（kg·d）]，根据症状的改善情况逐渐减少糖皮质激素剂量。

（3）如神经系统症状严重或呈进展趋势，可考虑糖皮质激素冲击治疗，联合IVIg或血浆置换。

（4）糖皮质激素治疗7～14天后没有改善，可考虑利妥昔单抗等治疗。

5. AE常用的免疫治疗方案（表6-4）

四、抗肿瘤治疗

当怀疑副肿瘤性AE时，应根据表型和抗体类型完善肿瘤筛查，及时、充分地治疗潜在的肿瘤是副肿瘤性AE的治疗基础。

1. 初始筛查发现肿瘤

（1）AE患者如果合并恶性肿瘤，应由相关专科进行手术、化疗与放疗等综合抗肿瘤治疗。

（2）在抗肿瘤治疗期间一般需要维持对AE的免疫治疗，以一线免疫治疗为主。

（3）及时发现及治疗肿瘤可改善预后。

2. 初始筛查未发现肿瘤

（1）初次发病未发现恶性肿瘤的患者，应重复肿瘤筛查。对于未发现肿瘤且年龄≥12岁的女性抗NMDAR脑炎患者，建议病后4年内每6～12个月进行一次盆腔超声检查。

（2）对于其他具有副肿瘤性神经综合征中高风险表型和中高风险抗体的患者，应每4～6个月重复1次肿瘤筛查，持续2年。

表6-4 AE常用的免疫治疗方案

药物	剂量	注意事项
糖皮质激素	糖皮质激素冲击治疗：甲泼尼龙1000mg/d，连续静脉滴注3天，然后改为500mg/d，静脉滴注3天。而后可减量为甲泼尼龙40～80mg/d，静脉滴注2周；或者改为口服醋酸泼尼松1mg/(kg·d)，2周（或者口服甲泼尼龙，按5mg醋酸泼尼松＝4mg甲泼尼龙）；之后每2周减量5mg 对于轻型患者，可以不采用冲击治疗而直接采用口服糖皮质激素 口服糖皮质激素总疗程一般为6个月	减停糖皮质激素的过程中评估脑炎的活动性。注意病情波动与复发，用药期间监测血糖、血压、感染、消化道出血等副作用
IVIg	根据患者体重按总量2g/kg，分3～5天静脉滴注 对于重症患者，建议与糖皮质激素联合使用，可每2～4周重复应用IVIg 重复或多轮IVIg适用于重症AE或复发性AE	警惕血栓风险
血浆置换	血清抗体（抗细胞表面抗原抗体）阳性的重症AE，可考虑使用血浆置换 血浆置换可与糖皮质激素联合使用 若同时使用IVIg，应先于血浆置换，再于IVIg治疗	
利妥昔单抗	常规方案：按375mg/m²（体表面积）静脉滴注，每周1次，共给药3～4次 减量方案：总量600mg（第1天100mg静脉滴注，第2天500mg静脉滴注），或者总量400mg（每次100mg，每周1次，连用4次）	用药前筛查乙肝病毒，监测外周血CD19⁺B细胞
环磷酰胺	按750mg/m²（体表面积），溶于100ml生理盐水，静脉滴注，时间超过1小时，每4周1次 连续应用6次或病情缓解后停用	警惕骨髓抑制、出血性膀胱炎、性腺毒性、继发肿瘤、感染等副作用

药物	剂量	注意事项
吗替麦考酚酯	常规口服剂量1000～2000mg/d，分2～3次口服，至少1年诱导期剂量可用至2500～3000mg/d	监测外周血淋巴细胞亚群与IgG水平、孕妇禁用
硫唑嘌呤	口服剂量为100mg/d，至少1年	警惕骨髓抑制，肾功能不全者应根据Ccr减量
托珠单抗	按8mg/kg静脉滴注，每4周1次。对于感染等不良反应风险高的患者，可酌情使用减量方案（2～6mg/kg）	
鞘内注射甲氨蝶呤	甲氨蝶呤10mg（说明书用法含鞘内注射的产品，用生理盐水稀释成10ml）与地塞米松磷酸钠注射液10mg（2ml），每周1次，连续3～4周	警惕急性化学性蛛网膜炎、脊髓神经根病、白质脑病等不良反应
硼替佐米	每个疗程共21天，单次剂量按1.3mg/m²（体表面积）皮下注射，每周注射2次，连续注射2周（即第1、4、8、11天注射，后停药10天（即从第12天至第21天）；每次与地塞米松20mg联用一般使用1～6个疗程	

注：需注意，利妥昔单抗、托珠单抗等生物制剂用于AE属于超说明书用药，需要尊重患方的自主决定权，充分履行知情同意与药事程序，注意其增加感染风险等不良反应。

五、支持性治疗

1. 重症监护治疗（表6-5）

表6-5　AE重症监护治疗

合并症	治疗
癫痫持续状态	终止癫痫持续状态的一线抗癫痫药物包括地西泮静脉推注或者咪达唑仑肌内注射；二线药物包括静脉注射丙戊酸钠等；三线药物包括丙泊酚与咪达唑仑静脉注射
呼吸衰竭	予氧疗、机械通气等呼吸支持
自主神经功能障碍	密切监测血压和心率变化 当出现严重的交感神经过度兴奋时，可能需要使用非选择性β受体阻滞剂、α_2受体激动剂和/或乙酰胆碱酯酶抑制剂进行治疗 严重心律失常的患者，可能需要临时使用起搏器，直到自主神经功能障碍得到改善 严重的症状性直立性低血压患者，除补充足够的水分和使用弹力袜外，还可使用米多君、氟氢可的松或屈昔多巴进行治疗 难治性严重胃肠道运动障碍的患者可能需要短期使用肠外营养 尿潴留患者在急性期留置导尿管
发热	高热可能是下丘脑受累或严重自主神经功能障碍的表现 中枢性发热是一种排除性诊断，应仔细排查感染
低钠血症	通常与抗利尿激素不适当分泌综合征相关，应限制液体摄入 注意缓慢纠正血钠，避免渗透性脱髓鞘

2. 精神症状治疗

（1）可以选用的药物包括奥氮平、喹硫平、氟哌啶醇、氯硝西泮和丙戊酸钠等。

（2）需要注意药物对意识水平的影响和锥体外系不良反应等；免疫治疗起效后应及时减停抗精神病药物。

3. 癫痫发作治疗

（1）AE的癫痫发作一般对于抗癫痫药物反应较差。

（2）可选用广谱抗癫痫药物，如苯二氮䓬类、丙戊酸钠、左乙拉西坦、拉莫三嗪和托吡酯等。卡马西平、拉考沙胺等钠通道阻滞剂可能对抗LGI1脑炎患者更有效。

（3）癫痫持续状态的治疗见上述。

（4）恢复期 AE 患者一般不需要长期维持抗癫痫药物治疗，口服抗癫痫药 1 年后可考虑减为单药或逐渐减停抗癫痫药物。

（5）需要注意的情况包括：奥卡西平可能诱发或者加重低钠血症。抗 LGI1 抗体相关脑炎患者如果使用卡马西平、奥卡西平、拉莫三嗪等药物，需要特别注意不良反应。

4. 运动障碍治疗

（1）轻度运动障碍通常在免疫治疗后可改善。

（2）肌张力障碍患者通常接受抗胆碱能药物，如苯海索或肌肉松弛剂（如巴氯芬）治疗。

（3）苯二氮䓬类药物更常用于肌阵挛和僵人综合征。

（4）紧张症通常采用静脉注射劳拉西泮治疗。

（5）严重的舞蹈症、手足徐动症和投掷运动可以应用抗精神病药物（如利培酮）或多巴胺耗竭药物（如丁苯那嗪）治疗。治疗过程中密切观察，以避免其他不自主运动的矛盾性恶化。

（6）获得性帕金森综合征或严重的少动－强直综合征患者，可考虑试用卡比多巴－左旋多巴或多巴胺受体激动剂。

5. 睡眠障碍治疗

通过行为调整（环境调节和睡眠卫生）及适当使用安眠药物以改善睡眠。

六、总结

（1）AE 的治疗包括免疫治疗、抗肿瘤治疗和对症支持治疗。

（2）明确诊断或高度疑诊 AE 时，应尽快启用免疫治疗。

（3）AE 的一线免疫治疗包括糖皮质激素、IVIg 和血浆置换；二线免疫治疗包括利妥昔单抗等抗 CD20 单抗与静脉滴注环磷酰胺；升级免疫治疗主要为静脉滴注托珠单抗；添加免疫治疗包括甲氨蝶呤鞘内注射和硼替佐米；长程（维持）免疫治疗包括吗替麦考酚酯、硫唑嘌呤和重复利妥昔单抗等。

（4）AE 患者合并恶性肿瘤时应由相关专科进行手术、化疗与放疗等综合抗肿瘤治疗，及时发现及治疗肿瘤可改善预后。

（5）AE 的对症治疗包括重症监护治疗、精神症状、癫痫发作、运动障碍及睡眠障碍等治疗。

参 考 文 献

[1] 中华医学会神经病学分会神经感染性疾病与脑脊液细胞学学组. 中国自身免疫性脑炎诊治专家共识（2022年版）[J]. 中华神经科杂志，2022，55（9）：931-949.

[2] 中国抗癌协会肿瘤支持治疗专业委员会，中国抗癌协会肿瘤临

床化疗专业委员会. 免疫检查点抑制剂相关神经不良反应诊治中国专家共识（2022版）[J]. 中华肿瘤杂志, 2022, 44（9）: 935-941.

[3] Hesham A, Maarten J T. Autoimmune（including paraneoplastic）encephalitis: Management. UpToDate.（Accessed on Feb 12, 2024）.

[4] ABBOUD H, PROBASCO J C, IRANI S, et al. Autoimmune encephalitis: proposed best practice recommendations for diagnosis and acute management [J]. J Neurol Neurosurg Psychiatry, 2021, 92（7）: 757-768.

[5] NCCN. Management of Immunotherapy-Related Toxicities（version 1. 2024）[EB/OL].

（张 乐 范思远 关鸿志）

第四节 视神经脊髓炎谱系疾病的诊疗要点

一、概述

（1）视神经脊髓炎谱系疾病（NMOSD）是一种体液免疫主导的中枢神经系统炎性脱髓鞘疾病。

（2）特征性表现为视神经炎和长节段横贯性脊髓炎，具有高致残性、高复发性特点，发病机制主要与抗水通道蛋白4（AQP4）抗体相关。

（3）诊断以核心临床症状、影像特征为基本依据，以抗AQP4抗体为分层展开。

（4）急性期治疗目标为减轻症状、缩短病程、改善残疾程度、防治并发症，缓解期治疗目标为预防复发、减少反复发作导致的神经功能残障累积。

二、临床特征

（1）中位发病年龄约40岁，女性多发，非白种人群易感。

（2）多为复发性病程（90%）。

（3）急性视神经炎：可为单眼或双眼，视力下降甚至失明，视野缺损，眼痛。

（4）急性脊髓炎：截瘫或四肢瘫、双侧感觉障碍、尿便障碍，根性疼痛或Lhermitte征，高颈髓病变严重者可导致呼吸衰竭。

（5）极后区综合征：顽固性呃逆、恶心、呕吐。

（6）急性脑干综合征：头晕、复视、面部感觉障碍、共济失调。

（7）急性间脑综合征：嗜睡、发作性睡病、体温调节异常、低钠血症。

（8）大脑综合征：意识水平下降、认知语言等高级皮质功能减退、头痛等。

三、影像学特征

（1）眼眶MRI：病变节段多大于1/2视神经长度，视交叉易受累。急性期视神经增粗（图6-2）、强化，可合并视神经周围组织强化。缓解期视神经萎缩、变细，形成双轨征。

（2）脊髓MRI：脊髓病变长度多超过3个椎体节段，甚至可累及全脊髓。轴位多为横贯性，累及脊髓中央灰质和部分白质，呈圆形或H型，脊髓后索易受累。急性期病变肿胀明显（图6-3），可呈亮斑样、斑片样或线样强化，脊膜亦可强化。缓解期长节段病变可转变为间断、不连续信号，部分可有萎缩或空洞形成。

（3）头MRI：

1）极后区综合征：延髓背侧为主，轴位主要累及最后区域，矢状位呈片状或线状长T2信号，可与颈髓病变相连（图6-4）。

2）急性脑干综合征：脑干背盖部、第四脑室周边、桥小脑角；病变呈弥漫性、斑片状，边界不清（图6-5）。

3）急性间脑综合征：丘脑、下丘脑、第三脑室周边弥漫性病变，边界不清（图6-6）。

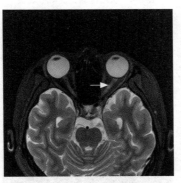

图6-2　视神经炎MRI表现

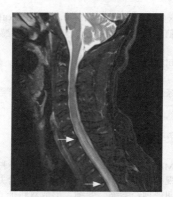

图6-3 急性脊髓炎MRI表现

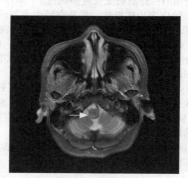

图6-4 极后区综合征MRI表现

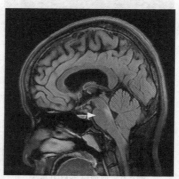

图6-5 脑干综合征MRI表现

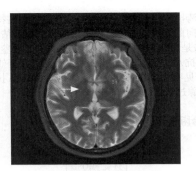

图6-6　间脑综合征MRI表现

4）大脑综合征：幕上病变多位于皮质下白质，呈弥漫云雾状（图6-7）。可以出现点状、泼墨状病变。胼胝体病变纵向可大于1/2全长，多弥漫，边界模糊。病变可沿锥体束走行，包括基底节、内囊后肢、大脑脚。

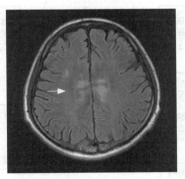

图6-7　大脑综合征MRI表现

四、实验室检查

（1）脑脊液：压力多数正常；急性期白细胞多 $> 10 \times 10^6$/L，约1/3患者 $> 50 \times 10^6$/L，少数病例可达 500×10^6/L；可见中性粒细胞及嗜酸性粒细胞增多；蛋白多明显增高，可 > 1g/L，糖及氯化物多正常；约20%患者脑脊液特异性寡克隆区带（OB）阳性，IgG明显增高。

（2）血清抗体：血清抗 AQP4-IgG 是具有高度特异性的诊断标志物，纵向监测抗体效价对疾病进展和治疗评估有一定价值；抗 MOG-IgG 是 MOGAD 的诊断标志物，具有重要鉴别诊断价值；约近 50% 的抗 AQP4-IgG 阳性 NMOSD 患者合并其他自身免疫抗体阳性，常见有血清抗核抗体（ANAs）、抗 SSA 抗体、抗 SSB 抗体、甲状腺过氧化物酶抗体（TPO）阳性等。

五、诊断标准（图6-8）

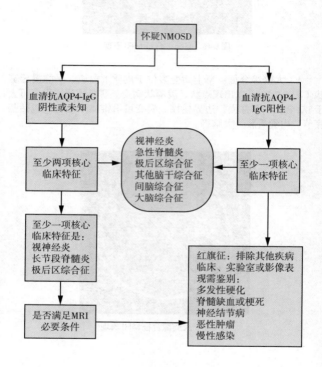

图6-8 NMOSD 的诊断流程

注：MRI 必要条件如下。①急性视神经炎，需头 MRI 有下列表现之一。a. 头 MRI 正常或仅有非特异性白质病变。b. 视神经长 T2 信号或 T1 增强信号≥1/2 视神经长度，或病变累及视交叉。②急性脊髓炎，长脊髓病变≥3 个连续椎体节段，或有脊髓炎病史的患者相应脊髓萎缩≥3 个连续椎体节段。③极后区综合征，延髓背侧/最后区病变。④急性脑干综合征，脑干室管膜周围病变。

六、鉴别诊断（表6-6）

表6-6 NMOSD 鉴别诊断

特征	多发性硬化（MS）	NMOSD	MOG抗体相关疾病
生物标志物	脑脊液特异性寡克隆区带	血清抗 AQP4-IgG	血清抗 MOG-IgG
女:男	3:1	(8~9):1	(1~2):1
常见发病年龄	30岁	40岁	儿童期较成人常见
病程	复发缓解型进展型	复发型多见	复发缓解型多见
临床表现	视神经炎、部分性脊髓炎、脑干或小脑症状、认知功能障碍，及其他MS典型脑区的症状	较严重视神经炎、纵向延伸的长节段贯穿性脊髓炎、脑干综合征、后区综合征、急性间脑综合征	复发性视神经炎、急性播散性脑脊髓炎、脑膜炎或脑膜脑炎、视神经脊髓炎
脑部MRI	累及皮质/近皮质、脑室旁下、病灶约3mm~2cm，呈卵圆形、圆形，Dawson指状征，急性期开环形强化、煎蛋征	无脑部病变，或不符合经典多发性硬化病变，累及极后区、第四脑室、第三脑室、中脑导水管、丘脑、下丘脑，病变弥漫、边界大清	不符合经典多发性硬化病变、急性播散性脑脊髓炎，累及皮质及皮质下脑、大脑皮质、丘脑、脑桥，急性期可伴有脑膜强化
脊髓MRI	短节段病灶，偏侧部分性病变	长节段病变（多长于3个椎体节段）；颈段及颈胸段多受累，轴位呈横贯性；急性期肿胀明显，亮斑样强化，空洞	长节段病灶（长于3个椎体节段），部分短节段病灶；累及圆锥，髓内圆锥，轴位呈横贯性
视神经MRI	短节段或可见异常	长节段病变（长于视神经1/2），视神经后段或后段可见	视神经前段易受累
脑脊液细胞增多	轻度（<50%患者）	常见（>70%患者）	常见（>70%患者）
预后	致残率高，与疾病进展相关	致残率高，与复发相关	病残少，发作后恢复较好

335

七、治疗（表6-7）

表6-7　NMOSD治疗

分期	药物	方法
急性期治疗	糖皮质激素	原则：急性发作或复发患者阻断病情进展，大剂量冲击，先快后慢减量，小剂量长期维持或停用 甲泼尼龙1g/d，3～5天，静脉应用，阶梯减量，序贯口服60mg/d，5～7天减5～10mg，减至30～40mg/d时根据序贯免疫治疗药物起效时效快慢，逐步放缓，如每2周递减5mg，至5～10mg/d口服长期维持或停用
	血浆置换/免疫吸附	原则：对抗AQP4-IgG高效价、重症、视功能损害严重、糖皮质激素冲击效果不佳或不耐受患者早期联合或辅助治疗 单次置换量为患者血容量的1～1.5倍，隔日1次，2周内重复5～7次
	静脉注射免疫球蛋白	原则：对糖皮质激素冲击疗效不佳、合并感染、低免疫球蛋白血症、妊娠期患者 0.4g/（kg·d），静脉滴注，连续5天
缓解期治疗	生物制剂	C5抑制剂：依库珠单抗 B细胞耗竭剂：伊奈利珠单抗、利妥昔单抗 IL-6R拮抗剂：萨特利珠单抗、托珠单抗
	传统免疫抑制剂	硫唑嘌呤、吗替麦考酚酯、甲氨蝶呤

八、总结

（1）NMOSD有六大核心临床症候：视神经炎、急性脊髓炎、极后区综合征、急性脑干综合征、急性间脑综合征和大脑综合征。

（2）NMOSD的诊断需详细的病史采集、神经系统查体，脑、脊髓、眼眶MRI，血清抗AQP4-IgG检测提供依据，血清抗MOG-IgG检测、腰椎穿刺可用于鉴别诊断。

（3）急性期常需要糖皮质激素冲击等治疗，缓解期治疗药物分为生物制剂和免疫抑制剂两大类。

参考文献

［1］中国免疫学会神经免疫分会. 中国视神经脊髓炎谱系疾病诊断与治疗指南（2021版）［J］. 中国神经免疫学和神经病学杂志，2021，28（6）：423-436.

［2］JARIUS S，AKTAS O，AYZENBERG I，et al. Update on the diagnosis and treatment of neuromyelits optica spectrum disorders（NMOSD）- revised recommendations of the Neuromyelitis Optica Study Group（NEMOS）. Part Ⅰ: Diagnosis and differential diagnosis ［J］. J Neurol，2023，270（7）：3341-3368.

（王莹洁　尹翙翔）

第五节　多发性硬化的诊断与治疗

一、概述

多发性硬化（MS）是一种免疫介导的中枢神经系统炎性脱髓鞘疾病，病变具有时间多发与空间多发的特征。

二、疾病分型

结合临床表现、残疾进展及MRI影像特征将MS临床病程分类如下。

（1）临床孤立综合征（CIS）：患者首次出现中枢神经系统（CNS）炎性脱髓鞘事件，引起的相关症状和客观体征至少持续24小时，且为单相临床病程，类似于MS的1次典型临床发作，为单时相临床病程，需排除其他继发原因如发热或感染事件。

（2）复发缓解型MS（RRMS）：病程表现为明显的复发和缓解过程，每次发作后不留或仅留下轻微症状。

（3）继发进展型MS（SPMS）：50%的RRMS患者在患病10～15年后疾病不再或仅有少数复发，残疾功能障碍呈缓慢进行性加重过程。

（4）原发进展型MS（PPMS）：10%～15%的MS患者残疾功能障碍与临床复发无关，呈缓慢进行性加重，病程大于1年。

三、临床特征

（1）好发于青年女性，男女比例为1∶（1.5～2），好发于欧美高加索人。

（2）常见症状和体征包括肢体或一侧面部的感觉症状、急性或亚急性肢体无力、视力丧失、复视、眩晕、肢体共济失调、步态障碍和平衡问题、膀胱功能障碍、Lhermitte征（屈颈时出现沿背部和/或肢体下传的电击样感觉）及疼痛等。

（3）具有典型时间多发性（间隔1个月以上的2次临床发作或者不同时相的影像病灶）及空间多发性（病灶累及脑室周围、皮质/近皮质、幕下和脊髓中的至少2个区域）特征。

四、诊断流程

红旗征见表6-8。2017年McDonald诊断标准见图6-9。

表6-8 红旗征（警示征，诊断需谨慎）

病史	系统性疾病（风湿免疫病、血液病）；感染：结核分枝杆菌、人类免疫缺陷病毒、梅毒螺旋体；肿瘤：化疗或放疗史；家族史：遗传代谢相关疾病
临床表现	缺乏空间多发、时间多发，首次发病年龄≤10岁或>55岁，显著的发热、头痛、意识障碍，听力突然丧失，非盲点视野缺损，脑病症状、皮质症状（癫痫、失语、皮质盲），锥体外系症状，中枢神经系统以外受累症候
视神经	双侧受累，剧烈眼痛，1个月内未恢复的严重的视功能障碍，葡萄膜炎，视网膜渗出或出血，严重视盘水肿和玻璃体反应
脊髓	完全横贯性损害，进行性脊髓炎，痛触觉与本体觉分离，根痛、痛性痉挛，马尾综合征，同时存在下运动神经元损害体征
脑干/小脑	急性起病，符合血管分布区，眼征具有波动性，完全的眼外肌麻痹
MRI	头部：正常，缺乏多发性硬化特征区域经典病变，病灶直径<3mm或>3cm，明显的灰质受累，脑积水，无胼胝体或脑室周围病变，典型第三脑室周围器官受累，对称的融合白质病变，脑膜强化，所有病变同时强化，病变持续强化超过3个月，微出血等
	脊髓：病变长度>3个椎体或以上的广泛病变，肿胀，横贯性损害，软脊膜强化，T1WI低信号，病变符合脊髓前动脉分布区，病变持续肿胀超过3个月
脑脊液	正常，寡克隆区带缺失（采用等电聚焦技术），颅内压增高，白细胞>50×10⁶/L，蛋白>1000mg/L，葡萄糖及氯化物降低

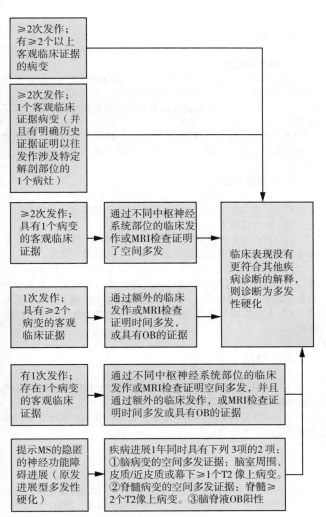

图6-9　2017年McDonald诊断标准

注：时间多发的MRI证据为对比基线MRI，在随访MRI上扫描出现新的T2和/或钆增强病变，或者在任何时间点同时出现钆增强和非增强病变。

五、治疗

1. 急性期治疗

（1）糖皮质激素：甲泼尼龙1g/d，静脉滴注3～5天，后序贯口服糖皮质激素快速减停或直接停用。

（2）血浆置换：急性重症或对糖皮质激素治疗无效者，可于起病2～3周内应用5～6天。

（3）静脉注射免疫球蛋白（IVIg）：缺乏有效证据，仅作为一种备选治疗手段，用于妊娠或哺乳期妇女或不能应用糖皮质激素治疗的患者。

2. 疾病修正治疗

（1）治疗药物选择：特立氟胺、盐酸芬戈莫德、西尼莫德、奥扎莫德、富马酸二甲酯、奥法妥木单抗、醋酸格拉替雷等。

（2）治疗原则如下。

1）综合药物安全性、有效性、经济因素、药物可及性、个体偏好等因素，在循证证据基础上制订个体化治疗策略。

2）启动治疗后，对患者进行全程安全及有效性评估，当出现以下情况可考虑换用不同机制药物：药物不耐受、患者个人因素（妊娠、合并症等）、维持治疗超过1年出现1次严重复发或1次以上复发或MRI检查发现2个或2次以上新增病变或残疾进展。

六、总结

（1）MS是一种具有时间多发与空间多发特征的免疫介导的中枢神经系统炎性脱髓鞘疾病。

（2）诊断需满足时间与空间多发证据，临床表现没有更符合其他疾病诊断的解释。

参 考 文 献

［1］中华医学会神经病学分会神经免疫学组. 多发性硬化诊断与治疗中国指南（2023版）［J］. 中华神经科杂志，2024，57（1）：10-23.

（郝梦迪　尹翱翔）

第六节　认知障碍的诊断思路

一、概述

痴呆是以认知功能减退为特征的疾病，可累及一个或多个认知领域。而轻度认知功能障碍（MCI）是介于正常认知与痴呆之间的中间状态，患者存在客观认知功能障碍，但整体功能水平并未下降。

二、痴呆及MCI的诊断标准

痴呆的诊断标准历经较多的变更，以下为几个经典的痴呆的诊断标准。

1. 美国精神病学会的《精神疾病诊断与统计手册》第4版修订版（DSM-Ⅳ-R，2000）

（1）多项认知功能障碍，且包括以下两项。

1）记忆障碍：显著的记忆减退，这种减退在学习新信息或回忆以前习得的信息时表现明显。

2）以下至少一项认知障碍，即相对于以往水平有明显下降：①失语症（语言障碍）。②失用症（尽管运动功能完好，但无法执行熟悉的动作）。③失认症（尽管感觉功能完好，但无法识别或理解事物）。④执行功能障碍（如计划、组织、排序、抽象思维）。

（2）功能障碍：认知障碍导致社会或职业功能显著下降，并相较于以前的功能水平有明显下降。

（3）病程特点：缓慢进展和持续的认知能力下降，这代表着谵妄等急性意识混乱不能诊断痴呆。

（4）排除条件：认知障碍的发生并非由以下原因造成：①其他中枢神经系统疾病（如颅脑外伤）。②全身性疾病（如甲状腺功能减退）。③应用物质引起的障碍（如药物中毒或戒断）。④其他精神疾病（如重度抑郁症）。

2. 《国际疾病分类》第10版（ICD-10）

（1）记忆障碍：近期记忆和远期记忆均受损，影响日常生活功能。

（2）以下任一认知功能障碍（至少一个）：①抽象思维障碍（如判断力减退）。②语言障碍（如命名、流利程度、理解等受损）。③执行功能障碍（如计划、组织、排序受损）。④视觉空间能力障碍（如无法定位和识别空间关系）。

（3）意识水平正常：痴呆患者的意识水平应保持正常，不能在意识障碍状态（如谵妄）中诊断痴呆。

（4）情绪或行为的改变：可能包括情绪不稳、易激惹、动机下降、社会行为不适应等。

（5）认知障碍至少持续6个月。

3. 美国精神病学会的《精神疾病诊断与统计手册》第5版（DSM-5，2013）

（1）从病史和临床评估中得出证据表明，至少在以下一个认知领域中存在明显的认知功能障碍：①学习和记忆。②语言。③执行功能。④复杂注意力。⑤知觉运动功能。⑥社会认知功能。

（2）这种认知功能障碍必须为后天出现，且相比既往功能水平明显下降。

（3）认知缺陷必须干扰到患者日常活动的独立性。

（4）功能障碍并不只发生于谵妄发作过程中。

（5）不能用其他精神疾病（如重性抑郁障碍和精神分裂症）或躯体疾病（如脑外伤、药物中毒和甲状腺功能减退）更好地解释该功能障碍。

上述痴呆诊断的标准有所不同，如DSM-Ⅳ-R和ICD-10均将记忆障碍作为诊断标准中必要的一条，而DSM-5中则取消了这一要求。DSM-Ⅳ-R中需除外全身性疾病等可能引起认知下降的继发性原因，而DSM-5中则只要求不能用其他精神疾病解释等。在临床中，应用哪种诊断标准并未做一定要求。

总结痴呆的诊断大致符合以下要点。

（1）既往智能正常，后出现认知功能下降。

（2）临床主要表现包括：①认知功能下降，记忆、执行、语言或视空间能力等功能损害。②精神行为异常，人格、行为或举止改变。

（3）影响工作能力或生活。

（4）无法用谵妄、精神疾病解释。

4. MCI诊断标准

MCI作为一种综合征，指不满足痴呆标准但程度超过正常衰老的认知障碍。MCI国际工作组（IWG MCI）的报告将其诊断标准定义为如下。

（1）患者或知情者报告，或有经验的临床医师发现认知的损害。

（2）存在一个或多个认知功能域损害的客观证据（来自认知测验）。

（3）复杂的工具性日常能力可以有轻微损害，但保持独立的日常生活能力。

（4）尚未达到痴呆的诊断标准。

三、认知障碍的评估过程

1. 痴呆

对于一个疑诊痴呆的患者，进行以下评估。

（1）既往智能正常：需详细采集患者的病史，尤其是起病前的智能情况；采集病史的对象除患者自身外，还应包括家属、照料者等对患者情况详细了解的人。

需注意，智力障碍是一种由多种病因引起的神经发育障碍，特征为18～22岁前出现不同严重程度的智力功能和适应功能缺陷。因此，需谨慎对未成年人、成年早期有认知功能缺陷的人作出痴呆的诊断。

针对智力障碍者或未成年人，可通过智力测试（如瑞文测试等）进行智力评估。

（1）临床表现

1）认知功能下降：至少一项包括记忆、执行、语言、视空间能力等在内的认知域损害，或通过认知功能检测发现认知域存在受损。①可以通过以下针对痴呆的简明筛查量表进行初步的认知功能检测：简易精神状态检查量表（MMSE）和蒙特利尔认知评估量表（MoCA）。②当筛查结果无法确认认知状态时，可进行进一步的专项评估（详见第二章第三节）。

2）精神行为异常：患者家属主诉患者出现人格、行为、举止变化。可通过神经精神问卷（NPI）进行评估。

（2）工作、生活、社交能力下降：患者的认知功能下降或精神行为异常影响患者工作能力或日常生活能力，可通过以下的问卷进行评估：①日常生活活动能力问卷（ADLQ）。②基本生活能力（BADL）。③工具性日常生活活动能力（IADL）。④社会功能活动问卷（FAQ）。

（3）除外精神疾病：精神疾病可至精神专科就诊或会诊协助评估，以下常见的精神疾病可以模仿认知障碍患者的症状。

1）谵妄状态：详见第四章第五节。

2）抑郁：认知障碍是抑郁患者的常见主诉，诊断痴呆前需明确患者是否存在抑郁状态。可通过以下的量表进行初步的筛查：①患者健康问卷2（PHQ-2）。②患者健康问卷9（PHQ-9）。③医院焦虑抑郁量表的抑郁部分（HAD-D）。

2. 轻度认知功能障碍（MCI）

MCI与痴呆的核心区别在于日常生活能力独立性的保留，整体的评估流程与痴呆类似。

MCI可通常根据临床特点分为以下类型。

（1）遗忘型MCI：可能为阿尔茨海默病（AD）的前驱状态。

（2）非遗忘型MCI：可能转化为其他非AD痴呆。

四、临床信息采集与定位定性诊断

1. 常见痴呆疾病的临床表现

在采集患者病史时，除了关注认知障碍的起病形式、演变过程，也应特别注意某些认知障碍疾病在临床上的特点，有助于后续判断认知障碍的类型，以下为常见痴呆疾病的临床表现。

（1）阿尔茨海默病（AD）：记忆障碍是通常是AD最常见的初始症状，会严重影响陈述性情节记忆，而程序记忆、运动学习、词汇和概念等事实记忆通常在晚期才开始受损。

（2）额颞叶痴呆（FTD）

1）行为变异型额颞叶痴呆（bvFTD）：特点是进行性人格和行为改变，包括脱抑制、情感淡漠和丧失共情、口欲亢进和强迫行为。

2）原发性进行性失语症（PPA）：①非流利型：运动性言语障碍，特征是语言的语音单位产生费力。②语义型：对单个单词理解力和物体命名受损，而流利性、复述和语法保留。③logopenic型进行性失语（LPA，为AD的病理改变而非tau）：单词提取和复述受损，伴有言语和命名错误，但对单词的理解和物体知识保留、运动性言语保留且没有失语法。

3）伴其他综合征表现：运动神经元病（MND）、皮质基底节综合征（CBS）、进行性核上性麻痹（PSP）。

（3）帕金森病痴呆（PDD）或帕金森叠加综合征（PD-Plus）：表现为帕金森综合征及认知功能改变，可见于如下情况。

1）PDD通常可符合PD的临床表现，包括非运动症状表现。

2）路易体痴呆（DLB）：波动性认知障碍、形象生动的视幻觉、快速眼动期睡眠行为障碍（RBD）。

3）进行性核上性麻痹（PSP）：眼肌麻痹、步态障碍和姿势不稳、构音障碍、吞咽困难、肌强直。

4）多系统萎缩（MSA）：自主神经功能障碍、小脑共济失调。

5）皮肤基底节综合征（CBS）：肌张力障碍、局灶性肌阵挛、失用、异己肢。

（4）血管性痴呆（VD）：可能有脑血管病事件。

（5）克-雅病（CJD）：肌阵挛、共济失调、视觉障碍。

（6）正常压力脑积水（NPH）：步态障碍、尿失禁。

2. 明确受累的可能部位（定位诊断）

高级智能活动下降定位于皮质及联系纤维。合并症状、体征可参考如下定位。

（1）患者仅表现为记忆下降、失语、失认、失用→皮质性痴呆。

（2）患者存在淡漠、抑郁及运动障碍→皮质下痴呆或混合性痴呆。

（3）患者合并其他运动系统或自主神经功能障碍：

1）锥体束征：血管性认知损害、额颞叶痴呆合并肌萎缩侧索硬化（FTD-ALS）、脊髓小脑性共济失调（SCA）等。

2）锥体外系症状：①肌张力障碍/阵挛，如亨廷顿舞蹈症、CJD、亚急性硬化性全脑炎（SSPE）等。②帕金森综合征表现，如运动迟缓、肌张力增高：PD-plus等。

3）小脑性共济失调：MSA、CJD等。

4）自主神经功能障碍：MSA等。

3. 明确痴呆的病因（定性诊断）

（1）根据临床特点初步分类：需根据病史、查体对痴呆的类型进行初步划分（表6-9）。

（2）根据起病和发展的速度对变性病痴呆和非变性病痴呆进行初步鉴别。

1）隐匿起病、慢速进展的痴呆更倾向于变性病性痴呆、VD等，但部分慢性感染、毒物接触也可以表现为缓慢进展的痴呆。可根据患者的伴随症状继续进行划分，参见本节1、2小节部分。

2）急性-亚急性起病，伴快速进展的痴呆通常更倾向于非变性病痴呆，但部分变性病也可表现为快速进展型痴呆，如CJD、快速进展的AD等，可根据"VITAMINS"原则进行分析。

3）尤其需识别出非变性病痴呆，因为其可能有可纠正的因素。

五、辅助检查、认知功能评估

1. 常规检查

（1）常规入院筛查：血常规、肝肾功能、凝血功能、心电图等。

（2）头部影像学：头常规MRI，目的为除外结构异常，评估脑萎缩特点对变性病进行鉴别。

（3）脑脊液检查：除外部分非变性病痴呆。

2. 病因检查

（1）快速进展性痴呆

1）血管性

✓ 血管炎等：头MRA、高分辨率血管壁MRI、DSA等评估血管受累情况，抗核抗体谱，血管炎抗体谱，腰椎穿刺等，

表 6-9 痴呆的临床分类特点

起病形式	隐匿起病、慢速进展				急性－亚急性起病、快速进展	
变性/非变性病	变性病				非变性病	变性病	非变性病
伴随症状	单纯认知障碍、行为异常	锥体外系症状	锥体束征或运动神经元综合征	共济失调自主神经功能症状			
疾病	AD FTD	PD-Plus: PDD DLB PSP CBS	FTD-ALS SCA	MSA	VD NPH	AD CJD	血管性 感染性 中毒和代谢性 自身免疫性 转移癌/肿瘤 医源性/特发性

必要时脑活检。

✓ 脑小血管病（CSVD）：MRI＋SWI寻找CSVD影像标志物，怀疑遗传性CSVD者可完善基因检测。

2）感染性

✓ 急性感染：脑脊液常规、生化、病原学检查等。

✓ 慢性感染加重：①梅毒，血清梅毒螺旋体颗粒凝集（TPPA）试验、梅毒快速血清反应素（RPR）试验，脑脊液RPR、TPPA、TP-Ab、FTA等。②HIV，血抗HIV抗体、脑脊液HIV病毒载量。

3）自身免疫性

✓ 副肿瘤综合征：①血液、脑脊液副肿瘤抗体谱、细胞表面抗原抗体谱。②肿瘤筛查，^{18}F-FDG-PET、胸腹盆增强CT、肿瘤标志物等。

✓ 脱髓鞘病变：头/脊髓增强MRI、脑脊液常规、生化、寡克隆区带（OB）、细胞学。

✓ 桥本脑病：甲状腺过氧化物酶抗体（TPO-Ab）、甲状腺超声。

4）转移癌/肿瘤

✓ 头MRI、MRS、脑脊液细胞学，必要时行脑活检。

✓ 其他部位肿瘤筛查。

5）变性病

✓ CJD：脑电图、头MRI、脑脊液14-3-3蛋白RT-QuIC。

6）中毒和代谢性

✓ Wernicke脑病：头MRI特征性表现（对称的丘脑、导水管周围区域和乳头体等结构的信号改变），血维生素B_1水平（正常不能除外）。

✓ 严重维生素B_{12}缺乏：脊髓MRI，血维生素B_{12}、同型半胱氨酸（HCY）。

✓ 其他：血氨、血/尿有机酸、脑白质营养不良筛查。

7）系统性疾病：系统性免疫病等筛查。

（2）隐匿起病、慢性进展的痴呆

仍需除外上述继发性病因。部分变性病痴呆存在影像学上特定的结构特点或生物标志物可以提供额外的诊断证据。

1）AD

✓ 影像学：①MRI，具特征性的局灶表现为海马体积减小或内侧颞叶萎缩。②^{18}F-FDG-PET，海马、楔前叶、外侧顶叶皮质和后颞叶皮质的代谢减低。

✓ 生物标志物：①脑脊液P-tau181/Aβ42、T-tau/Aβ42、Aβ42/40等。②Aβ-PET。③血浆P-tau217。

✓ 基因检测：①*APOE*基因分型，仅作为风险预测。②遗传性

347

AD，*APP*、*PSEN1*、*PSEN2*。

2）FTLD：MRI显示不对称性额颞叶萎缩。

3）PDD及PD-Plus。

✓ 头MRI：帕金森病或帕金森综合征相关的结构改变。

✓ DAT-PET。

✓ FDG-PET。

✓ 多导睡眠监测（PSG）。

✓ 心肌间位碘代苄胍（MIBG）交感神经支配显像。

3. 认知功能评估

以下列出各个认知域的定义及一些临床常用的评估工具。实际应用时应选择有代表性、有参考界值的组合以便于综合评估患者的多个认知领域［标*的为来自《2018中国痴呆与认知障碍诊治指南（三）：痴呆的认知和功能评估》的推荐，标#为来自北京协和医院的推荐］。

（1）总体认知功能评估：包括多个认知域的测查，能较为全面地了解患者的认知状态和认知特征。

1）MMSE*#（详见第二章第三节）。

2）MoCA*#（详见第二章第三节）。

3）临床痴呆评定量表（CDR）*#。

（2）记忆力：包括信息在脑内的编码、储存和提取3个基本过程，临床上主要评估情景记忆。

1）听觉词语学习测验*#。

2）韦氏记忆量表逻辑记忆分测验。

3）非语言材料记忆测验。

（3）注意力：把感知和思维等心理活动指向和集中于某一事物的能力。

1）韦氏记忆测验的注意分测验（心智、数字广度测验#*、视觉记忆广度测验）。

2）简易注意测验。

3）同步听觉连续加法测验。

4）持续操作测验。

5）数字划消测验。

6）字母划消测验。

7）符号数字模式测验#。

8）日常注意测验。

9）注意力变化测验。

10）连线测验A#。

（4）执行功能：有效地启动并完成有目的活动的能力。

1）抽象概括能力：韦氏成人智力量表相似性分测验、图片完成分测验。

2）精神灵活性：语音词语流畅性测验、语义词语流畅性测验#、口语词语联想测验#、Mattis痴呆量表的启动-保持分测验。

3）信息处理速度：连线测验A*#、数字符号测验#、Stroop A色词测、数字排序测验、字母或图形删除测验等。

4）判断力：韦氏成人智力量表领悟分测验。

5）推理和转换能力：威斯康星卡片分类测验、连线测验B、加利福尼亚卡片分类测验。

6）对干扰的抑制能力：Stroop C色词测。

7）解决问题的能力：汉诺塔测验、伦敦塔测验和迷宫测验等。

（5）语言评估：评估患者表达、理解、复述、命名、阅读和书写的能力。

1）波士顿命名测验（BNT）。

2）词语流畅性测验（VFT）*#。

3）代币检测（token test）。

4）北京大学第一医院汉语失语成套测验（ABC）#：包括表达、理解、复述、命名、阅读、书写六部分。

5）北京医院汉语失语症检查法。

（6）视空间和结构：包括识别物体、判断它们的位置、空间关系及在三维空间中的运动轨迹。

1）气球划销测验。

2）钟划销测验。

3）Benton面孔再认测验。

4）线条方向测验。

5）Rey-Osterrieth复杂图形测验*#。

6）视觉运动整合测验。

7）Hooper视觉组织测验。

8）物品拼凑测验。

9）图形排列测验。

10）画钟测验#。

11）积木测验#。

（7）运用能力评估：评估患者的失用情况，包括观念性失用、观念运动性失用、结构性失用等概念。

1）运用输入：包括物品命名、手势命名、手势判断、手势辨认，如施测者做正确/错误的手势让受试者回答："这是梳头的正确方法吗？"

2）运用输出：包括表演性手势与实际使用，如按口令做手势："让我看看你如何敬礼"；把工具放置在患者面前的桌子上，"用手把它拿起来，让我看看你如何使用它"。

3）词义/非词义模仿系统：如"请你按照我的动作刷牙"。

4）概念系统：如必需的工具和材料都放在患者面前的桌子上，"让我看看你如何寄信"。

（8）社会及日常生活能力：①ADLQ#。②FAQ#。

六、不同痴呆的诊断标准

以下列出了部分痴呆的诊断标准，需注意痴呆的病理之间可能存在叠加，一种痴呆机制可能无法解释疾病全貌，应综合考虑。对于出现认知损害但未影响功能患者，可拟诊MCI。

1. AD（参考来源：2011版NIA-AA）

（1）很可能的AD痴呆的NIA-AA标准要求存在痴呆及以下特征。

1）影响患者工作或日常活动的能力。

2）较先前的功能和表现水平有所下降。

3）不能用谵妄或重度精神障碍来解释。

4）通过从患者本人和熟知情况的人员处采集病史及客观的床旁精神状态检查或神经心理学测试，确定有认知损害。

5）认知损害至少涉及以下两个认知域：①获取和记忆新信息的能力受损。②推理和处理复杂任务的能力受损，判断力较差。③视觉空间能力受损。④语言功能障碍。⑤人格、行为或举止改变。

6）其他核心临床标准包括：①隐匿起病。②明确的病情加重病史。③初始和最突出的认知障碍为下列之一。遗忘表现（即学习和回忆最近了解的信息受损），或非遗忘表现，包括语言表现为显著的找词障碍；视觉空间表现为视觉认知功能障碍；或执行功能障碍表现为显著的推理、判断和/或解决问题障碍。

7）没有以下表现的证据：①伴随的显著脑血管疾病。②DLB的核心特征。③行为变异型FTD的显著特征或者语义型或非流利型PPA的显著特征。④并发其他活动性神经系统或非神经系统疾病或者使用可能对认知功能有较大影响的药物的证据。

（2）可能的AD痴呆的NIA-AA标准包括以下两种临床情形之一。

1）非典型病程：在认知障碍的性质方面，满足上述核心临床标准，但认知损害为突发性或者进行性功能减退的病史细节或客观证据不充足。

2）病因混合的表现：满足AD痴呆的所有核心临床标准，但患者还存在以下情况：伴随脑血管疾病的证据；除痴呆本身之外的DLB特征；或其他神经系统或躯体共存疾病或使用可能对认知功能有较大影响的药物证据。

（3）基于生物标志物的诊断模式（表6-10）（参考来源：

表6-10 AT（N）生物标志物分类

项目	体液	影像
核心生物标志物		
Core 1		
A（Aβ蛋白病）	Aβ42	Amyloid-PET
T1（磷酸化和分泌的AD tau蛋白）	p-tau217、p-tau181、p-tau231	
Core 2		
T2（AD tau蛋白病）	MTBR-243，其他磷酸化tau（如p-tau205），非磷酸化tau片段*	tau-PET
非特异性生物标志物		
N（神经损伤、功能障碍或退化）	NfL	Anatomic MRI，FDG-PET
I（炎症）星形胶质细胞激活	GFAP	
共病生物标志物		
V脑血管损伤		MRI或CT提示脑梗死、白质高信号
S α-synuclein	αSyn-SAA*	

注：如果一个体液生物标志物只在脑脊液中检测时才有参考价值，则用*表示；如果是血液或脑脊液，则不加特殊标记。AD，阿尔茨海默病。

需注意，并非所有医疗机构均可以开展生物标志物的检查，且目前生物标志物的检测方法、界值均无统一标准。

2. VD（参考来源：2017年 AHA/ASA VCI诊断标准）

（1）有脑血管疾病的影像学证据，并且存在以下情况。

1）血管事件（如临床卒中）与认知缺陷的发生之间存在明显的时间关系。

2）认知障碍的严重程度和模式与弥漫性皮质下脑血管病病理的存在有明显的关系。

（2）卒中前后不应有逐渐进行性认知缺陷的病史，否则表明存在非血管性认知障碍（如AD）。

3. FTD

bvFTD（参考来源：2011年，国际行为变异型FTD标准联盟）。

（1）可能（possible）：bvFTD要求存在6项临床特征中的3

项。①脱抑制。②情感淡漠/迟钝。③丧失同情/共情。④持续/强迫行为。⑤口欲亢进。⑥神经心理学检查示执行功能障碍。

（2）很可能（probable）：FTD需要相同的临床标准，再加上明确的功能下降和影像学结果体现bvFTD主要的解剖部位发生神经变性（即额叶和/或颞叶萎缩、代谢减退或灌注不足）。

（3）诊断可能和很可能bvFTD都要求排除其他能更好解释功能缺陷和行为障碍模式的神经系统疾病、躯体疾病和精神障碍。

（4）当可能或很可能bvFTD病例伴有FTLD活检或尸检组织病理学证据，或有已知致病性突变的证据时，满足第3种诊断类型，即bvFTD伴明确FTLD病理改变。

4. PPA（参考来源：国际专家共识于2011年确立PPA及其3个临床亚型的临床诊断标准）

（1）PPA的诊断需要符合以下所有标准。

1）最突出的临床特征是语言困难。

2）语言功能障碍是日常生活活动受损的主要原因。

3）在出现症状时及病程初期，失语是最突出的缺陷。

（2）以下4项的回答必须均为否。

1）障碍模式能够用其他非变性神经系统病变或者躯体疾病更好地解释。

2）认知障碍能够用精神疾病更好地解释。

3）病初就有突出的情节记忆、视觉记忆和视知觉障碍。

4）病初就有突出的行为障碍。

（3）在确立PPA的诊断后，可进一步确立nvPPA、svPPA的诊断。

5. DLB（参考来源：2017年DLB联盟）

（1）核心临床特征：①波动的认知功能。②反复出现的幻觉。③帕金森综合征的核心症状之一。④快速眼动（REM）睡眠行为障碍。

（2）提示性生物标志物：①SPECT或PET显示的基底节多巴胺转运体摄取减少。②^{123}I-MIBG心脏摄取减低。③多导睡眠图检查显示的肌肉松弛性REM睡眠。

（3）支持性生物标志物：①MRI上显示的颞叶内侧结构相对保留。②SPECT/PET灌注/代谢扫描的普遍摄取降低，枕叶活动减少伴或不伴后扣带回活动异常增高。

（4）脑电图上明显的后部慢波活动伴前α/θ范围内周期性波动。

很可能的DLB：

存在2个核心临床特征 ± 提示性生物标志物或1个核心临床特征 ＋ ≥1个提示性生物标志物。

可能的DLB：

存在1个核心临床特征（无提示性生物标志物）或≥1个提示性生物标志物（无核心临床特征）。

6. PDD（**参考来源：运动障碍学会任务组2007年推荐**）

（1）明确证实PD诊断。

（2）痴呆症出现前已有PD。

（3）伴随全面认知下降。

（4）认知缺陷严重到影响日常生活。

（5）多于1个认知领域受损。

7. iNPH［**参考来源：中国特发性正常压力脑积水诊治专家共识（2016）**］

（1）临床可疑

1）成人缓慢起病并逐渐加重，症状可波动性加重或缓解；临床上有典型步态障碍、认知功能障碍和尿失禁三联征表现中的至少1种症状。

2）影像学显示脑室增大（Evan's指数＞0.3），并且无其他引起脑室增大的病因存在；脑室周围可有或无低密度（CT）或高信号（MRI的T2加权像）征象；冠状位影像显示"DESH"征。

3）腰椎穿刺（侧卧位）或脑室内颅内压（ICP）监测证实ICP≤200mmH$_2$O，脑脊液常规和生化检查正常。

4）临床、影像学和生化学检查排除可能引起上述临床表现的其他神经系统和非神经系统疾病存在。部分患者同时伴有帕金森病、AD和缺血性脑血管病存在。

（2）临床诊断

1）符合临床可疑iNPH的诊断标准。

2）同时符合下列标准之一者：①脑脊液放液试验测试后症状改善。②脑脊液持续引流测试后症状改善。

（3）临床确诊

临床可疑或者临床诊断患者，经过脑脊液分流手术外科干预后疗效明显改善的患者为确诊。

8. CJD（**参考来源：《克－雅病中国诊断指南2021》**）

（1）临床症状和体征

1）核心临床症状：快速进展性痴呆。

2）主要临床症状和体征：小脑损伤、精神症状、肌阵挛、视觉障碍、锥体外系损伤、锥体束征、无动性缄默。

3）非典型临床症状：言语障碍、头晕、睡眠障碍、自主神经功能障碍、肢体麻木或无力。

（2）辅助检查特征

1）脑脊液/皮肤RT-QuIC阳性。

2）头MRI提示至少两个皮质区（额叶、颞叶、顶叶、枕叶）和/或基底节区（尾状核/壳核）出现DWI/FLAIR高信号。

3）脑电图提示周期性尖慢复合波。

4）脑脊液14-3-3蛋白阳性。

（3）确诊特征

1）脑组织病理学检测出现神经元丢失、胶质细胞增生、海绵状变性或PrPSc阳性的淀粉样斑块沉积。

2）脑组织免疫组织化学/免疫印迹试验检测存在蛋白酶抗性PrPSc。

3）PRNP基因特定位点突变。

（4）诊断标准

1）可能的sCJD（散发型）

✓ 满足核心临床症状＋其他任意2项主要临床症状和体征。

✓ 满足任意1项临床症状和体征＋1项或多项第2～4条辅助检查特征，需同时满足：病程一般＜2年，且通过全面的辅助检查排除其他病因（如脑炎、线粒体脑病等）。

2）可能的gCJD（遗传型）：满足第1或第2条可能的sCJD诊断标准＋阳性家族史。

3）很可能的sCJD

✓ 满足第1条可能的sCJD诊断标准＋1项或多项第2～4条辅助检查特征。

✓ 满足进展性神经精神症状＋第1条辅助检查特征。

4）很可能的gCJD：满足第1或2条很可能的sCJD诊断标准＋阳性家族史。

5）确诊的sCJD：满足可能的很可能的sCJD诊断标准＋任意1项第1～2条确诊特征。

6）确诊的gCJD：满足可能的/很可能的s/gCJD诊断标准＋第3条确诊特征。

七、总结

对于怀疑认知障碍的患者，需进行以下评估。

（1）是认知障碍吗？根据痴呆、MCI的诊断标准进行评估：既往智能是否正常；临床表现上是否存在认知下降、精神行为异常；工作、生活、社交能力是否下降；是否已除外精神疾病。

（2）是什么样的认知障碍？根据临床特点进行初步分类：缓慢进展型或快速进展型；完善变性病及非变性病病因的筛查；选择合适的认知和功能评估手段；避免错漏可治性疾病。

（3）根据不同认知障碍的诊断标准进行诊断。

［1］American Psychiatric Association．（2013）．Diagnostic and statistical manual of mental disorders（5th ed．）．https：//doi．org/10.1176/appi.books.9780890425596．

［2］World Health Organization（WHO）．（1993）．The ICD-10 classification of mental and behavioural disorders．World Health Organization．

［3］MCKHANN G M，KNOPMAN D S，CHERTKOW H，et al．The diagnosis of dementia due to Alzheimer's disease：recommendations from the National Institute on Aging-Alzheimer's Association workgroups on diagnostic guidelines for Alzheimer's disease［J］．Alzheimers Dement，2011，7（3）：263-269．

［4］JACK C R Jr，BENNETT D A，BLENNOW K，et al．NIA-AA Research Framework：Toward a biological definition of Alzheimer's disease［J］．Alzheimers Dement，2018，14（4）：535-562．

［5］RASCOVSKY K，HODGES J R，KNOPMAN D，et al．Sensitivity of revised diagnostic criteria for the behavioural variant of frontotemporal dementia［J］．Brain，2011，134（Pt 9）：2456-2477．

（姜宇涵　董立羚）

第七节　白质脑病的诊断思路

一、定义

（1）白质脑病或脑白质病是多病因的、以白质病变为主要特点的一组疾病。在脑的影像学（如CT或MRI）检查中通常可发现脑白质的受累。

（2）由遗传性病因导致的原发性神经胶质细胞和髓鞘发育异常或脱失的疾病通常被称为脑白质营养不良。

二、病理生理学

脑白质是指中枢神经系统中主要由被髓鞘包覆的神经轴突组成的区域，也包括其中的血管、室管膜等间质成分。若脑白质的完整性被破坏，或髓鞘出现形成延迟、先天发育不良，或后天的损伤、脱失，都可在影像学上表现为脑白质病变。

三、临床表现

由于病变机制和形式的不同，白质脑病的临床表现也多种多样，通常有以下典型临床表现。

（1）局灶性神经功能缺损：通常与对应受累部位相关，如肢体无力、感觉异常、视力下降、言语不利、行走不稳等。

（2）高级神经功能异常：认知功能减退、精神行为异常等。

此外，成人脑白质营养不良最突出的表现为运动障碍和/或不同程度的认知功能下降或精神行为异常，常提示遗传性病因。

（1）运动障碍：最常见的表现为痉挛性截瘫，也可能以步态笨拙、下肢无力等起病。

（2）认知缺陷：可发展为痴呆。

也有部分脑白质营养不良呈现其他系统受累的表现，包括以下内容。

（1）眼部病变：①眼动异常、眼震，佩梅病（PMD）、佩梅样病。②角膜病变，Fabry病。③白内障，脑腱黄瘤病（CTX）、线粒体病。④视网膜色素变性，线粒体病、球形细胞脑白质营养不良（GLD）。⑤视网膜血管病，伴钙化与囊变的脑白质病（LCC）、视网膜血管病变伴白质脑病（RVCL）。⑥视神经病变，异染性脑白质营养不良（MLD）、PMD、GLD、线粒体病。⑦视网膜樱桃红斑，神经节苷脂贮积症。⑧皮质盲，肾上腺脑白质营养不良（ALD）、GLD。

（2）提示性皮疹（遗传代谢病）：①血管角化瘤，Fabry病。②冻疮样皮疹，Aicardi-Goutières综合征。③黄色瘤，CTX。④色素沉着，ALD。⑤光过敏，Cockayne综合征。

（3）其他系统表现：①头围增大，Canavan病、Alexander病、戊二酸尿症1型等。②骨骼牙齿畸形，身材矮小（线粒体病）、牙齿缺少（4H综合征）。③特殊面容，黏多糖贮积症。④心律失常，传导阻滞、线粒体病。⑤肝脾大，黏多糖贮积症、溶酶体病（如Gaucher病）。⑥胃肠道体征，肠梗阻、假性肠梗阻（如线粒体神经胃肠型脑肌病）、腹泻（如CTX）。⑦跟腱肿大，CTX。⑧卵巢早衰，AARS2基因突变相关的脑白质营养不良（AARS2）、白质消融性脑病（VWM）。

四、病因

白质脑病的病因可首先分为获得性和遗传性病因（图6-10）。

1. 获得性病因

（1）感染：梅毒、HIV脑病、进行性多灶性白质脑病、莱姆病等。

（2）免疫炎症：①中枢神经系统脱髓鞘病，多发性硬化、NMO-SD、MOGAD、ADEM等。②自身免疫性脑炎，可合并脑白质损伤。③系统性免疫病累及中枢神经系统，任何系统性免疫病都有可能累及中枢神经系统，也可能合并脱髓鞘疾病；如神经精神性系统性红斑狼疮、神经系统结节病、神经白塞、桥本脑病。

（3）肿瘤：胶质瘤、原发性中枢神经系统淋巴瘤、血管内淋巴瘤、转移瘤等。

（4）代谢性：Wernicke脑病、维生素B_{12}缺乏、血糖代谢异常、渗透性脱髓鞘综合征等。

（5）药物/毒物/放射：化疗药物、一氧化碳、毒品、酒精、放疗等。

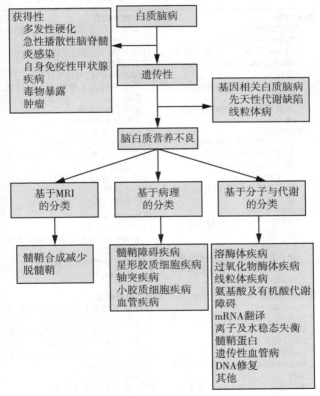

图6-10 脑白质病变的分类思路

（6）血管源性白质异常：脑小血管病等。

2. **遗传性病因**

分类目前尚无定论，有以下分类方法。

（1）根据头 MRI 上脑白质信号的特点，可以分为髓鞘合成减少及脱髓鞘，其中髓鞘合成减少的患者白质信号改变不严重，通常为 T2WI 轻度升高，T1WI 为等或轻度低信号；脱髓鞘的患者可见明显的脑白质 T2WI 高信号和 T1WI 低信号。对于成人起病或就诊的脑白质营养不良，脱髓鞘在临床上更为常见。

（2）根据病理学机制可以分成以下 5 类：髓鞘异常、星形胶质细胞病、轴索病、小胶质细胞病、血管病。详见表 6-11，此表用于列举示例，并非完全详尽。

表 6-11 脑白质病变基于病理的新分类方式

髓鞘疾病	白质 - 轴突病变
髓鞘合成减少	伴基底神经节和小脑萎缩的髓鞘合成减少
Pelizaeus-Merzbacher 病	伴先天性白内障的髓鞘合成减少
周围神经病、中枢髓鞘减少、Waardenburg Hirschsprung 综合征	早发性神经退行性疾病
Cx47 相关 Pelizaeus-Merzbacher 类疾病	GM1 和 GM2 神经节苷脂病
早期髓鞘化结构的髓鞘合成减少	婴儿型神经元样质蜡样质脂褐质沉积症
脱髓鞘疾病	*AGC1* 相关疾病
异染性脑白质营养不良	*AIMP1* 相关疾病
多种硫酸酯酶缺乏症	*HSPD1* 相关疾病
球形细胞脑白质营养不良（Krabbe 病）	Pol III 相关脑白质营养不良
X 连锁肾上腺脑白质营养不良，脑型	伴脑干和脊髓累及及高乳酸水平的白质脑病
髓鞘空泡变性	伴脑干和脊髓累及及腿部痉挛的髓鞘合成减少
伴随白质脑病的线粒体疾病	巨轴索神经病
苯丙酮尿症	**小胶质细胞病**
Canavan 病	*CSF1R* 相关疾病
氨基酸代谢相关的其他疾病	遗传性弥漫性白质脑病合并轴索球样变
Cx32 相关（X 连锁）Charcot-Marie-Tooth 病	色素正染型白质营养不良
星形胶质细胞病	Nasu-Hakola 病
Alexander 病	**白质 - 血管病变**
伴皮质下囊肿的巨脑性白质脑病	伴皮质下梗死和白质脑病的常染色体显性遗传性脑动脉病
CIC-2 相关疾病	伴皮质下梗死和白质脑病的常染色体隐性遗传性脑动脉病
白质消融性脑病	伴卒中和白质脑病的组织蛋白酶 A 相关性动脉病
Aicardi-Goutières 综合征及其变种	脑淀粉样血管病
眼齿指发育不良（Cx43 相关）	伴钙化和囊肿的白质脑病
巨轴突神经病	

五、诊断思路

1. 临床线索——病史

（1）人口学信息：性别、年龄、种族等。

（2）现病史采集：现病史除临床表现外，还应包括起病年龄、起病形式和病程。

1）起病年龄：部分疾病谱倾向于在某些特定的年龄段起病，但注意并非所有患者都具有典型的临床表现。①遗传性脑白质营养不良、遗传代谢性疾病等与遗传发育相关的疾病常发生于婴儿期、儿童期、青春期。②神经免疫性疾病常见于未成年人、青中年人。③年龄相关的白质病变、脑血管病相关的白质改变常见于中老年人。

2）起病形式：急性、亚急性或隐匿性起病的特点通常提示不同的病因。①急性、亚急性起病和较短的病程，常见于感染性炎症、免疫性炎症或代谢失调的白质脑病。②隐匿性、慢性起病和较长的病程，常见于遗传性、退行性白质脑病，部分慢性炎症也可表现为慢性起病。

（3）其他病史

1）出生、生长发育史、学习和体育成绩等：提示患者潜在的遗传代谢疾病特点。

2）家族史：某些特殊的遗传形式可提示遗传性疾病或遗传代谢性疾病；如男性高发、女性高发、母系遗传等。

3）职业、药物、毒物、放射物接触史，放疗病史，CO中毒史等：提示患者存在可能的中毒或放疗相关的脑白质病变。

4）起病前感染史、疫苗接种史：提示患者存在可能的免疫因素介导的诱因。

5）旅居史、蚊虫叮咬史、动物接触史、免疫抑制状态等：提示患者存在可能的特殊感染。

6）皮疹、光过敏、口腔/生殖器溃疡、关节肿痛、口眼干、牙齿片状脱落、雷诺现象等：提示免疫相关症状，可能存在免疫因素介导的疾病或系统性免疫病累及中枢神经系统。

7）明显的消耗症状：提示肿瘤的可能。

2. 定位诊断——体征

有时患者的脑白质病变并非可解释疾病的全貌，患者的主诉亦不能完整体现疾病的特点，进行详细的体格检查有助于协助定位诊断，以及发现具有其他提示意义的体征。

（1）神经系统查体：①意识状态，GCS评分。②高级智能活动评估，MMSE、MoCA、SAS、SDS等，必要时可完善详细的认知域评估。③脑神经、运动系统、感觉系统、自主神经系统、生理反射、病理反射、共济、步态与姿势、脑膜刺激征等。需注意是否存在中枢神经系统受累以外的体征。

（2）内科系统查体：头围、骨骼、牙齿畸形、特殊面容、心律失常、肝脾大、胃肠道体征、跟腱肿大、卵巢早衰、皮疹、眼科查体。

3. 辅助检查

在根据临床表现进行初步的鉴别之后可得出初步的病因范围，根据患者的临床表现、体征，选择合适的辅助检查可以提高疾病鉴别诊断的成功率，首先应尽量排除获得性病因。

（1）实验室检查

1）常规检查：血/尿/便常规、肝肾功能、凝血功能、心肌损伤标志物＋NT-proBNP、血气分析等。

2）病因筛查：包括以下内容。

✓ 感染：感染4项（梅毒、HIV）、疏螺旋体抗体、JCV DNA等。

✓ 免疫炎症：①炎症指标，CRP、ESR、RF、FER、SAA、细胞因子等。②系统性免疫病，ANA抗体谱、ANCA抗体、ACE、TPO-Ab、Tg-Ab。③中枢神经系统免疫病，抗AQP-4、MOG、GFAP抗体。④自身免疫性脑炎，自免脑抗体谱、副肿瘤抗体谱。

✓ 获得性代谢与遗传代谢：①维生素及其代谢，维生素B_1、维生素B_{12}、HCY等。②遗传代谢病。③线粒体疾病，乳酸、丙酮酸（运动试验）、CK、LDH等。④肾上腺功能，ACTH、皮质醇。⑤氨基酸、有机酸代谢、尿素循环障碍，血/尿有机酸。⑥脑白质营养不良，相关代谢筛查。⑦溶酶体病，溶酶体酶芳基硫酸酯酶A（ARSA）、α-半乳糖苷酶A（α-Gal A）、半乳糖脑苷脂酶（GALC）等。⑧过氧化物酶体病：极长链脂肪酸（VLCFA）。

✓ 毒物、药物检测：重金属、毒品。

✓ 肿瘤，肿瘤标志物。

（2）脑脊液检查：①常规、生化、细胞学。②免疫，白介素、OB/SOB、自身免疫性脑炎抗体谱、副肿瘤抗体谱等。③感染，梅毒相关（TPPA、TP-Ab、RPR、FTA）、JCV DNA、mNGS等。④代谢，乳酸。

（3）影像学检查：①头MRI，不同形态的脑白质信号异常对疾病的鉴别有初步提示，脑白质营养不良的鉴别诊断详见后文。②超声、胸腹盆CT、FDG-PET/CT，用于鉴别其他继发性病因。

（4）基因检测：通常是脑白质营养不良的确诊手段。

（5）病理检查：①皮肤组织病理。②肌肉组织病理。③脑组织病理。

六、脑白质营养不良的鉴别诊断思路（图6-11）

步骤1
临床症状和/或MRI提示白质营养不良
- 运动症状（尤其是步态异常）或无法解释的认知能力下降
- MRI模式识别包括获取T1加权、T2加权和FLAIR序列，以观察以下情况：髓鞘合成减少、髓鞘脱失、脑叶主导的及其他显著特征（如钙化、囊肿）

步骤2
除外更常见的白质疾病原因
- 急性起病和多相表现更提示获得性白质病变；显著的脑病或癫痫发作提示原发性神经元疾病；排除影响白质和灰质的非特异性疾病
- 排除血管病变（是否存在风险因素）、中毒原因（是否存在暴露）、炎性原因（脑脊液和其他实验室分析）、退行性或肿瘤性疾病（寻找其他发现，包括器官衰竭）

步骤3
获取额外信息
- 调查三代家族病史（遗传模式、种族）
- 寻找特定的临床模式：肝脾大、多发性神经病变、眼部体征、精神症状、自主神经功能障碍和内分泌缺陷

步骤4
目标检测
- 生化检测：1,4-α-葡聚糖分支酶活性（成人葡萄糖多聚体病）、极长链脂肪酸（肾上腺脑白质营养不良）、↑胆甾烷醇（脑腱黄瘤病）、半乳糖脑苷脂酶缺乏（球形细胞脑白质营养不良）、↓芳基硫酸酯酶A活性（异染性脑白质营养不良）、↓脂肪醛脱氢酶（Sjögren-Larsson综合征）
- 如果白质营养不良类型仍不明确，可进行全外显子组或全基因组测序

步骤5
病情仍无法诊断或患者病情迅速恶化
- 脑活检

图6-11　脑白质营养不良的鉴别诊断思路

注：↑，升高；↓，下降。

七、成人脑白质营养不良的影像学鉴别

可根据以下例子进行。

1. 步骤1：识别对称的白质病变模式

在成人起病的脑白质营养不良的头MRI中，绝大多数疾病的白质受累通常呈现对称分布。T2WI和FLAIR序列通常更能体现白质病变的特点（图6-12）。因此，若患者的白质病变呈非对称性，则需要考虑其他病因的可能性。

对称性白质病变	非对称性白质病变
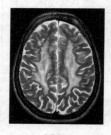	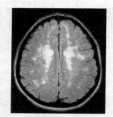
LBSL	CADASIL

图6-12 对称性白质病变影像学表现

2. 步骤2：对白质受累模式进行分类

可将白质病变的特点归纳如下（图6-13）。

顶枕叶模式	额叶模式
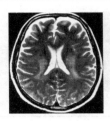	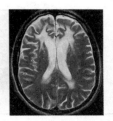
X-ALD	MLD
脑室周围模式	皮质下模式
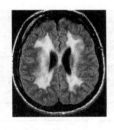	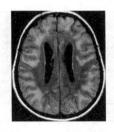
先天性鱼鳞病-智力不全-痉挛性 截瘫综合征	2-羟基戊二酸尿症

脑干受累

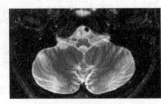

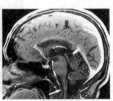

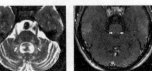

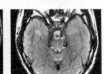

Alexander病

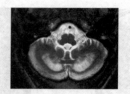

脑腱黄瘤病

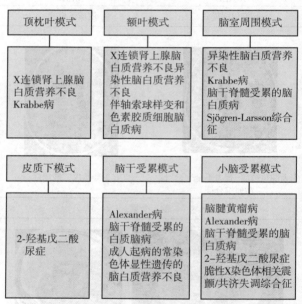

顶枕叶模式	额叶模式	脑室周围模式
X连锁肾上腺脑白质营养不良 Krabbe病	X连锁肾上腺脑白质营养不良异染性脑白质营养不良 伴轴索球样变和色素胶质细胞脑白质病	异染性脑白质营养不良 Krabbe病 脑干脊髓受累的脑白质病 Sjögren-Larsson综合征

皮质下模式	脑干受累模式	小脑受累模式
2-羟基戊二酸尿症	Alexander病 脑干脊髓受累的白质脑病 成人起病的常染色体显性遗传的脑白质营养不良	脑腱黄瘤病 Alexander病 脑干脊髓受累的脑白质病 2-羟基戊二酸尿症 脆性X染色体相关震颤/共济失调综合征

图6-13 不同白质病变分布模式的影像学表现及白质病变的分布模式总结

3. 步骤3：根据其他的影像特点进行进一步分析（图6-14）

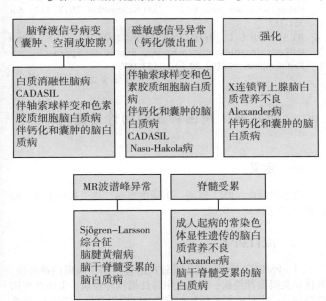

图6-14 白质病变的其他影像学特征

八、总结

（1）首先根据病因可分为获得性病因和遗传性病因，并根据临床表现的特点进行有针对性的筛查。

（2）诊治思路上应从一般→罕见，从无创→有创。

（3）影像学上的特点有助于白质脑病鉴别诊断。

参 考 文 献

［1］ASHRAFI M R, AMANAT M, GARSHASBI M, et al. An update on clinical, pathological, diagnostic, and therapeutic perspectives of childhood leukodystrophies［J］. Expert Rev Neurother, 2020, 20（1）: 65-84.

［2］KÖHLER W, CURIEL J, VANDERVER A. Adulthood leukodystrophies［J］. Nat Rev Neurol, 2018, 14（2）: 94-105.

［3］van der KNAAP M S, BUGIANI M. Leukodystrophies: a

proposed classification system based on pathological changes and pathogenetic mechanisms [J]. Acta Neuropathol, 2017, 134（3）: 351-382.

[4] RESENDE L L, de PAIVA ARB, KOK F, et al. Adult leukodystrophies: a step-by-step diagnostic approach [J]. Radiographics, 2019, 39（1）: 153-168.

（姜宇涵　毛晨晖）

第八节　周围神经病的诊治思路

一、定义

周围神经病（PN）泛指一类周围运动、感觉和自主神经结构和/或功能障碍的疾病。

二、流行病学

（1）PN病因多样，患病率较高的包括糖尿病周围神经病、酒精相关周围神经病、药物或中毒性周围神经病、卡压性周围神经病等。少见或罕见疾病如吉兰－巴雷综合征（GBS）、慢性炎性脱髓鞘性多发性神经根神经病（CIDP）、多灶性运动神经病等。多数PN为内科疾病的神经系统表现。

（2）不同PN的发病年龄、性别会有一定差异。如腓骨肌萎缩症多见于儿童或青少年，家族淀粉样变性周围神经病中老年多见。

三、提示周围神经病的临床症状和体征

根据病变分布特点，可以分为局灶性周围神经病、多发单神经病和多发性周围神经病。局灶性周围神经病又可以分为单神经病、神经根病、神经丛病。

周围神经包括运动神经、感觉神经和自主神经3个部分，根据受累纤维种类不同，出现相应的症状体征，可单纯某一类纤维受累，也可多种纤维同时受累。

（1）感觉症状：包括表现为感觉过敏、感觉减退或丧失、感觉异常、疼痛，分布形式可呈手－袜套样分布或符合某一/多根周围神经支配区域，放射性疼痛、神经根刺激征多提示周围神经近端、神经根受累。

（2）运动症状：常表现为肌肉无力、萎缩，腱反射减低或消失。

（3）自主神经障碍：可表现为皮肤汗液分泌异常、干燥脱屑、高血压、直立性低血压、心动过速或过缓、腹泻、便秘、排尿障碍、性功能减退、瞳孔异常等。

（4）反射减低或消失。

（5）其他提示性症状：①脑神经受累，眼球运动异常、面瘫、构音欠清、咳嗽费力等。②特殊步态或发育畸形，弓形足、鹤腿、跨阈步态等。③部分患者因自主神经受累突出可出现呼吸心搏骤停。

四、脑脊液检查

（1）常规：在 GBS、CIDP、糖尿病周围神经病、营养代谢、遗传性周围神经病等周围神经病，脑脊液白细胞通常正常。少数 GBS 患者脑脊液白细胞数可超过正常值范围，但脑脊液中白细胞数超过 $50 \times 10^6/L$ 者不足1%。疾病早期腰椎穿刺检查白细胞超过正常范围时，要注意鉴别感染或肿瘤等其他疾病。

（2）在大部分周围神经病脑脊液蛋白一般正常或轻度升高，蛋白升高常提示近端神经根受累，其中蛋白-细胞分离现象为 GBS、CIDP 的诊断支持条件之一。蛋白细胞分离现象并非 GBS、CIDP 特异性改变，可见于多种疾病，如腰椎管狭窄、糖尿病神经病、类淀粉变性神经病、遗传性脱髓鞘神经病等。在50岁以上患者，脑脊液蛋白正常值较年轻的患者增高。腰椎穿刺操作过程中的穿刺伤也可导致脑脊液蛋白一过性升高。

五、肌电图检查

神经传导检测、F 波检测、针极肌电图在多种周围神经病诊断中具有重要作用。

（1）明确为周围神经损害，除外肌病、中枢神经疾病。

（2）判断受累神经及其分布形式：局灶性周围神经病（单神经病、单神经根病、臂丛疾病）、多发性周围神经病、多发单神经病、多发性神经根病。

（3）判断受累纤维，早期判断有无临床下受累：纯感觉受累、纯运动受累、感觉运动均有受累。

（4）区分髓鞘和轴索病变。

1）轴索损害：复合肌肉动作电位（CMAP）和/或感觉神经动作电位（SNAP）波幅下降、传导速度正常或轻度下降（＞75%正常下限）、远端潜伏期正常或轻度延长（＜130%正常上限），针极肌电图多呈神经源性损害。

2）髓鞘损害：传导速度显著减慢（<75%正常下限）、远端潜伏期显著延长（>130%正常上限）、F波潜伏期明显延长、运动神经传导阻滞、异常波形离散。判断神经传导阻滞时测定神经的远端CMAP负相波波幅应至少为正常下限的20%以上，或负相波波幅不低于1mV。针极肌电图正常，以运动单位募集相减少为主要表现，可伴有轴索损害改变。

（5）判断急慢性病程。

1）纤颤电位、正锐波，在急性或亚急性轴索损害时最早出现，通常在损伤后2周左右可检测到。但纤颤电位和正锐波并无特异性，也可见于肌源性损害。病情稳定后，纤颤电位和正锐波的消失也有一个过程。无纤颤电位或正锐波通常提示病情相对稳定，或非常缓慢的过程。

2）慢性轴索损害：还可见运动单位动作电位波幅增高、时限增宽，或多相电位。

（6）提示病因：单神经病常与神经走行局部卡压或损伤相关，如正中神经在腕管处卡压表现为腕管综合征、尺神经在肘管处卡压表现为肘管综合征，臂丛损伤常见于外伤、局部放疗，多发单神经病多见于血管炎，多发性神经根周围神经病可见于GBS，双侧不对称的纯运动纤维受累、伴多处传导阻滞的需考虑多灶性运动神经病（MMN），长度依赖、双侧对称、感觉受累突出的多发性周围神经病多见于糖尿病周围神经病（DPN）或营养代谢、中毒性周围神经病（图6-15）。

六、影像学检查

（1）周围神经超声：有助于检测周神经有无增粗，以及神经增粗的分布规律。常用于卡压性周围神经病、CIDP、MMN、CMT1A、周围神经肿瘤等的辅助诊断。

（2）臂丛、神经根磁共振成像（MRI）：在部分疾病可见臂丛腰骶丛或神经根增粗，有助于疾病的鉴别。

七、抗体检测

（1）与周围神经病相关的抗体包括抗神经节苷脂抗体、抗结旁抗体、抗接触蛋白相关蛋白2（Caspr2）抗体等。

（2）在拟诊结缔组织病相关周围神经病时，可查抗核抗体谱（ANA）、抗可提取性核抗原抗体谱（ENA）、抗中性粒细胞胞质抗体谱（ANCA）、副肿瘤相关者可查抗Hu抗体等。抗体检测，应与临床相结合，注意识别假阳性或假阴性的情况。

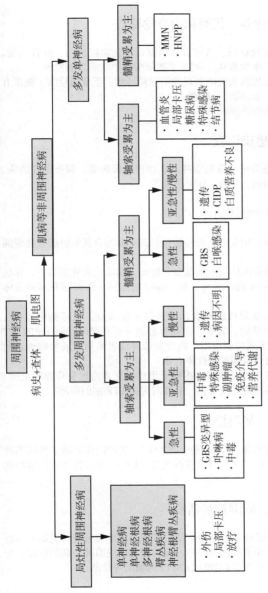

图6-15 周围神经病常见病因

注：GBS，吉兰-巴雷综合征；CIDP，慢性炎性脱髓鞘性多发性神经根神经病；MMN，多灶性运动神经病；HNPP，遗传性压力敏感性周围神经病。

八、营养、代谢和内分泌筛查

（1）常规血液检查推荐：血糖、糖化血红蛋白、肝肾功能、血清叶酸、维生素B_{12}、同型半胱氨酸、甲状腺功能检测。

（2）以疼痛为突出表现的周围神经病：重金属检测、血尿有机酸测定、血/尿卟啉检测。

（3）药物浓度测定。

九、感染筛查

多种感染可导致周围神经病或神经根病变，如布氏杆菌病、结核、莱姆病、梅毒、HIV感染等。

十、肿瘤评估

（1）肿瘤相关周围神经病包括副肿瘤综合征和肿瘤直接浸润损伤神经。

（2）部分抗体提示可能合并肿瘤，建议完善肿瘤筛查，如抗Hu抗体——小细胞肺癌，抗Caspr2抗体——胸腺瘤及多种实体肿瘤。

（3）高度疑诊肿瘤者，应进行系统筛查，包括胸腹盆CT、胃肠镜、甲状腺、乳腺、前列腺彩超等，必要时行躯干PET-CT检查。CA系列检测可用于高度疑诊肿瘤者的筛查或肿瘤患者的随访，但抗体检测的阳性率有限。

（4）自主神经受累、疼痛突出建议完善血尿免疫固定电泳、血尿轻链等血液系统评估、必要时完善TTR基因检测。

十一、基因检测

用于辅助腓骨肌萎缩症（CMT）、遗传性压力敏感性周围神经病（HNPP）、家族性淀粉样变性（FAP）等遗传性周围神经病的诊断。

十二、周围神经活检

常选择腓肠神经活检。活检常用于辅助血管炎相关周围神经病、淋巴瘤相关周围神经病、淀粉样变性周围神经病的诊断，少数情况下，可用于CIDP或CMT1的辅助等诊断。

十三、诊断流程（表6-12）

周围神经病的诊断包括定位诊断、定性诊断和功能诊断3个部分。定位诊断主要包括病变分布特点和受累纤维种类。周围神经病病因多样，定性诊断则需要在定位诊断基础上，结合起病形式、演变特点和治疗反应进行综合判断，详细询问家族史、既往史、个人史可提供重要的病因线索，结合肌电图改变可以进一步缩小鉴别诊断范围。根据临床特点，个体化选择腰椎穿刺脑脊液检测，以及各种其他检测化验、基因检测等可进一步明确病因。

表6-12　PN诊断流程

病史	性别、年龄、职业、居住地、旅居史、动物接触史 疫苗接种史、免疫状态 现病史：诱因，病程特点，主要症状和伴随症状，系统性症状 既往史、家族史
体征	神经科体征：重点关注脑神经查体、肢体肌力、肌张力、肌容积、感觉、腱反射、自主神经系统查体 常规内科查体
化验检查	血常规、生化 血糖、糖化血红蛋白、肝肾功能、血清叶酸、维生素 B_{12}、同型半胱氨酸、甲状腺功能检测 ESR、CRP、抗核抗体谱、ANCA抗体、ACE 抗神经节苷脂抗体、抗结旁抗体、抗 Hu 抗体、抗 Caspr2 抗体 血/尿免疫固定电泳和游离轻链 肿瘤标志物 血/尿有机酸和氨基酸等代谢筛查，尿卟啉 重金属或其他毒物筛查
神经影像	周围神经超声 臂丛MRI、神经根MRI
电生理	肌电图，神经传导检测、F波检测、针极肌电图
脑脊液检查	常规、生化、细胞学、周围神经相关抗体，合理筛查病原学
基因检测	必要时
神经活检	必要时

十四、鉴别诊断

PN需要与多种疾病鉴别（表6-13）。

表6-13　PN鉴别诊断

疾病	临床线索及相关辅助检查
肌病	1）大部分肌病为四肢近端无力，萎缩程度低于无力程度，无感觉异常，少数远端型肌病可有远端无力 2）腱反射多对称正常（＋＋） 3）皮肌炎可见Gottron征等特殊皮疹 4）肌酸激酶、肌红蛋白等肌酶通常升高 5）针极肌电图呈肌源性损害：运动单位动作电位波幅减低、时限缩短，多项波增多；少数慢性肌病可正常 6）肌活检提示肌源性损害，并可提示病因 7）炎性疾病肢体肌肉MRI可见不对称斑片状水肿，肌营养不良可见对称性脂肪化改变
神经肌肉接头肌病	1）临床以重症肌无力（MG）、Lambert-Eaton综合征和肉毒中毒多见 2）四肢近端为主无力，肢体无力可波动，有疲劳现象 3）MG腱反射多对称正常（＋＋）；Lambert-Eaton综合征腱反射可减低或消失 4）重复频率刺激检查，MG可见低频递减，Lambert-Eaton综合征可见高频递增现象
肌膜疾病/离子通道疾病	1）包括强直性肌病和周期性麻痹两大类 2）周期性麻痹为发作性症状，可自行缓解；强直性肌病可见肌强直现象，遇冷加重 3）长时运动诱发试验有助于周期性麻痹发作间期的诊断 4）肌电图发现肌强直放电，有助于强直性肌病的诊断
脊髓疾病	1）上运动神经元受累体征：腱反射活跃－亢进、病理征（＋） 2）截瘫、感觉平面 3）尿便障碍 4）脊髓MRI可提示髓内病灶
功能性疾病	1）心因性导致的运动障碍如肢体无力，存在患者主诉表现与查体不匹配现象，如要求其用力完成某些动作时明显无力，但在转移注意力后可见患者能够完成相应动作。无肌萎缩，腱反射通常正常，无病理征。感觉异常不符合神经解剖分布特点 2）常有性格基础 3）患病后自身有不同类型的获益（获得他人关注或经济补偿等） 4）心理暗示治疗有效 5）排除器质性疾病

十五、总结

（1）PN临床表现多样。根据分布特点，可分为局灶性神经病、多发性单神经病和多发性周围神经病，根据受累神经功能，可有感觉、运动或自主神经不同功能的单一或混合受累。

（2）PN病因多样，需要结合临床病史查体和辅助检查综合判断。同时需对其功能严重程度进行判断，以指导后续治疗方案的选择。

（3）肌电图对于PN的诊断至关重要，有助于明确周围神经的定位，对病因有提示作用。

（4）PN需与各种肌病、神经肌接头病、前角疾病等充分鉴别。

参 考 文 献

[1] PASCUZZI R M. Peripheral neuropathies in clinical practice [J]. Med Clin North Am, 2003, 87（3）：697-724.

[2] WATSON J C, DYCK P J. Peripheral neuropathy：a practical approach to diagnosis and symptom management [J]. Mayo Clin Proc, 2015, 90（7）：940-951.

[3] 袁云，李圳钰. 周围神经病的诊断策略 [J]. 中华神经科杂志，2024，57（4）：387-392.

（胡　南　牛婧雯　刘明生）

第九节　小脑性共济失调的诊断

一、小脑性共济失调的定义

（1）共济失调指小脑、本体感觉及前庭功能障碍导致的运动笨拙和不协调。小脑本身及其联系纤维、联系结构的病变均可导致小脑性共济失调。

（2）小脑性共济失调表现为随意运动的力量、速度、幅度和节律的不规则，即协调运动障碍，可伴有肌张力减低、眼球运动障碍及言语障碍。

二、小脑性共济失调的评估

1. 问诊

（1）可能提示小脑性共济失调的症状：行走不稳、精细动作笨拙、构音不清等。

（2）起病特点：急性/亚急性/慢性，是否存在感染、疫苗接种等诱因。

（3）诊治经过：是否完善腰椎穿刺、头 MRI 等评估，是否应用过免疫治疗，治疗效果如何。

（4）其他病史：用药史、饮酒史、家族史等。

2. 神经系统重点查体

（1）躯干共济失调：坐位时头部、躯干摇晃，行走不稳，宽基底步态，偏向病灶侧。

（2）肢体共济失调：轮替动作慢，睁眼指鼻、跟－膝－胫试验欠稳准，睁眼并足难立，反击征阳性。

（3）小脑性构音障碍：吟诗样语言。

（4）小脑性眼动障碍：眼震、方波急跳、巨大扫视性震荡等。

（5）肌张力减低。

3. 合并症

（1）神经：锥体束损害、周围神经病、自主神经功能障碍。

（2）眼：视网膜变性、视神经萎缩、白内障。

（3）耳：听力下降。

（4）心脏：心律失常、心肌病。

（5）肝脾大。

（6）糖尿病。

4. 辅助检查

根据可能的病因（见下文），酌情完善相关化验检查。

（1）代谢：维生素 A、维生素 E、维生素 B_1、维生素 B_{12}、甲状腺功能、相关药物浓度、重金属检测、铜蓝蛋白。

（2）免疫炎症：肿瘤神经抗体谱（如抗 Hu、抗 Yo、抗 Ri、抗 PCA2、抗 Tr 等）、抗神经抗体（如抗 GAD65、抗 mGluR1 等）、抗麦胶蛋白抗体等；自身抗体（ANA、ANCA）；系统性炎症指标（ESR、CRP 等）。

（3）腰椎穿刺：常规、生化、细胞学、寡克隆区带、相关抗体检测、相关病原学检测。

（4）影像学：头 MRI、脊髓 MRI，必要时选择增强 MRI、小脑蚓部 MRS。

（5）自主神经：卧立位血压、卧立位 TCD、残余尿超声、心脏交感神经显像。

（6）周围神经：神经传导速度、针极肌电图。

（7）基因检测：全外显子组测序，部分遗传病需要进行动态突变检测。

（8）合并症：腹部超声、眼底检查、电测听、超声心动图等。

（9）相关肿瘤排查。

三、小脑性共济失调的病因及鉴别诊断

1. 急性或亚急性小脑性共济失调的病因及鉴别诊断（表6-14）

表6-14　急性或亚急性小脑性共济失调的病因及鉴别诊断

病变性质	鉴别诊断
血管　　小脑卒中	小脑梗死、小脑出血
感染	
细菌	李斯特菌、肺炎链球菌、脑膜炎奈瑟菌
病毒	单纯疱疹病毒、水痘-带状疱疹病毒、巨细胞病毒
非典型病原体	朊病毒、JC病毒、惠普尔养障体
免疫	
副肿瘤性	抗Yo抗体：乳腺癌、卵巢癌 抗PCA2抗体：小细胞肺癌 抗Ri抗体：乳腺癌、肺癌 抗Tr抗体：淋巴瘤
非副肿瘤性	抗GAD抗体相关性小脑共济失调 抗mGluR1抗体相关性小脑共济失调 Miller Fisher综合征、Bickerstaff脑干脑炎 系统性自身免疫病（如系统性硬化症、系统性红斑狼疮）累及小脑 自身免疫性脑炎（如抗NMDAR脑炎）合并小脑共济失调 急性播散性脑脊髓炎、多发性硬化 谷蛋白共济失调：注意消化道症状 原发性自身免疫性小脑共济失调
代谢	
Wernicke脑病	三联征：急性或亚急性共济失调、谵妄和眼球运动障碍
维生素A/维生素E缺乏	病因：脂肪吸收不良和脂肪泻、遗传性因素
中毒	
药物	抗癫痫药：如苯妥英钠、卡马西平 化疗药：如阿糖胞苷、氟尿嘧啶 其他：胺碘酮、锂剂
酒精	以躯干性共济失调为主
重金属	铅、汞、铊
肿瘤	
原发性或转移性	如转移瘤、小脑血管母细胞瘤：von Hippel Lindau病

2. 慢性小脑性共济失调的病因及鉴别诊断（表6-15）

表6-15 慢性小脑性共济失调的病因及鉴别诊断

病变性质	鉴别诊断
神经系统变性病	
小脑型多系统萎缩	注意自主神经功能障碍、锥体外系受累表现
进行性核上性麻痹	注意中轴肌张力增高、垂直眼动障碍等
常染色体显性遗传病	
发作性共济失调	中枢神经系离子通道病，反复发作性小脑功能障碍
脊髓小脑性共济失调	常见类型：SCA1、SCA2、SCA3、SCA6、SCA7，脊髓小脑性共济失调和小脑、脑干、脊髓变性表萎缩是共同特征，可合并核红核苍白球路易体萎缩等。小脑性共济失调常、瘫痫发作、眼动异常、运动障碍、锥体束损害、周围神经病等
常染色体隐性遗传病	
Friedreich共济失调	致病基因：*FXN*，GAA重复扩增导致frataxin蛋白突变，常合并心肌病、弓形足 特点：腱反射消失、深感觉受损
伴神经病变和前庭反射消失的小脑共济失调综合征（CANVAS）	致病基因：*RFC1*，AAGGG重复扩增 特点：双侧前庭病变伴小脑共济失调和感觉性周围神经病变 头MRI可见小脑蚓部腹背侧的萎缩

病变性质	鉴别诊断
尼曼-匹克病C型	致病基因: *NPC1*、*NPC2* 基因 特点: 缓慢进展性共济失调、核上性垂直凝视麻痹、认知障碍 查体: "鸭圈征" 性垂直凝视
共济失调毛细血管扩张症	致病基因: *ATM* 基因 特点: 多于儿童期发病、毛细血管扩张、免疫缺陷、易患肿瘤、常伴有 AFP 升高
共济失调伴眼动失用症	AOA 1型、2型和4型 特点: 多于儿童期、青少年期发病、眼动失用、舞蹈病、面部和四肢肌张力张力障碍、感觉运动性多神经病和认知障碍
共济失调伴维生素E缺乏症	致病基因: α-*TTP* 基因 特点: 通常在20岁之前发病、小脑性共济失调、腱反射减弱或消失、深感觉障碍、锥体束征、周围神经病、骨骼畸形、视网膜色素变性
脑腱黄瘤病	致病基因: *CYP27A1* 基因 特点: 早发性白内障和动脉粥样硬化、肌腱黄瘤、锥体束征
X 连锁遗传病	
脆性X相关震颤共济失调综合征（FXTAS）	致病基因: *FMR1*、CGG 重复扩增 特点: 动作性震颤、步态共济失调、帕金森病、自主神经功能障碍、认知缺陷 头 MRI 可见小脑中脚对称性T2高信号
肾上腺脑白质营养不良/肾上腺脊髓神经病	致病基因: *ABCD1* 基因 特点: 可出现白质脑病、肾上腺皮质功能不全

续 表

病变性质	鉴别诊断
线粒体病	
线粒体 DNA 突变相关	肌阵挛性癫痫伴破红纤维病（MERRF）
	Kearns-Sayre 综合征（KSS）
	神经病变、视网膜色素变性、共济失调（NARP）
	Leigh 综合征（MILS）
核 DNA 突变相关	伴脊髓与脑干受累及乳酸中毒的脑白质病（LBSL）
	Alpers-Huttenlocher 病（AHS）
	Leigh 综合征
	感觉神经病变共济失调伴构音障碍及眼外肌麻痹（SANDO）
结构性因素	小脑扁桃体下疝畸形
	Joubert 综合征（先天性小脑蚓部发育不全）
	Dandy-Walker 综合征（与第四脑室扩大相关的部分或完全小脑蚓部缺失）

四、总结

（1）小脑性共济失调患者神经系统查体的重点在于明确小脑共济失调体征，以及是否合并锥体束征、深浅感觉障碍、自主神经功能障碍等体征。

（2）起病形式、诱因、病程对于鉴别诊断至关重要。

（3）如合并眼部病变、心脏病变、免疫缺陷、肝脾大等多系统损害，常提示遗传性疾病可能。

参 考 文 献

［1］HADJIVASSILIOU M，MARTINDALE J，SHANMUGARAJAH P，et al. Causes of progressive cerebellar ataxia：prospective evaluation of 1500 patients［J］. J Neurol Neurosurg Psychiatry，2017，88（4）：301-309.

［2］PEDROSO J L，VALE T C，BRAGA-NETO P，et al. Acute cerebellar ataxia：differential diagnosis and clinical approach［J］. Arq Neuropsiquiatr，2019，77（3）：184-193.

［3］MITOMA H，MANTO M，HAMPE C S. Immune-mediated Cerebellar Ataxias：Practical Guidelines and Therapeutic Challenges ［J］. Curr Neuropharmacol，2019，17（1）：33-58.

［4］MANTO M，MARMOLINO D. Cerebellar ataxias［J］. Curr Opin Neurol，2009，22（4）：419-429.

（倪品菲　范思远　关鸿志）

第十节　发作性偏头痛的药物治疗

一、偏头痛的定义

（1）偏头痛是临床上最常见的原发性头痛，其特征为发作性、多为偏侧、中重度、搏动样头痛，一般持续4～72小时，可伴有恶心、呕吐，光、声音刺激或日常生活中活动可加重头痛，安静、休息可缓解症状。

（2）偏头痛是一种长期的、常见的、易周期性反复发作的神经血管性疾病，发作时中重度搏动样头痛以单侧常见，或双侧交替发作或累及双侧，同时可伴随一些自主神经症状如畏声、畏光、恶心、呕吐等，具有发病时间长、病情迁延难愈等特点。

二、发作性偏头痛急性药物选择

偏头痛的急性发作期药物治疗的核心目标是快速持续镇痛、恢复患者功能、减少不良事件的发生、减少经济及医疗资源消耗。应根据头痛严重程度、伴随症状、既往用药和患者的个体情况，结合阶梯治疗或分层治疗原则选用急性期治疗药物。

1. 急性期偏头痛治疗有效的评估标准

（1）2小时后无痛。

（2）2小时后疼痛改善，由中重度疼痛转为轻度或无痛［或视觉模拟评分（VAS）下降50%以上］。

（3）在治疗成功后的24小时内无头痛再发或无需再次服药，且没有（或极少）不良事件。

（4）2小时内最难以忍受的偏头痛伴随症状（如畏光、畏声、恶心、呕吐及体力活动受限等）缓解。

2. 非特异性药物

（1）非甾体抗炎药：适用于轻至中度头痛发作（表6-16）。

表6-16　非甾体抗炎药的种类、用量、不良反应及注意事项

代表药物	用法用量	不良反应	注意事项
阿司匹林	口服，每次300～1000mg，每日使用不超过3000mg	消化系统疾病、出血、过敏、Reye综合征等	妊娠、活动性溃疡过敏、出血风险、哮喘、肾功能不全等
布洛芬	口服，每次200～800mg，每日使用不超过800mg	出血综合征、消化不良、恶心、腹泻便秘、头晕、乏力、肾毒性等	严重肝肾功能不全活动性溃疡、过敏出血风险、妊娠等
萘普生	口服，每次250～1000mg，每日使用不超过1000mg	同布洛芬	同布洛芬
双氯芬酸	口服，每次50～100mg，每日使用不超过150mg	同布洛芬	同布洛芬
吲哚美辛	25～75mg（片剂），100mg（栓剂），每日使用不超过200mg	同布洛芬	同布洛芬

注：以上药物每月使用不超过14天，否则易导致药物过度使用性头痛。

（2）乙酰苯胺类解热镇痛药：适用于轻至中度头痛发作。

1）代表药物：对乙酰氨基酚。

2）用法用量：口服，每次500～1000mg，每日使用不超过4000mg。每月使用不超过14天，否则易导致药物过度使用性头痛。

3）不良反应：肝、肾、血液系统毒性等。

4）注意事项：禁用于严重肝肾功能不全者。

（3）含咖啡因的复合制剂：适用于中至重度头痛发作。

1）代表药物：对乙酰氨基酚/咖啡因。

2）用法用量：口服，1片/次，每日使用不超过2片，每月使用不超过9天，否则易导致药物过度使用性头痛。

3）不良反应：肝毒性、血液毒性、心悸等。

4）主要禁忌证：严重肝功能不全等。

3. 特异性药物

（1）曲普坦类：为一种5-羟色胺1B/1D（5-HT$_{1B/1D}$）受体激动剂（表6-17）。一方面可通过刺激5-HT$_{1B}$受体促进大脑血管的收缩，从而提升血流速度；另一方面可刺激5-HT$_{1D}$受体，抑制三叉神经相关神经肽的释放及神经炎的发生，达到缓解疼痛的作用。

表6-17　5-HT$_{1B/1D}$受体激动剂种类、用量、不良反应及用药禁忌

代表药物	用法用量	主要不良反应	用药禁忌
舒马普坦	口服，每次25～100mg，每日使用不超过200mg	疲劳，恶心，头痛，头晕，眩晕，嗜睡，骨痛，胸痛，无力，口干，呕吐，感觉异常，胃肠道反应	偏瘫型偏头痛脑干先兆偏头痛血管疾病：短暂性脑缺血发作、卒中、心绞痛、心肌梗死、严重的外周血管疾病、缺血性肠病等心脏传导通路疾病，包括预激综合征难控性高血压等严重肝肾功能不全
佐米曲普坦	口服或鼻喷每次2.5～5mg，每日使用不超过10mg
利扎曲普坦	口服，每次5～10mg，每日使用不超过30mg

注：以上药物每月使用不要超过9天，否则易导致药物过度使用性头痛。

（2）地坦类：是一种选择性5-HT$_{1F}$受体激动剂，主要通过选择性地与分布于三叉神经系统的5-HT$_{1F}$受体结合来减少神经肽的释放，从而抑制包括三叉神经通路在内的疼痛传导通路，达到缓解疼痛的效果。

1）代表药物：拉米地坦，其50mg和100mg两种片剂剂型于2019年被美国FDA批准用于成人伴或不伴先兆的急性偏头痛

的治疗。

2）用法用量：口服，每次50mg或100mg或200mg；24小时内最多服用200mg，每30天使用超过4次的安全性尚未建立。

3）不良反应：驾驶能力损伤、中枢神经系统抑制、嗜睡。

4）注意事项：因该药物具有中枢抑制作用，谨慎与酒精、大麻或其他中枢神经系统抑制剂合用；建议服药后至少8小时内不要驾驶车辆；该药物具有导致药物过度使用性头痛的风险；目前此药尚未在国内上市。

（3）吉泮类：降钙素基因相关肽（CGRP）是一种广泛分布于中枢和外周神经系统的活性多肽，能够舒张血管、调节神经元兴奋，具有一定的疼痛传导作用，已成为治疗偏头痛的新靶点。吉泮类药物作为CGRP受体拮抗剂，可以通过降低三叉神经血管系统的活性，起到改善偏头痛的作用。

1）代表药物：瑞美吉泮和乌布吉泮被美国FDA批准用于成人有或无先兆偏头痛的急性治疗，尤其适用于有非甾体抗炎药和曲普坦类药物使用禁忌或治疗无效的患者。只有瑞美吉泮在国内上市。

2）用法用量：瑞美吉泮，推荐剂量每次75mg，最大剂量75mg/d。乌布吉泮，推荐剂量每次50～100mg，最大剂量200mg/d。

（4）止吐药：甲氧氯普胺（10～20mg/次）、多潘立酮（10～30mg/d）可有效治疗偏头痛相关的恶心、呕吐，并有助于其他口服治疗药物的吸收，可与其他急性药物同服来增强疗效。

三、成人发作性偏头痛预防性治疗药物选择

1. 启动预防性治疗指征

（1）通过避免诱因且使用急性治疗药物后，偏头痛发作仍明显影响患者的生活质量（HIT-6评分≥60分）。

（2）急性治疗失败或不耐受，存在药物过度使用或禁忌证。

（3）不伴失能的偏头痛发作每月≥4次，伴轻微失能的偏头痛发作每月≥3次，伴严重失能的偏头痛发作每月≥2次。

（4）特殊类型偏头痛：偏瘫型偏头痛，脑干先兆偏头痛，先兆持续时间＞60分钟的偏头痛，偏头痛性脑梗死，偏头痛持续状态（偏头痛发作时间持续72小时以上）。

（5）患者希望减少发作次数。

2. 发作性偏头痛预防性治疗药物选择（表6-18）

表6-18 发作性偏头痛预防性治疗药物选择

	每日推荐剂量（mg）	不良反应	禁忌证
β受体阻滞剂			
普萘洛尔	40～240	疲劳、低血压、心动过缓、嗜睡、运动耐量降低等；少见：失眠、噩梦、勃起功能障碍、抑郁、低血糖等	哮喘、心力衰竭、二度或三度房室传导阻滞、心动过缓
美托洛尔	50～200		
阿替洛尔	50～200		
比索洛尔	5～10		
钙离子拮抗剂			
氟桂利嗪	5～10	嗜睡、体重增加；少见：锥体外系反应、抑郁	抑郁、脑出血性疾病
抗癫痫药			
丙戊酸钠	500～1500	恶心、体重增加、嗜睡、震颤、脱发、肝功能异常	肝病或明显肝功能损害
托吡酯	25～200	共济失调、嗜睡、认知和语言障碍、感觉异常、体重减轻	
左乙拉西坦	500～1000	嗜睡、乏力、头晕、食欲减退	
抗抑郁药			
阿米替林	12.5～75	多汗、口干、嗜睡、体重增加、便秘	青光眼、前列腺增生、近期心肌梗死
文拉法辛	75～150	多汗、口干、恶心、失眠、便秘、性欲减退	服单胺氧化酶抑制剂者
ACEI/ARB			
坎地沙坦	8～16	血管性水肿、晕厥、意识丧失、急性肾衰竭、血钾升高、肝功能恶化、黄疸、粒细胞减少、横纹肌溶解等	严重肝肾功能不全或胆汁淤积患者，孕妇或有妊娠可能的妇女

	每日推荐剂量（mg）	不良反应	禁忌证
赖诺普利	20	咳嗽、头晕、头痛、心悸、乏力等	高钾血症、双侧肾动脉狭窄、孤立肾伴有肾动脉狭窄、血管性水肿者，孕妇
其他			
镁剂	24mmol	恶心、呕吐、腹泻、呼吸困难、心律失常等	
核黄素	400	皮肤瘙痒、麻痹、鼻出血、灼烧感、男性乳房增大和女性月经增多等	
辅酶Q_{10}	300～400	食欲减退、恶心、腹泻、心悸、皮肤瘙痒和过敏性红斑等	

3. 发作性偏头痛预防性治疗的新型药物

（1）CGRP及其受体的单克隆抗体：CGRP是一种由37个氨基酸组成的具有血管舒张作用的神经肽，在偏头痛中发挥重要作用。靶向CGRP途径的单克隆抗体作为一种新的特异性治疗方法被推荐用于预防性治疗偏头痛。国内上市的两个药物分别是CGRP单克隆抗体加卡奈珠单抗（galcanezumab）（负荷剂量240mg，之后每月120mg，皮下注射），CGRP受体单克隆抗体依瑞奈尤单抗（erenumab）（每月70～140mg皮下注射）。目前国外获批用于预防偏头痛的CGRP单克隆抗体有艾普奈珠单抗（eptinezumab）（每季度100mg，静脉注射）、瑞玛奈珠单抗（fremanezumab）（每月225mg或每季度675mg，皮下注射）。

（2）CGRP受体拮抗剂：吉泮类类药物是CGRP受体的小分子拮抗剂，研究证实，瑞美吉泮（75mg，隔日一次）、阿托吉泮（10～60mg/d）预防偏头痛有效，被推荐用于偏头痛的预防性治疗。只有瑞美吉泮在国内上市。

4. 预防性治疗药物选择和使用原则

（1）医师在使用预防性治疗药物之前须与患者进行充分的沟通，根据患者的个体情况进行选择，注意药物的疗效与不良反应，同时注意患者的共病、与其他药物的相互作用、每日用药次数及经济情况。

（2）避免使用患者其他疾病的禁忌药，以及可能加重偏头痛发作的治疗其他疾病的药物。对每种药物，剂量应从小量开始逐渐加量，并给予足够的观察期以判断疗效，通常在足够的剂量下至少观察6～8周来判断疗效。有效的预防性治疗需要持续约6个月，达到满意的疗效后可缓慢减停药物。

（3）若发作再次频繁，可重新使用原先有效的药物。若在足够的剂量下一种预防性药物无效，应换用第二种预防性药物。单药治疗效果不满意时，多药联合治疗是合理的，副作用可能叠加，也应从小剂量开始逐渐增加至治疗剂量。

四、总结

（1）偏头痛是临床上最常见的原发性头痛，发作性偏头痛的治疗主要包括急性期药物治疗及预防性药物治疗。

（2）急性期药物治疗方面，包括非特异性药物和特异性药物两大类，临床使用均具有一定原则及注意事项，专科医师应根据患者需求进行妥善选择及应用。

（3）预防性药物方面，包括β受体阻滞剂、钙通道阻滞剂、抗癫痫药物、ACEI/ARB类药物等均被证实可用于偏头痛复发的预防应用当中，而CGRP及其受体的单克隆抗体和CGRP受体拮抗剂作为新型药物也具有较大的应用前景，医师应根据患者的个体情况进行预防复发药物的选择。

参 考 文 献

［1］中华医学会神经病学分会，中华医学会神经病学分会头痛协作组．中国偏头痛诊断与治疗指南（中华医学会神经病学分会第一版）［J］．中华神经科杂志，2023，56（6）：591-613．

［2］DUCROS A，DE GAALON S，ROOS C，et al．Revised guidelines of the French headache society for the diagnosis and management of migraine in adults．Part 2：Pharmacological Treatment［J］．Rev Neurol（Paris），2021，177（7）：734-752．

［3］SILBERSTEIN S D，HOLLAND S，FREITAG F，et al．Evidence-based guideline update Pharmacologic treatment for episodic migraine prevention in adults：report of the Quality Standards Subcommittee of the American Academy of Neurology and the American Headache Society［J］．Neurology，2012，78（17）：1337-1345．

［4］TZANKOVA V，BECKER W J，CHAN T L H．Diagnosis and acute management of migraine［J］．CMAJ，2023，195（4）：E153-E158．

［5］SHAPIRO R E，HOCHSTETLER H M，DENNEHY E B，et

al. Lasmiditan for acute treatment of migraine in patients with cardiovascular risk factors: post-hoc analysis of pooled results from 2 randomized, double-blind, placebo-controlled, phase 3 trials [J]. J Headache Pain, 2019, 20 (1): 90.

（史佳宇　沈　航）

第十一节　神经病理性疼痛的评估与治疗

一、疼痛的分类与神经病理性疼痛的定义

（1）国际疼痛研究协会（IASP）将疼痛分为两类，即伤害感受性疼痛和神经病理性疼痛（NP）（表6-19）。

（2）伤害感受性疼痛定义为由非神经组织的实际或受威胁的损伤引起的疼痛，由伤害感受器的激活引起。

（3）神经病理性疼痛定义为躯体感觉神经系统的损伤或疾病引起的疼痛。

表6-19　神经病理性疼痛与伤害感受性疼痛的分类

临床特征	神经病理性疼痛	伤害感受性疼痛
病因	神经系统损伤，通常伴神经系统不适应性改变	对组织的伤害或潜在性伤害
描述	尖锐痛、射击样、电击样、刺痛	跳动样、疼痛、压迫样痛
感觉障碍	常见，如麻木、刺痛、针扎感	不常见，若存在，也不符合皮区或神经支配分布
运动障碍	无力可能由运动神经受累导致；肌张力障碍或僵硬可能由于中枢神经系统或偶尔由周围神经系统受累导致（如复杂性局部疼痛综合征）	可能存在疼痛导致的无力
感觉过敏	疼痛可由非痛性刺激（痛觉超敏）或疼痛刺激（过度反应）导致	不常见，除了在急性损伤的过渡区域可能存在感觉超敏
特征	常见疼痛放射至远端	不常见放射至远端，疼痛放射至近端更常见
阵发性加重	常见，且存在不可预见性	不常见，且常与活动相关
自主神经体征	皮肤颜色、温度改变，水肿，多汗见于1/3～1/2患者	不常见

二、神经病理性疼痛的分类

（1）2019年，IASP为ICD-11提出新的慢性NP分类，将其分为慢性周围性NP与慢性中枢性NP。

（2）慢性周围性NP又分为三叉神经痛、周围神经损伤后慢性神经病理性疼痛、痛性多发性神经病、带状疱疹后神经痛、痛性神经根病。

（3）慢性中枢性NP又分为与脊髓损伤相关的慢性中枢性NP、与脑损伤相关的慢性中枢性NP、慢性中枢性卒中后疼痛、与多发性硬化相关的慢性中枢性NP。

三、神经病理性疼痛的症状

（1）NP的症状及体征包括阴性症状/体征、自发性感觉/疼痛和诱发性疼痛。

（2）相应症状/体征与其定义见表6-20。

表6-20　NP的症状/体征

	定义
阴性症状/体征	
感觉减退	对非痛性刺激的感觉减退
振动觉减退	对振动觉减退
痛觉减退	对痛性刺激的感觉减退
温度觉减退	对冷热刺激的感觉减退
自发性感觉/疼痛	
感觉异常	非疼痛的持续性感觉（皮肤蚁走感）
阵发性疼痛	持续数秒的串电样疼痛
表面疼痛	痛性的持续性感觉，通常为灼烧感
诱发性疼痛	
机械性动态痛觉超敏	对皮肤的正常的非痛性、轻微移动的刺激诱发的疼痛
机械性静态痛觉过敏	对皮肤的正常的非痛性、轻微静态压力刺激诱发疼痛
机械性点状针刺痛觉过敏	正常非痛性刺激诱发的疼痛
时间总和	由于重复施加相同单一有害刺激而增加的疼痛感受（上发条样疼痛）
冷痛觉过敏	正常非痛性寒冷刺激诱发的疼痛
热痛觉过敏	正常非痛性热刺激诱发的疼痛
机械性深体感痛觉过敏	正常施加于深部体感组织的压力诱发的疼痛

四、神经病理性疼痛的诊断与评估

1. 诊断

推荐使用DN4量表与LANSS量表作为NP的诊断工具。

DN4量表（表6-21）包含10个条目，其中7项评估症状（烧灼痛、冷痛、电击痛、麻刺痛、针刺痛、麻木、瘙痒），3项评估临床检查（触觉减退、刺痛觉减退、摩擦诱发或加重疼痛）。每项回答"是"计1分，总分≥4分可诊断为NP。

LANSS量表（表6-22）是一项快速区分神经性疼痛与伤害性疼痛的诊断工具，由5项症状和2项体征组成，总分为24分，得分≥12分提示疼痛可能由神经病理性机制引起。

表6-21　中文版DN4量表

访谈患者：

问题1：疼痛是否有以下一个或多个特征？
1. 烧灼感
2. 疼性发冷
3. 电击样感觉

问题2：在同一区域，疼痛是否伴有以下一个或多个症状？
4. 麻刺痛
5. 针刺痛
6. 麻木
7. 瘙痒

检查患者：

问题3：疼痛是否位于体格检查时可能有一个或多个感觉异常的区域？
8. 触觉减退
9. 刺痛觉减退

问题4：在疼痛区域，以下因素是否会引起或增加疼痛感？
10. 轻触

表6-22　中文版LANSS量表

症状评分	是	否
1. 皮肤是否有令人不愉快的奇怪的疼痛感觉？例如范围较大的刺痛、麻刺痛、针刺感等。	5	0
2. 疼痛部位的皮肤看起来和其他部位的皮肤有没有不同？例如有没有色斑或者看起来更红？	5	0
3. 疼痛是否使受累皮肤对抚摸异常敏感？例如轻擦皮肤时有不适感或者穿紧身衣时出现疼痛。	3	0

4. 静止不动时，疼痛会没有任何明显原因就突然爆发性发作吗？例如电击样、跳痛或爆发痛。	2	0
5. 感觉疼痛部位的皮肤温度是否有异常变化？例如热或烧灼感。	1	0
体征评分		
1. 痛觉超敏：用脱脂棉先后轻擦非疼痛部位和疼痛部位，若非疼痛部位感觉正常，而疼痛部位有痛觉或不适感，则存在痛觉超敏。	5	0
2. 针刺阈值变化：将2ml注射器所配的23号针头先后轻置于非疼痛部位和疼痛部位，若非疼痛部位有尖锐的针刺感，但疼痛部位的感觉有所不同，例如没有感觉/仅有钝痛（针刺阈值升高）或非常痛（针刺阈值降低），则存在针刺阈值变化。如果两个部位都没有针刺感，将针头套在注射器上以增加重量而重复试验。	3	0

总分24分，得分数≥12分，神经病理性机制有可能造成患者的疼痛。

2. 病因评估

明确疼痛性质为神经病理性疼痛后，可结合临床特征，选择诊断性检查评估NP的病因。这些诊断性检查包括CT/MR以诊断卒中、多发性硬化、脊髓或神经损伤等；皮肤活检提示表皮内神经纤维密度降低；神经电生理检查如神经传导速度、诱发电位、瞬目反射等；微神经电图显示伤害感受器活性异常；基因检测确诊遗传性神经病理性疼痛疾病等。

五、神经病理性疼痛的治疗

NP的治疗分为药物治疗（表6-23）和非药物治疗。

1. 药物治疗

（1）钙离子通道阻滞剂（加巴喷丁和普瑞巴林）与抗抑郁药（包括TCA与SNRI）为NP治疗的一线药物。

（2）钠通道阻断剂主要包括卡马西平和奥卡西平，是治疗三叉神经痛的一线用药。因在其余类型的NP中疗效不确定，所以不作为其他NP一线推荐。

（3）局部药物包括利多卡因皮贴、辣椒素高浓度（8%）贴片，可用于周围NP的治疗。

（4）阿片类药物包括曲马多和强阿片类药物（羟考酮与吗啡），当一线药物治疗未达到满意的疼痛缓解，或出现无法耐受的不良反应时，阿片类药物被推荐作为治疗NP的二线与三线治疗药物。

表6-23 神经病理性疼痛的药物治疗

药物种类	机制	日使用剂量	GRADE证据分级	副作用	注意事项及禁忌
TCA	单胺再摄取抑制、钠通道阻滞、抗胆碱能作用	阿米替林，25～150mg；氯米帕明，25～150mg；丙米嗪，25～150mg；去甲替林，25～150mg；地昔帕明，25～150mg	周围/中枢性NP（强推荐）	嗜睡、抗胆碱能作用、体重增加	心脏病、青光眼、前列腺瘤、癫痫；65岁以上成年人应避免高剂量
SNRI	SNRI	度洛西汀，60～120mg；文拉法辛缓释，150～225mg	周围、中枢：强推荐；周围：强推荐	恶心、腹痛、便秘；文拉法辛高剂量时高血压	肝病（度洛西汀）；高血压、心脏病、避免与曲马多联用
加巴喷丁类	作用于电压门控钙通道α2δ亚基，降低中枢敏感觉	加巴喷丁，1200～3600mg；普瑞巴林，150～600mg	周围：强推荐；周围/中枢：弱推荐	嗜睡、眩晕、周围性水肿、体重增加	肾功能减退时减量；可能导致药物滥用
局部麻醉药	钠离子阻滞	利多卡因贴5%，1～3剂/天	周围：弱推荐	局部红斑和皮疹	避免在皮肤破损和已知对利多卡因过敏的患者中使用
辣椒素皮贴	瞬时受体电位香草素1型激动剂	辣椒素8%，1～4贴/3个月	周围：弱推荐	疼痛、红斑和瘙痒；罕见的高血压病例	避免在进展性周围神经病的患者中使用

药物种类	机制	日使用剂量	GRADE证据分级	副作用	注意事项及禁忌
阿片类	μ受体激动剂: 单胺再摄取抑制	曲马多, 100~400mg	周围: 弱推荐	恶心、呕吐、便秘、眩晕、嗜睡	药物滥用史、自杀风险和长期滥用风险; 避免与抗抑郁药使用
	μ受体激动剂: 可能的κ受体激动	羟考酮, 吗啡(缓释, 剂量滴定)	周围: 弱推荐		药物滥用史、自杀风险和长期滥用风险
肉毒毒素A	抑制乙酰胆碱释放; 可能的中枢效应	肉毒毒素 50~300U/3 个月	周围: 弱推荐	注射部位疼痛; 肌张力减退的潜在风险	已知的过敏反应和疼痛区域感染

注: NP, 神经病理性疼痛; TCA, 三环类抗抑郁药; SNRI, 5-羟色胺去甲肾上腺素再摄取抑制剂。

2. 非药物治疗

目前有循证证据支持的非药物治疗主要包括经皮神经电刺激（TENS）、高频重复经颅重复磁刺激（HF-rTMS）、脉冲射频及脊髓电刺激。其他有待补充进一步循证证据的非药物治疗包括神经毁损、神经阻滞、鞘内药物注射治疗、非卡压性周围神经病的神经周围神经减压术等。其中，每日30分钟以上的TENS被推荐为局部周围性神经病理性疼痛的一线治疗，而作用于M1区的HF-rTMS是神经病理性疼痛的三线治疗。脉冲射频被推荐用于胸段带状疱疹后神经痛。脊髓电刺激被推荐作为腰椎手术失败综合征和糖尿病性多发性神经病的三线治疗。

3. 神经病理性疼痛治疗推荐总结（图6-16，基于2020年法国指南）

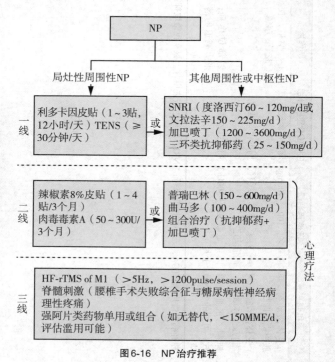

图6-16 NP治疗推荐

注：NP，神经病理性疼痛；TENS，经皮神经电刺激疗法；HF-rTMS，高频重复经颅磁刺激；MME，吗啡毫克当量。

参 考 文 献

[1] BARON R, BINDER A, WASNER G. Neuropathic pain: diagnosis, pathophysiological mechanisms, and treatment [J]. Lancet Neurol, 2010, 9 (8): 807-819.

[2] TRUINI A, ALEKSOVSKA K, ANDERSON C C, et al. Veluchamy, Joint European Academy of Neurology-European Pain Federation-Neuropathic Pain Special Interest Group of the International Association for the Study of Pain guidelines on neuropathic pain assessment [J]. Eur J Neurol, 2023, 30 (8): 2177-2196.

[3] MOISSET X, BOUHASSIRA D, COUTURIER J AVEZ, et al. Pharmacological and non-pharmacological treatments for neuropathic pain: Systematic review and French recommendations [J]. Rev Neurol (Paris), 2020, 176 (5): 325-352.

[4] 吴大胜, 陶蔚, 朱谦. 神经病理性疼痛评估与管理中国指南 (2024版) [J]. 中国疼痛医学杂志, 2024, 30 (1): 5-14.

[5] 周围神经病理性疼痛诊疗中国专家共识 [J]. 中国疼痛医学杂志, 2020, 26 (5): 321-328.

（黄杨钰　谭　颖　管宇宙）

第十二节　可逆性后部脑病综合征的诊断与鉴别

一、概述

（1）可逆性后部脑病综合征（PRES）是一种临床影像综合征。一般急性或亚急性起病，主要表现为头痛、意识障碍、精神异常、癫痫发作、视觉障碍。

（2）常见诱因有先兆子痫/子痫、肾衰竭、高血压、使用细胞毒性药物或免疫抑制剂、自身免疫病、脓毒血症、低钙血症、卟啉病等。

（3）机制为急剧的血压波动或细胞因子对血管壁的直接作用，引起脑血管调节障碍或内皮功能障碍，进而发生血管源性水肿（一般脑白质受累更严重）。

（4）最常见的影像表现为枕叶和后顶叶皮质下白质受累为主的近对称性血管源性脑水肿，可自后循环向前循环呈梯度样分布。

（5）若及时诊断并进行病因治疗及支持治疗，大多数患者可康复。PRES的不良预后常与合并脑出血和细胞毒性水肿相关。

二、诊断依据

（1）急性或亚急性起病。

（2）存在基础疾病的诱因（表6-24），常见为高血压、子痫、药物、毒物等。

表6-24　PRES相关的疾病和操作

诱因	具体内容
全身性疾病	重度原发性高血压、继发性高血压（肾衰竭合并高血压、急性肾小球肾炎）、感染、脓毒症、休克
妊娠相关	先兆子痫、子痫、HELLP综合征（溶血、肝酶升高和血小板减少）
自身免疫病	系统性红斑狼疮、硬皮病、干燥综合征、血管炎、白塞病、冷球蛋白血症、炎症性肠病、桥本甲状腺炎、原发性硬化性胆管炎、抗磷脂综合征
操作相关	实体器官移植、造血干细胞移植、体外膜氧合、输血、脊柱手术、动脉瘤性蛛网膜下腔出血、颈动脉手术、心脏手术
血液系统疾病	镰状细胞贫血、溶血性尿毒症综合征、血小板减少性紫癜、急性髓系白血病、急性淋巴细胞白血病、非霍奇金淋巴瘤
代谢相关	急性间歇性卟啉病、原发性甲状旁腺功能亢进、原发性醛固酮增多症、嗜铬细胞瘤、低钠/低镁/高钙血症
神经系统疾病	视神经脊髓炎谱系疾病、颈动脉夹层、亚急性硬化性全脑炎、烟雾病、颅咽管瘤
药物	免疫抑制剂（环孢素、他克莫司、西罗莫司）、免疫球蛋白、利妥昔单抗、干扰素α、肿瘤坏死因子拮抗剂 抗肿瘤药（贝伐单抗、酪氨酸激酶抑制剂、硼替佐米、阿糖胞苷、吉西他滨、L-天冬酰胺酶、甲氨蝶呤、长春新碱、顺铂） 促红细胞生成素、粒细胞集落刺激因子、伏立康唑、伪麻黄碱、HIV的抗反转录病毒药物

诱因	具体内容
中毒	酒精中毒 药物过量（锂剂、对乙酰氨基酚、麻黄碱、苯丙醇胺、地高辛、铋剂） 有机磷 毒品（如可卡因、安非他命、甲氧麻黄酮、麦角酸酰胺） 天然毒素（如蛇毒、蝎毒、黄蜂螫、蘑菇、甘草）

注：HELLP综合征，hemolysis elevated liver enzymes low platelets syndrome；HIV，人类免疫缺陷病毒。

（3）多种神经系统临床表现：①意识障碍和精神行为异常。②头痛，多为头部弥漫性钝痛，偶尔也可突发"霹雳"样或雷击样头痛。③癫痫发作，部分或全面性，可进展为癫痫持续状态。④视觉障碍，包括视力下降、视野缺损、视觉忽视、幻视或失明。

（4）特征性的影像学改变：累及双侧大脑后部白质为主，也可累及基底节区、丘脑、脑干、小脑、颈段脊髓、大脑皮质，弥散加权成像（DWI）及表观扩散系数（ADC）图像信号示血管源性水肿。影像分布不局限于单一血管分布区，可分为以下类型。

1）额上沟型：沿额上沟分布的额叶线性异常，无额极受累，伴不同程度的顶枕叶异常。

2）全半球分水岭型：额叶、顶叶、枕叶分水岭区血管源性水肿。

3）顶枕叶为主型（经典型）：顶枕叶白质和皮质受累，伴不同程度的颞叶受累。

4）部分或不对称型：根据顶枕叶是否均受累及对称性进行区分。

（5）可逆性的白质病变，经正确处理后症状可于短期内消失，并且影像学显示病灶缩小或消失。

（6）排除其他病因所致白质病变，如脱髓鞘疾病、病毒性脑炎、静脉窦血栓形成、脑梗死等疾病。

三、鉴别诊断

（1）急性脑梗死（尤其是后循环或分水岭区脑梗死）：病灶大多按脑动脉供血区分布，急性期为细胞毒性水肿（DWI呈高信号，ADC信号减低）。

（2）脑静脉窦血栓形成：①受累部位无后部受累为主的特点。②CT上可见相应静脉窦扩张、密度增高，MRI可见相应静脉窦流空信号消失或静脉窦内血栓信号，磁共振静脉成像（MRV）表现为相应静脉窦狭窄、充盈缺损或闭塞。邻近脑组织可出现静脉性梗死，也可合并脑出血。③临床表现及影像表现常无PRES典型的可逆性特点。

（3）脑炎（感染性、副肿瘤和自身免疫性）：病灶多累及大脑皮质额颞叶，感染患者通常发病前有感染病史，常出现发热、头痛、呕吐等症状，影像多为脑白质和脑皮质同时受累，病灶多不对称，脑脊液常有炎症或感染证据。

（4）中枢神经系统脱髓鞘性病变：①该类疾病范围较广，较有特征性者可根据累及部位、形态及病程进展加以判断，影像上病灶可为斑片状，如多发性硬化病灶多位于深部白质侧脑室周围，病灶长径与侧脑室垂直分布。②病情呈缓解－复发改变。③急性播散性脑脊髓炎一般有前驱感染史，病灶不局限于后部。

（5）恶性肿瘤：①如中枢神经系统淋巴瘤、癌性脑膜炎或大脑胶质瘤病，常隐袭起病，逐渐进展。②MRI不常见双侧脑后部白质受累。诊断依赖脑脊液或脑组织病理。

（6）中毒性白质脑病：如一氧化碳、甲苯、铅中毒及物质滥用（苯丙胺、阿片类和/或苯二氮䓬类药物）等，一般有相关接触史，病灶多为双侧对称性脑室旁白质受累，多可累及深部核团，细胞毒性水肿更常见。

（7）可逆性脑血管收缩综合征（RCVS）：①两者的病理生理机制都可能存在脑血管自动调节障碍。②RCVS的诱因通常是血管活性药物，头痛往往为突然起病，可表现为雷击样疼痛，脑血管影像检查可发现动脉收缩的证据（脑动脉节段性狭窄、串珠样改变）。③部分患者RCVS和PRES可同时存在。

（8）其他：如进行性多灶性白质脑病、渗透性脱髓鞘综合征、肾上腺脑白质营养不良、中枢神经系统血管炎、线粒体脑病、缺血缺氧性脑病等。

四、总结

（1）PRES是一组多病因、多症状的临床综合征。急性或亚急性起病，主要临床表现为头痛、癫痫发作、视觉障碍、意识障碍、精神异常等。影像以大脑后部白质血管源性水肿改变为主。

（2）PRES诊断需结合临床症状、典型影像表现及诱因，还需慎重除外其他疾病。

（3）PRES预后一般较好，绝大多数患者神经系统损伤症状能够完全恢复，但若治疗不及时，也可造成脑组织不可逆性损伤。

参考文献

［1］GEOCADIN R G. Posterior reversible encephalopathy syndrome［J］. N Engl J Med，2023，388（23）：2171-2178.

［2］GAO B，LYU C，MCKINNEY A M. Controversy of posterior reversible encephalopathy syndrome：what have we learnt in the last 20 years? ［J］. J Neurol Neurosurg Psychiatry，2018，89（1）：14-20.

（严婧文　徐　丹　周立新）

第十三节　维生素缺乏的神经系统疾病识别与治疗

维生素缺乏相关的神经系统疾病在临床并不少见，下面就不同种类维生素缺乏相关神经系统疾病的识别加以总结。

一、B族维生素缺乏相关性疾病

1. 维生素 B_1 缺乏相关神经系统疾病

维生素 B_1 又称硫胺素，是一种必需的营养物质，与糖利用的多种生化途径相关。人体无法自身合成，完全依赖外源食物供应。多种因素均可造成硫胺素不足，最常见原因是慢性酒精中毒，其他包括营养不良、重度妊娠反应、胃肠道手术、长期感染性发热状态、腹泻、肿瘤、系统性疾病、化疗药物、静脉输注过量葡萄糖等。

（1）Wernicke脑病（WE）

1）临床表现以眼外肌瘫痪、共济失调及意识障碍的三联征为主要特点，典型的三联征并不多见。

2）血清硫胺素水平与组织储存相关性很差，因此，WE的诊断主要依靠临床症状。

3）WE患者MRI的典型病变对称分布于丘脑、第三脑室、乳头体及中脑导水管周围，偶可见小脑蚓部、尾状核、胼胝体、齿状核及红核，最显著的特征是病灶可逆性细胞毒性水肿。

（2）原发性胼胝体变性（MBD）

1）多见于40～60岁男性，慢性酒精中毒是最常见原因，其他原因包括营养不良、血浆渗透压改变及糖尿病等代谢性疾病。

2）其临床表现多样，根据起病方式分为3型。①急性型：

表现为严重意识障碍、癫痫发作甚至死亡。②亚急性型：快速进展性痴呆。③慢性型：渐进性痴呆。

3）根据临床及影像学特征分为两类。①A型：昏迷为特征，累及整个胼胝体。②B型：正常或轻度精神症状为特征，影像学局灶性胼胝体损伤。

4）影像学最易累及胼胝体体部，其次为膝部和压部，急性期MRI可见胼胝体肿胀，T1WI低信号，T2WI、DWI及FLAIR序列高信号；亚急性期胼胝体体部变薄，病变主要累及中层，出现液化坏死区，腹背侧相对完好，呈现"三明治"状改变；慢性期胼胝体进一步萎缩，可遗留胼胝体病灶中央囊性变，表现为T1WI低信号，T2WI高信号。

（3）生物素－硫胺素反应性基底节病（BTBGD）

1）一种罕见、可治性常染色体隐性遗传神经代谢性疾病，由位于染色体2q36.3上编码硫胺素转运体2蛋白的 *SLC19A3* 基因突变引起。

2）平均发病年龄5～7岁。主要临床特征是癫痫、意识障碍、运动障碍等脑病综合征，目前全世界仅100多例报道。

3）典型的临床过程如下：可急性或亚急性起病，常由发热性疾病引起，患者表现为癫痫发作、运动功能丧失、发育倒退、肌张力障碍、眼外肌麻痹、吞咽困难和构音障碍等，后期可表现为慢性或缓慢进行性脑病。

4）影像学具有特征性表现，头MRI显示尾状核、壳核对称性T2、FLAIR高信号常同时出现大脑皮质散在多发T2、FLAIR高信号。苍白球、丘脑、脑干和小脑也可受累。急性期病理表现常为血管源性水肿，慢性期可出现受累部位的神经元坏死、胶质增生、脑组织萎缩及脑室扩大。急性期磁共振波谱可出现异常的丙酮酸盐峰。

5）疾病早期脑脊液可出现游离硫胺素水平的显著下降。基因检测可进一步发现 *SLC19A3* 基因的纯合或杂合突变。

BTBGD目前尚无统一的国际诊断标准，文献中诊断标准如下：①幼年亚急性起病。②癫痫发作。③肌张力障碍。④共济失调。⑤家族中有类似症状患者或患者为近亲婚生子女。⑥头MRI可见双侧尾状核头和壳核异常信号。⑦不能用其他疾病更好地解释。⑧基因学检查证实 *SLC19A3* 基因的纯合或杂合突变。

当患者符合①～⑤的任意两项，且符合⑥和⑦时应高度怀疑BTBGD，诊断为可能的BTBGD。当患者基因学检查符合⑧即可确诊BTBGD。

2. 维生素B_{12}缺乏相关神经系统疾病

（1）亚急性联合变性（SCD）

1）一种由于维生素B_{12}摄入、吸收、结合、转运或代谢障碍导致体内含量不足，从而引起的中枢和周围神经系统变性的疾病，主要累及脊髓后索、侧索及周围神经。

2）多在中年后发病，呈亚急性或慢性起病，数周或数月内病情逐渐加重。

3）典型临床表现为双下肢深感觉减退，逐渐出现双下肢无力、走路不稳、部分出现典型的踩棉花感，多先累及双下肢远端，逐渐向上发展，部分患者可伴易激惹、抑郁等精神症状。

4）血清钴胺素 < 148pmol/L 可敏感诊断 97% 的维生素 B_{12} 缺乏症患者，血清甲基丙二酸和同型半胱氨酸的升高及治疗性试验可间接反映维生素 B_{12} 缺乏，血常规/骨髓涂片表现不同程度的巨幼细胞贫血，临床可完善内因子抗体、抗壁细胞抗体、胃蛋白酶原及促胃液素测定以明确维生素 B_{12} 缺乏的原因。

5）脊髓 MRI 典型表现为颈、胸髓后索或侧索对称性 T2WI 高信号，轴位"反兔耳征"或"倒 V 征"，增强可有强化。

6）肌电图检查显示：周围神经损害以下肢为主，诱发电位检查对于寻找亚临床病灶有重要意义。

（2）周围神经病：维生素 B_{12} 缺乏时可出现感觉性多神经病、感觉－运动性多神经病。

（3）继发性同型半胱氨酸（Hcy）升高

1）Hcy 是存在于血浆中的一种含硫氨基酸，浓度一般维持在 5 ~ 15μmol/L，可间接反映叶酸、维生素 B_{12}、维生素 B_6 的功能状态。

2）高 Hcy 是引发卒中的危险因素，血浆 Hcy 水平与卒中患病率呈非线性正相关。

3）Hcy 作为神经毒素，通过断裂 DNA 引发细胞凋亡，促进神经变性，包括阿尔茨海默病、帕金森病和血管性痴呆等，血浆总 Hcy 水平升高是老年人认知功能下降、痴呆和阿尔茨海默病发展的一个可改变的危险因素。

4）欧洲食品安全局公布的 5 个有助于降低 Hcy 的营养素是甜菜碱、胆碱、叶酸、维生素 B_{12}、维生素 B_6。此外，健康生活方式干预，如戒烟、限酒、合理膳食、增加运动量等，也有助于降低 Hcy 水平。

（4）维生素 B_{12} 缺乏相关不自主运动

维生素 B_{12} 缺乏会导致多种不自主运动，婴幼儿型不自主运动以震颤最多见，成人型以舞蹈症最多见。婴幼儿及成人出现不自主运动时，需考虑可能存在维生素 B_{12} 缺乏，尤其是有营养不良、偏食、酗酒、胃肠道疾病或手术、妊娠及其他严重消耗性疾病的患者，需要检测血清维生素 B_{12}、叶酸、甲基丙二酸、同型半胱氨酸水平。同时排除其他病因，如药物、基底节区和中脑梗死、急性病毒性脑炎、威尔逊病、一氧化碳中毒、有机磷中毒、帕金森病等引起的急或慢性锥体外系综合征。

（5）可逆性胼胝体压部病变综合征（RESLES）

1）一种由各种病因引起的累及胼胝体压部的临床影像综合征。维生素B_{12}缺乏是RESLES的诱因之一，其他原因包括感染、代谢紊乱、高原性脑水肿、癫痫发作、抗癫痫药物使用、抗肿瘤药物使用、神经性厌食、营养不良等。

2）临床表现无特异性，多呈脑病或脑炎表现。

3）MRI是诊断RESLES的首选检查，特征表现为胼胝体压部的卵圆形、非强化病灶，如出现整个胼胝体受累的条状病灶，称为"回旋镖征"，可自行完全消失。

（6）甲基丙二酸尿症（MMA）

1）维生素B_{12}缺乏可引起继发性MMA。妊娠期母亲维生素B_{12}缺乏造成胎儿维生素B_{12}缺乏导致继发性MMA。

2）大多数患儿在1岁内发病，主要表现为巨幼细胞贫血、喂养困难、呕吐、嗜睡、惊厥、肌张力异常、智力运动落后或倒退，急性期临床表现更加严重。

3）神经系统损害常累及苍白球，也可引起弥漫性脑白质病。

4）一经确诊，应补充维生素B_{12}；急性期限制蛋白摄入；补充肉碱。

（7）继发性不宁腿综合征（RLS）

1）一种常见的神经系统疾病，主要表现为强烈的、几乎不可抗拒的活动腿的欲望，大多发生于傍晚或夜间，安静或休息时加重，活动后好转。

2）分为原发性和继发性两大类。继发性不宁腿综合征病因多样，通常与以下因素有关：遗传、糖尿病、慢性肾衰竭、缺铁性贫血、叶酸和维生素B_{12}缺乏、周围神经病、帕金森病、妊娠、长期受凉、服用三环类抗抑郁药或饮用咖啡、酒精饮料等。

3）确切的发病机制尚不清楚，包括多巴胺能神经元损害、铁缺乏、内源性阿片肽释放、肢体血液循环障碍等多种假说。

3. 维生素B_6依赖性癫痫

（1）一种常染色体隐性遗传病，好发于婴幼儿。

（2）癫痫发作不能被抗癫痫药物控制，但可被维生素B_6控制或明显改善，主要包括吡哆醇依赖性癫痫和吡哆醇反应性癫痫，后者以婴儿痉挛最多见。

二、维生素A缺乏相关神经系统疾病

（1）维生素A是一种脂溶性维生素，对于维护神经系统的正常功能至关重要。

（2）严重的维生素A缺乏可能导致干眼症、角膜溃疡、智力障碍及生长发育迟缓、记忆学习能力下降等。

三、维生素D缺乏相关神经系统疾病

（1）维生素D为固醇类衍生物，是一种脂溶性维生素。

（2）研究显示，维生素D缺乏可能参与脑血管病、多发性硬化、神经系统变性病等多种中枢神经系统疾病的病理生理过程。

四、维生素E缺乏相关神经系统疾病

（1）共济失调伴选择性维生素E缺乏（AVED）是一种常染色体隐性遗传病，由α-生育酚转移蛋白基因突变所致。

（2）临床特征为共济失调、腱反射减弱或消失、深感觉障碍、构音障碍及维生素E缺乏，AVED患者还可能表现为视网膜色素变性、心肌病和脊柱侧凸。

（3）根据血清维生素E浓度减低、维生素E吸收试验正常作出诊断。必要时做基因检测以确定基因突变的类型。

（4）补充维生素E可以防止患者病情恶化。

五、烟酸缺乏症

（1）又称糙皮病，因烟酸类维生素缺乏所致，典型临床表现为三D症，即皮炎（dermatitis）、腹泻（diarrhea）、痴呆（dementia），如未及时干预可导致死亡。

（2）通过去除病因、积极地改变生活方式、增加烟酸摄入，症状可缓解。

六、维生素K相关脑出血

（1）维生素K是肝内合成具有凝血活性的因子Ⅱ、因子Ⅶ、因子Ⅸ、因子Ⅹ的重要辅酶，维生素K缺乏有可能导致脑出血。

（2）在婴儿中，维生素K摄入不足、肠道吸收及利用障碍、肠道合成维生素减少可导致晚发型维生素K缺乏，易发生颅内出血。

（3）颅内出血是抗凝治疗的并发症之一，死亡率约50%。维生素K拮抗剂相关颅内出血且国际标准化比值（INR）＞3的患者较INR≤3的患者有更严重的结局。

七、总结

维生素B、维生素A、维生素E、维生素K缺乏均可导致复杂多样的中枢或周围神经系统疾病，多数维生素缺乏相关神经系统疾病可通过改善生活方式、药物补充予以纠正，因此，早期识别、及时治疗极为重要。

参 考 文 献

［1］HEINRICH A，RUNGE U，KHAW A V. Clinicoradiologic subtypes of Marchiafava-Bignami disease［J］. J Neurol，2004，251（9）：1050-1059.

［2］HILLBOM M，SALOHEIMO P，FUJIOKA S，et al. Diagnosis and management of Marchiafava-Bignami disease：a review of CT/MRI confirmed cases［J］. J Neurol Neurosurg Psychiatry，2014，85（2）：168-173.

［3］奚广军，张剑平，王枫，等. 生物素-硫胺素反应性基底节病1例［J］. 中华神经科杂志，2022，55（8）：868-872.

［4］FERREIRA C R，WHITEHEAD M T LEON E. Biotin-thiamine responsive basal ganglia disease：Identification of a pyruvate peak on brain spectroscopy，novel mutation in SLC19A3，and calculation of prevalence based on allele frequencies from aggregated next-generation sequencing data［J］，Am J Med Genet A，2017，173（6）：1502-1513.

［5］ORTIGOZA-ESCOBAR J D，MOLERO-LUIS M，ARIAS A，et al. Free-thiamine is a potential biomarker of thiamine transporter-2 deficiency：a treatable cause of Leigh syndrome［J］. Brain，2016，139（Pt 1）：31-38.

［6］吴川杰，张海岳，宋海庆，等. 生物素-硫铵素反应性基底节病研究进展［J］. 中华医学杂志，2018，98（33）：2688-2690.

［7］中华医学会神经病学分会，中华医学会神经病学分会周围神经病协作组，中华医学会神经病学分会肌电图与临床神经电生理学组，等. 中国亚急性联合变性诊治共识［J］. 中华神经科杂志，2020，53（4）：269-273.

［8］ZHANG P，XIE X，ZHANG Y. Associations between homocysteine and B vitamins and stroke：a cross-sectional study［J］. Front Neurol，2023，14：1184141.

［9］Smith A D，REFSUM H，BOTTIGLIERI T，et al. Homocysteine and dementia：an International Consensus Statement［J］. J Alzheimers Dis，2018，62（2）：561-570.

[10] 中华预防医学会出生缺陷预防与控制专业委员会新生儿筛查学组，中华医学会儿科学分会临床营养学组，中华医学会儿科学分会内分泌遗传代谢学组，等. 单纯型甲基丙二酸尿症饮食治疗与营养管理专家共识 [J]. 中国实用儿科杂志，2018，33（7）：481-486.

[11] 杨志仙，薛姣. 维生素B_6相关性癫痫 [J]. 中华实用儿科临床杂志，2016，31（24）：1841-1848.

[12] FAZIA T, BALDRIGHI GN, NOVA A, et al. A systematic review of Mendelian randomization studies on multiple sclerosis [J]. Eur J Neurosci, 2023, 58（4）: 3172-3194.

[13] MUNGER K L, ZHANG S M, O'REILLY E, et al. Vitamin D intake and incidence of multiple sclerosis [J]. Neurology, 2004, 62（1）: 60-65.

[14] MUNGER K L, LEVIN L I, HOLLIS B W, et al. Serum 25-hydroxyvitamin D levels and risk of multiple sclerosis [J]. JAMA, 2006, 296（23）: 2832-2838.

[15] PRADEEP S, ALI T, GUDURU Z. Ataxia with vitamin E deficiency with predominant cervical dystonia [J]. Mov Disord Clin Pract, 2020, 7（1）: 100-103.

[16] 徐西光，姜菲，杨纯丽，等. 烟酸缺乏症14例临床分析 [J]. 中华全科医师杂志，2022，21（10）：978-980.

[17] AGUILAR M I, HART R G, KASE C S, et al. Treatment of warfarin-associated intracerebral hemorrhage: literature review and expert opinion [J]. Mayo Clin Proc, 2007, 82（1）: 82-92.

[18] ROSAND J, ECKMAN M H, KNUDSEN K A, et al. The effect of warfarin and intensity of anticoagulation on outcome of intracerebral hemorrhage [J]. Arch Intern Med, 2004, 164（8）: 880-884.

（丁满秋　谭　颖　周立新）

第十四节　顽固性呃逆的治疗

一、概述

（1）呃逆是反复的、不自主的膈肌和肋间肌痉挛，伴声门突然关闭，引起气流受阻而产生的一种特有的声音。俗称"打嗝"。

（2）按呃逆发作的持续时间，可以分为以下4种。①暂时性：短暂性，数分钟至48小时。②持久性：48小时以上。③慢性：7天以上。④难治性或顽固性：1个月以上。

二、呃逆常见病因

（1）呃逆可因进食过快、饱餐、受到寒冷刺激、情绪激动等引起，通常在几分钟至几小时内停止，一般无需担心。而持续性或顽固性呃逆常存在器质性病因。

（2）器质性呃逆分为中枢性呃逆和周围性呃逆。

1）中枢性呃逆多见于颅内病变，如脑血管病、颅内肿瘤、中枢神经系统感染、脑积水、头部外伤或术后等。

2）周围性呃逆主要因迷走神经及膈神经受刺激所致，如消化道疾病（食管炎、胃食管反流、胰腺炎、肿瘤等）、胸腔疾病（肺炎、胸膜炎、纵隔炎或纵隔肿瘤、淋巴结肿大等）、心脏疾病（心肌梗死、心包炎）、术后（气管插管刺激声门）、药物（酒精、激素等）、电解质紊乱等。

三、顽固性呃逆的处理

去除原发病因在顽固性呃逆的治疗中非常重要。对于病因不明或原发病因不能短期内迅速纠正的患者，建议行经验性治疗，包括物理治疗和药物治疗。

1. 物理治疗

简单、安全，物理疗法通过引起高碳酸血症、刺激鼻咽部或腭垂或刺激迷走神经来治疗急性呃逆（表6-25），但对于持续性或顽固性呃逆疗效有限。青光眼患者应避免按压眼球，严重心脏传导阻滞患者慎用迷走神经刺激。

表6-25　顽固性呃逆物理治疗方法

鼻咽刺激	迷走神经刺激	与呼吸相关的治疗方法
吸入嗅盐或类似物（如氨水）、鼻腔内用醋	按压双眼球	屏气
用鼻管刺激咽部	按摩颈动脉窦	纸袋呼吸法
口咽刺激（如含漱冰水）	按压眶上神经	Valsalva动作
		持续气道正压通气

2. 药物治疗

（1）一线药物：①巴氯芬，5～20mg，3次/天。②加巴喷丁，300～600mg，3次/天。③普瑞巴林，75～150mg，2次/天。

（2）二线药物：①甲氧氯普胺，口服10mg，3次/天，或肌内注射10mg（适用于不能口服的患者），注意锥体外系副作用。

②多潘立酮，10mg，3次/天。

（3）三线药物：氯丙嗪是唯一获得美国FDA批准用于治疗呃逆的药物，最初剂量25mg，3次/天，最大剂量25～50mg，4次/天。注意锥体外系副作用及直立性低血压。

注意：由于长期使用甲氧氯普胺或氯丙嗪可能引起锥体外系副作用，故不被推荐作为维持治疗。

2015年，Steger等对341例顽固性呃逆患者治疗的有效性及安全性进行了系统综述总结，推荐诊疗流程见图6-17。

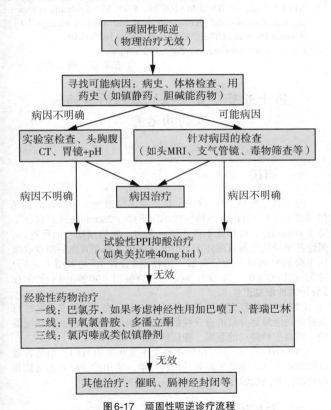

图6-17 顽固性呃逆诊疗流程

四、总结

（1）顽固性呃逆可见于多种疾病，病因治疗和对症治疗同步推进。

（2）胃肠道疾病是顽固性呃逆最常见的病因，病因不明确或者针对病因治疗无效的患者可试验性抑酸治疗。

（3）顽固性呃逆常用对症治疗药物，包括巴氯芬、甲氧氯普胺、氯丙嗪等，治疗过程中警惕药物副作用。

参 考 文 献

[1] STEGER M，SCHNEEMANN M，FOX M. Systemic review：the pathogenesis and pharmacological treatment of hiccups [J]. Aliment Pharmacol Ther，2015，42（9）：1037-1050.

[2] https：//www.uptodate.com/contents/hiccups.

（翟菲菲　周立新）

第十五节　直立性低血压的非药物及药物治疗

一、概述

（1）直立性低血压（OH）是指在体位改变（如站立或直立倾斜试验）3分钟内出现持续收缩压下降≥20mmHg或舒张压下降≥10mmHg，可伴或不伴头晕、乏力、视物模糊、面色苍白、黑矇甚至晕厥等器官灌注不足的临床表现。基于直立后出现收缩压下降的时间可分为经典型（30秒至3分钟）、延迟型（＞3分钟）、初始型（0～30秒）、延迟血压恢复型（30秒至3分钟但在3分钟时即恢复正常）。

（2）神经原性直立性低血压（nOH）是由原发性或继发性自主神经功能障碍导致的直立性低血压，包括帕金森病、多系统萎缩、纯自主神经功能衰竭、糖尿病等。

（3）OH的治疗不以血压调整至正常水平为目的，而是着重减轻患者症状，降低晕厥和跌倒的风险。常用的治疗方案包括非药物治疗和药物治疗。

二、非药物治疗

非药物治疗是OH管理的基础。因为药物干预不能使压力反射控制恢复正常，无法提供个体化的姿势依赖性血压矫正，可能诱发或加重仰卧位高血压。因此，建议首先进行生活方式干预，当不足以改善症状时再考虑启动药物治疗。

（1）避免诱发事件：包括长时间站立、高升糖指数饮食、饮酒和环境过热（包括热水淋浴和桑拿）。提倡更慢的姿势改变（如站立前坐在床边）。外出时携带一把小型便携折叠椅，在出现站立引起的晕厥前期症状时及时坐下，可改善症状，避免跌倒等继发损伤。

（2）增加饮水量：在诱发事件之前快速饮水（2～3分钟饮500ml），可在5～10分钟引起交感神经系统介导的血压升高约20mmHg，并维持30～45分钟。

（3）少食多餐，减少酒精摄入：餐后低血压指餐后30分钟收缩压下降超过20mmHg。存在餐后低血压的患者可以通过少食多餐、低升糖指数饮食和避免饮酒来减轻症状。

（4）增加膳食盐摄入量：在无禁忌证的情况下，建议高钠饮食，可以每天增加饮食盐摄入量至6～10g。补充盐促进血浆容量增加，从而提高直立耐受性。每天测量体重有助于监测这种干预。

（5）反压力动作：一些反压力动作可缓解直立不耐受的症状，包括交叉双腿、单腿下蹲、单足踏于高凳、跷二郎腿等，在站立前做这些动作可预防站立后直立不耐受症状发生，但这些动作要求一定的稳定性和灵活性，患者应根据自身的状态个体化选择。

（6）增加体育锻炼：鼓励进行下半身力量训练和中度、非剧烈的活动。如平卧/半平卧骑自行车、划船运动。

（7）穿齐腰弹力袜、弹性腹带。

（8）夜间头高位睡眠，即头高于足15～20cm，或头与床面呈10°～30°，有助于改善夜尿增多、卧位高血压和清晨血压下降。日间尽量避免平卧。

三、药物治疗（表6-26）

（1）药物治疗包括拟交感神经药物、增加血管内血容量的药物等。过去20年中只有两种美国FDA批准的药物（米多君和屈昔多巴）。

（2）小型临床研究表明，氟氢可的松、溴吡斯的明可用于治疗nOH。卧位高血压和餐后低血压等合并症使nOH治疗复杂化；阿卡波糖是唯一明确针对餐后低血压的可用药物。

（3）nOH合并有卧位高血压的患者需要白天联合升压药，夜间联合短效降压药治疗。大多数患者可以在不加重日间OH的情况下控制卧位高血压。大多数nOH患者可以通过非药物联合药物治疗来缓解症状。

表 6-26 OH 的治疗药物

药物	机制	推荐剂量	副作用	推荐等级/FDA是否批准
拟交感神经药物				
米多君	短效直接 α₁ 肾上腺素体激动剂，收缩外周动静脉血管。半衰期0.5小时，其活性代谢产物可作用4小时	2.5～15mg，3次/天	仰卧位高血压、立毛反应、尿潴留。充血性心力衰竭或肾衰竭患者慎用	II A/是
屈昔多巴	短效去甲肾上腺素前体，通过多巴脱羧酶代谢形成去甲肾上腺素	初始剂量100mg，3次/天，每2～3天加量，直到600mg，3次/天。严重患者，能耐受每天增加100mg的快速增量方案	仰卧位高血压、头痛、恶心、乏力。充血性心力衰竭或肾衰竭患者慎用	II A/是
溴吡斯的明	短效乙酰胆碱酯酶抑制剂。通过自主神经节突触后膜上的烟碱乙酰胆碱受体增加自主神经节的信号传递。适用于交感神经功能尚存，病变程度较轻的患者。显著改善直立性症状的同时不引起卧位高血压	30～60mg，1～3次/天	腹部绞痛、腹泻、流涎、出汗过多、尿失禁	II A/否
托莫西汀	短效去甲肾上腺素再摄取抑制剂。在周围交感神经元功能正常时具有升压作用。可应用于神经节前病变的患者，如多系统萎缩	10～18mg，2次/天	仰卧位高血压、失眠、烦躁、食欲下降	II C/否

药物	机制	推荐剂量	副作用	推荐等级/FDA是否批准
增加血管内血容量药物				
氟氢可的松	长效合成盐皮质激素。可增强肾小管对钠的重吸收,并促进钾和氢的交换。但对血容量作用仅持续数周	0.05~0.2mg, 1次/天	仰卧位高血压、低钾血症、外周水肿、肾衰竭、水肿、终末器官损害。充血性心力衰竭或肾衰竭患者慎用	II A/否
餐后低血压(PPH)药物				
阿卡波糖	短效α-葡萄糖苷酶抑制剂	25~100mg, 3次/天(餐前)	仰卧位高血压、失眠、频躁、食欲下降。长期使用阿卡波糖可能会增加胃肠胀气和腹泻的发生率。不推荐糖尿病酮症酸中毒、肝硬化、炎症性肠病、肠硬阻或任何可能破坏消化或吸收的慢性肠道疾病的患者使用	II C/否
咖啡因	在餐前30分钟服用,可有效减轻餐后直立性低血压	30mg(餐前)		-
卧位高血压药物				

如果患者出现靶器官损害(如左心室肥大、肾功能损害),建议平卧治疗。药物治疗包括肾素血管紧张素 AT1 受体拮抗剂氯沙坦、醛固酮受体拮抗剂依普利酮,增加一氧化氮的枸橼酸西地那非、交感神经抑制剂可乐定。

第六章 神经系统疾病的其他病治疗与评估

参 考 文 献

[1] KALRA D K, RAINA A, SOHAL S. Neurogenic orthostatic hypotension: state of the art and therapeutic strategies [J]. Clin Med Insights Cardiol, 2020, 14: 1179546820953415.

[2] JOY M. Neurogenic orthostatic hypotension [J]. N Engl J Med, 2008, 358 (21): 2298.

[3] SHIBAO C A, BIAGGIONI I. Management of orthostatic hypotension, postprandial hypotension, and supine hypertension [J]. Semin Neurol, 2020, 40 (5): 515-522.

[4] 中国老年保健医学研究会晕厥分会, 中华医学会神经病学分会帕金森病及运动障碍学组, 刘文玲, 等. 直立性低血压诊断与处理中国多学科专家共识 [J]. 中国循环杂志, 2024, 39 (11): 1058-1069.

[5] 中华医学会神经病学分会帕金森病及运动障碍学组, 中国医师协会神经内科医师分会帕金森病及运动障碍学组. 中国多系统萎缩血压管理专家共识 [J]. 中华神经科杂志, 2024, 57 (11): 1177-1189.

（严婧文　徐　丹　王　含）

第十六节　神经科危重症患者沟通

一、概述

（1）神经系统危重症常具有病情疑难、进展快、致残致死率高的特点，"有序有效"的医患沟通是推动诊断及治疗必须步骤，也是重中之重。

（2）神经科住院医师的医患沟通技能也需要经历教导、学习和实践，危重症患者沟通的基本要求是临床医师如何在有限时间及有限信息的环境下，高效传递诊疗信息，为患者及家属提供作出知情同意及诊疗决策所需信息，讨论预后并确保治疗与患者目标一致，并让家属为可能的不良结局做好准备，提高家属对治疗的满意度。

（3）在沟通过程中，使用结构化方法是实现以患者和家庭为中心的重症患者诊疗的关键。基于前期神经科危重症患者沟通的经验，我们提出了"5W"策略（图6-18），为各位临床医师的医患沟通提供一定的参考。

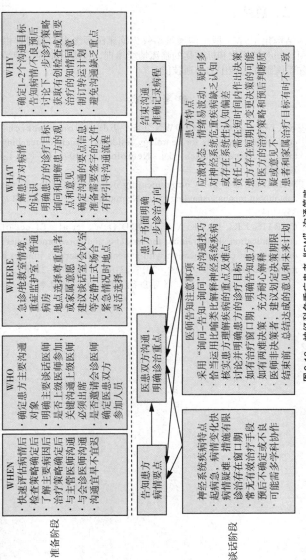

图6-18　神经科危重症患者"5W"沟通策略

准备阶段

WHEN
· 快速评估病情后
· 检查策略确定后
· 了解主要病情后
· 治疗策略确定后
· 与会诊医师沟通
· 主管医师沟通
· 沟通宜早不宜迟

WHO
· 确定患方主要沟通对象
· 明确主要该医师参加
· 是否上级医师参加，关键沟通上级医师必须出席
· 是否邀请会诊医师
· 确定患方参加人员

WHERE
· 急诊抢救室情境，重症监护室，普通病房
· 地点选择尊重重要点和意愿
· 建议该诊室/会议室或家庭意愿
· 等安静诊室/会议室等隐蔽的地点
· 紧急情况时地点灵活选择

WHAT
· 了解患方对病情的认识
· 明确患方的诊疗目标
· 询问和理解患方的观点和意见
· 确定沟通的要点信息
· 准备需签字的文件
· 有序引导沟通流程

WHY
· 确定1~2个沟通目标
· 告知病情不良预后
· 讨论下一步诊疗策略
· 获取有创检查或重要治疗的知情同意
· 制订转运计划
· 避免沟通缺乏重点

谈话阶段

告知患方病情要点 → 医患双方沟通，明确诊治重点 → 患方书面明确下一步诊治方向 → 结束沟通，准确记录沟程

告知患方病情要点
神经系统疾病特点
· 起病急，病情变化快
· 病情疑难，措施有限
· 诊治存在窗口期
· 常无有效治疗手段
· 预后不确定或不良
· 可能需多学科协作

医患双方沟通，明确诊治重点
医师告知注意事项
· 采用"询问-告知-询问"的沟通技巧
· 恰当运用比喻类比解释神经系统疾病
· 核实患方理解疾病的重点及难点
· 讨论并明确患方的诊疗目标
· 如有治疗窗口期，明确告知患方
· 如有两难决策，充分耐心解释
· 医师决策有限，建议划定决策期限
· 结束前，总结达成的意见和未来计划

患方书面明确下一步诊治方向

结束沟通，准确记录沟程
患方特点
· 应激状态，情绪易波动，疑问多
· 对神经系统疾病认知缺乏认知，或对系统性认知偏差
· 责任大，需在短时间内作出决策
· 患方在短期内变更决策的可能
· 对医师的治疗决策和诊后判断质疑或意见不一
· 患者和家属治疗目标有时不一致

411

二、总结

结构化（5W）医患沟通策略仅为临床医师医患沟通时提供索引，如有结构化和标准化的临床情境培训，将进一步提高神经科住院医师在实践中的沟通技能。

参 考 文 献

[1] WATLING C J, BROWN J B. Education research: communication skills for neurology residents: structured teaching and reflective practice [J]. Neurology, 2007, 69 (22): E20-E26.

[2] WIJDICKS E F M. Communicating neurocritical illness: the anatomy of misunderstanding [J]. Neurocrit Care, 2021, 34 (2): 359-364.

[3] CURTIS J R, BACK A L, FORD D W, et al. Effect of communication skills training for residents and nurse practitioners on quality of communication with patients with serious illness: a randomized trial [J]. JAMA, 2013, 310 (21): 2271-2281.

（李胜德　徐　丹　周立新）

第七章
神经系统疾病的药物
治疗及监测

第一节　药物所致神经系统不良反应

一、概述

（1）药物所致神经系统不良反应是指由药物使用引起的神经系统功能紊乱或损害。这些反应可能表现为神经系统的功能障碍、结构性损伤或病理变化。

（2）神经系统不良反应不仅影响患者的治疗效果，还可能导致病情加重，甚至危及生命。药物所致中枢神经系统不良反应症状常见表现为精神行为异常、癫痫发作、眩晕、晕厥、震颤、锥体外系反应、失眠、嗜睡、躁狂、共济失调、抑郁等。

二、常见药物的神经系统不良反应

1. 抗感染药物

抗感染药物是指具有杀灭或抑制各种病原微生物作用的药品，包括抗生素、合成抗菌药、抗真菌药、抗病毒药等，是临床应用最为广泛的药品类别之一，其不良反应报告数量居于首位。

（1）喹诺酮类：可通过血脑屏障，该类药物的神经系统不良反应较为突出，表现为头痛、头晕、震颤、锥体外系症状等，严重者出现癫痫发作、精神行为异常、意识障碍等。在不同喹诺酮类药物中，芦氟沙星和氧氟沙星的神经/精神系统不良反应构成比相对较高。

（2）碳青霉烯类：碳青霉烯类抗生素包括亚胺培南、美罗培南和厄他培南等。亚胺培南/西司他丁可以阻断抑制性神经递质的作用，其神经系统不良反应常表现为头痛、癫痫发作、精神异常，故不推荐用于中枢神经系统感染的患者。

（3）氨基糖苷类：氨基糖苷类抗生素包括链霉素、新霉素、庆大霉素、阿米卡星等，是浓度依赖性抗生素。其常见的神经系统不良反应为神经肌肉阻滞作用及耳毒性。神经肌肉阻滞可表现为口周和手足麻木，肌肉无力，心肌抑制，严重者可出现呼吸骤停；重症肌无力患者应避免使用氨基糖苷类抗生素。此外，氨基糖苷类抗生素可引起第Ⅷ对脑神经损害。蜗神经功能受损可表现为耳胀、头晕、耳鸣、听力下降，严重时可致耳聋，前庭功能障碍可表现为平衡失调、眩晕、恶心、呕吐、眼球震颤等。

（4）糖肽类：万古霉素可引起听神经受损，有耳鸣、听力下降、眩晕、眼球震颤、共济失调等症状，还可有视神经损害、周围神经病、肌无力、意识模糊等。

（5）抗结核药：异烟肼结构与烟酸及维生素 B_6 相似，异烟肼浓度较高时则竞争抑制引起烟酸及维生素 B_6 缺乏，导致中枢神经兴奋性过度增强而引起神经或精神症状。临床表现为头痛、眩晕、共济失调、肌束震颤、精神障碍、癫痫发作等。慢性中毒多表现为多发性周围神经病，感觉障碍明显，运动障碍较轻。

2. 糖皮质激素

（1）糖皮质激素的神经系统不良反应包括睡眠紊乱、谵妄、意识模糊或定向障碍等神经症状，以及情绪不稳、轻躁狂、抑郁等精神症状。大部分患者的精神和认知症状轻微且可逆。糖皮质激素可能诱发癫痫发作，有癫痫或精神病史者慎用或禁用。另外，长期或高剂量使用糖皮质激素可能会增加脑血管事件的风险，特别是合并高血压、糖尿病的患者。

（2）类固醇肌病是常见的药物诱导的肌病类型。急性类固醇肌病多发生于类固醇激素治疗后 5～7 天，出现广泛的肌无力和横纹肌溶解，伴有肌痛，感觉系统和脑神经多不受累。慢性类固醇肌病表现为应用泼尼松 40～60mg/d 或同等量其他类型糖皮质激素，治疗 3～4 周后缓慢出现以四肢近端肌受累为主的肌无力，通常髂腰肌早期受累且严重。

3. 他汀类药物

（1）他汀类药物是一类较为安全的调脂药物，其神经系统不良反应常表现为肌肉毒性，如肌病、肌炎、横纹肌溶解等。肌病可表现为肌无力、肌肉疼痛、压痛等症状，肌酸激酶（CK）水平升高 4～10 倍。肌炎的诊断需依赖肌活检或 MRI 提示肌肉组织炎症反应，主要表现为肌肉压痛，常伴肌肉组织坏死。

（2）少见的不良反应包括他汀相关的抗 HMG-CoA 还原酶（HMGCR）肌病。在使用他汀类药物时，应根据患者的个体情况选择合适的剂量，尽量避免长期高剂量使用，以减少神经系统不良反应的发生。

4. 抗精神病药物

（1）经典抗精神病药包括吩噻嗪类、丁酰苯类、硫杂蒽类药物等。氯丙嗪是吩噻嗪类药物的典型代表，锥体外系反应是其最常见的神经系统不良反应，主要包括以下 4 种。

1）帕金森综合征：表现为肌张力增高、面容呆板、动作迟缓、肌肉震颤、流涎。

2）静坐不能：表现为坐立不安、反复徘徊。

3）急性肌张力障碍：表现为强迫性张口、伸舌、斜颈、呼

416

吸运动障碍、吞咽困难。

4）迟发性运动障碍：表现为口面部不自主运动、舞蹈样动作。

（2）非典型抗精神病药包括氯氮平、利培酮、奥氮平、喹硫平等，其中枢神经系统不良反应包括头晕、嗜睡、失眠、癫痫发作、锥体外系反应、激越、狂躁、谵妄等。

5. 抗抑郁药物

（1）传统的抗抑郁药包括三环类抗抑郁药、四环类抗抑郁药、单胺氧化酶抑制剂等，其常见的神经系统不良反应为过度镇静及催眠、头晕、共济失调等。

（2）新型抗抑郁药包括选择性5-羟色胺再摄取抑制剂（SSRIs）、5-羟色胺去甲肾上腺素再摄取抑制剂等，其神经系统不良反应可表现为头痛、失眠、震颤、癫痫发作。

（3）应用抗抑郁药可能出现5-羟色胺综合征，通常表现为自主神经功能亢进（发热、恶心、腹泻、头痛、颤抖、脸红、出汗、心动过速、呼吸急促、血压改变、瞳孔扩大）、精神状态改变（轻躁狂、激越、意识混乱、定向障碍）和神经肌肉异常（肌阵挛、肌强直、震颤、反射亢进、踝阵挛、共济失调）三联征。出现5-羟色胺综合征时应立即停药。

（4）几乎所有种类的抗抑郁药都可能发生撤药综合征，通常表现为流感样症状、精神症状及神经系统症状（如焦虑、激越、失眠、恶心、呕吐）等。

6. 镇静催眠类药物

（1）苯二氮䓬类药物：急性中毒时，轻者表现为嗜睡、乏力、眩晕、眼球震颤、共济失调，重者表现为精神错乱、木僵、昏迷、呼吸抑制、血压下降。长期服药可出现嗜睡、抑郁、焦虑、乏力、耳鸣、幻觉、共济失调等慢性中毒症状，也可产生成瘾性或耐药性。

（2）巴比妥类药物：其神经系统不良反应可表现为思维迟钝、情绪不稳、精神紊乱、构音不清、眼球震颤、共济失调、成瘾性或耐药性。长期服药者突然停药可出现烦躁不安、震颤、癫痫发作、意识障碍等停药综合征。

7. 抗癫痫药物（表7-1）

（1）抗癫痫药物可用于减少或预防癫痫发作，其神经系统不良反应可表现为嗜睡、疲劳、头痛、头晕、认知障碍、易怒等。

（2）非神经系统不良反应需警惕Stevens-Johnson综合征、中毒性表皮坏死溶解症等皮肤损害。

表7-1　常见抗癫痫药物的神经系统不良反应

抗癫痫药物	神经系统不良反应
卡马西平	头晕、视物模糊、困倦
氯硝西泮	镇静、共济失调、易激惹、攻击行为、多动
苯巴比妥	疲劳、嗜睡、抑郁、注意力涣散、多动、易激惹（常见于儿童）、攻击行为、记忆力下降
苯妥英钠	眼球震颤、共济失调、攻击行为
丙戊酸钠	震颤、困倦、丙戊酸脑病
加巴喷丁	嗜睡、头晕、疲劳、共济失调
拉莫三嗪	复视、头晕、头痛、困倦、共济失调、嗜睡、攻击行为、易激惹
奥卡西平	疲劳、困倦、复视、头晕、共济失调
左乙拉西坦	头痛、困倦、易激惹
托吡酯	注意力障碍、语言障碍、记忆障碍、感觉异常、无汗

8. 镇痛药物

阿片类药物的神经毒性包括过度嗜睡（镇静）、幻觉、谵妄、肌阵挛、癫痫发作、痛觉过敏、认知障碍、舞蹈症、戒断反应、焦虑、抑郁、中毒性白质脑病等。吗啡、可待因、哌替啶、羟考酮等具有活性代谢物的阿片类药物产生神经毒性的风险较高，芬太尼和美沙酮等产生神经毒性的可能性较小。

9. 抗胆碱类药物

抗胆碱类药物包括硫酸阿托品、东莨菪碱、山莨菪碱等。其神经系统不良反应表现为口干、发热、皮肤潮红、视物模糊、畏光、瞳孔扩大、尿潴留、烦躁不安、精神错乱、谵妄、惊厥等。

10. 化疗类药物

化疗诱导的周围神经病变（CIPN）是一种常见的、与化疗药物相关的剂量限制性不良反应，见于50% ～ 90%的化疗患者。主要表现为肢体感觉异常（如麻木、刺痛、灼痛、剧烈疼痛等）、运动功能障碍（如肌力下降、共济失调等）和自主神经功能障碍（如尿便障碍等）。

（1）顺铂：具有剂量依赖性特点。累积剂量超过300mg/m²后，患者开始出现周围神经损伤。累积剂量达500 ～ 600mg/m²时，几乎所有患者都出现周围神经病变。

（2）紫杉醇：紫杉醇所致周围神经病变主要表现为感觉、运动和自主神经功能缺陷，感觉异常较常见，运动功能相对保留，其外周神经毒性与剂量相关，且部分可逆，单次剂量＞175mg/m²

即可发生CIPN。

（3）长春碱类药物：长春碱类药物的神经毒性呈剂量累积性和剂量依赖性，累积剂量4～10mg即可出现神经毒性反应。除引起周围神经病变、自主神经损伤外，可引起脑神经麻痹，表现为上睑下垂、复视、下颌疼痛、面瘫、耳鸣和声音嘶哑等。

11. 免疫检查点抑制剂

（1）免疫检查点抑制剂（ICIs）是一类通过解除肿瘤细胞对免疫系统的抑制作用而发挥抗肿瘤作用的免疫治疗药物，包括程序性死亡蛋白1（PD-1）抑制剂/程序性死亡受体配体1（PD-L1）抑制剂，如纳武利尤单抗、帕博利珠单抗、阿替利珠单抗等，细胞毒性T细胞抗原4（CTLA-4）抑制剂，如伊匹木单抗等。

（2）ICIs引起的神经系统并发症称为免疫相关神经系统不良反应（irNAEs），包括多种临床表现，涉及中枢神经系统和周围神经系统。虽然ICIs的神经毒性相对较少，发生率为0.1%～12%，一旦发生，往往比较严重，且诊断和治疗较为复杂。患者可表现为周围神经病变、重症肌无力、免疫相关肌炎、免疫相关脑炎/脑膜炎、吉兰-巴雷综合征和免疫相关脊髓炎等。

三、常见的药物源性神经系统症候（表7-2）

表7-2　诱发神经系统疾病的常见药物

药物源性神经系统疾病	常见药物
药源性癫痫	诱发癫痫的药物以精神类药物为主，其次是抗菌药物。地西泮、阿普唑仑等药物与抗精神失常药物长期联用时，突然停用可引起癫痫发作；乙醇、巴氯芬、抗癫痫药物和苯二氮䓬类药物的戒断也可能与癫痫发作有关
药源性锥体外系症状	包括急性肌张力障碍反应、静坐不能、迟发性运动障碍和帕金森综合征等，在服用精神类、钙通道阻滞剂类及止吐类药物的患者中较为多见。服用吩噻嗪类、丁酰苯类及甲氧氯普胺等药物的患者易出现药物源性帕金森综合征
药源性脑病	常表现为谵妄和意识模糊，常见于长期服用多种药物的老年人。苯妥英钠、阿托品、维生素A和异丙嗪等易出现药源性脑病
药源性卒中	止血药物、血管扩张药、降压药可诱发缺血性卒中，抗凝药物可导致脑出血

药物源性神经系统疾病	常见药物
药源性视觉障碍	局部使用糖皮质激素可引起眼内压升高。使用胺碘酮可引起角膜浑浊、视神经病变。拉莫三嗪可引起复视、视物模糊。西地那非、伐地那非等药物可引剂量依赖性色觉变化、视物模糊、光感增强和眼前闪光感
药源性脊髓损伤	鞘内注射甲氨蝶呤可引起化学性蛛网膜炎、脊髓病变及脑白质病变。疫苗接种等可能诱发脑脊髓炎
药源性睡眠障碍	利培酮、氯丙嗪、氟哌啶醇等抗精神病药物所致睡眠障碍的发生率较高。此外，抗菌药物如喹诺酮类药物，易引起睡眠障碍
药源性认知功能障碍	三环类抗抑郁药、第一代抗组胺药、抗毒蕈碱药可能与痴呆相关
药源性5-羟色胺综合征	典型的临床表现包括精神状态改变、自主神经功能亢进及神经肌肉异常，常见于过量服用SSRI的人群
药源性周围神经病变	许多药物与周围神经病变有关，其中危险程度较高的药物包括肿瘤化疗药物（如铂类衍生物、紫杉醇、长春花生物碱类）和抗反转录病毒药（核酸反转录酶抑制剂）

四、预防药物神经系统不良反应的措施

（1）个体化用药：根据患者的临床特点，如年龄、基础疾病、药物代谢能力等，选择适合的药物并调整剂量，以减少药物的不良反应。

（2）药物监测：特别是在长期使用某些高风险药物时，应定期监测药物对神经系统的影响。

（3）早期识别：药物引起的神经系统不良反应机制复杂，症状复杂，应了解该药物的神经系统不良反应常见表现，密切观察，早期识别，早期干预。

（4）患者教育：提高患者对药物不良反应的认识，尤其是可能导致神经系统症状的药物，确保早期发现并及时处理。

五、总结

（1）常见的药源性神经系统疾病包括药源性癫痫、锥体外系症状、脑病、卒中、视觉障碍、脊髓损伤、睡眠障碍、认知功能障碍、5-羟色胺综合征及周围神经病等。

（2）常见的引起药源性神经系统疾病的药物包括喹诺酮类抗菌药、抗精神病药、抗抑郁药、抗癫痫药、镇静催眠药、化疗类药物等。

（3）药物所致的神经系统不良反应是临床医学中一个复杂且重要的领域，在用药过程中保持高度警惕，个体化用药，定期监测，早期识别，早期采取适当的措施以保障患者的安全。

参 考 文 献

［1］宋海庆. 世界患者安全日谈药源性神经系统疾病［J］. 药物不良反应杂志，2022，24（9）：449-453.

［2］马飞，刘明生，王佳妮，等. 紫杉类药物相关周围神经病变规范化管理专家共识［J］. 中国医学前沿杂志（电子版），2020，12（3）：41-51.

［3］史佳宇，牛婧雯，沈东超，等. 免疫检查点抑制剂相关神经系统不良反应的临床诊治建议［J］. 中国肺癌杂志，2019，22（10）：633-638.

［4］廖卫平. 抗癫痫药物所致不良反应的研究进展［J］. 癫痫杂志，2019，5（4）：280-284.

［5］杨宝峰，陈建国. 药理学［M］. 9版. 北京：人民卫生出版社，2018.

（张　乐　谢曼青　周立新）

第二节　常用抗癫痫发作药物的用药指导

一、概述

抗癫痫发作药物（ASMs）是癫痫治疗的主要手段，约70%的癫痫患者可以通过服用ASMs使发作得以控制。ASMs经历了多年的发展，目前有多种不同机制的药物得到广泛应用。

二、抗癫痫发作药物的作用机制（表7-3）

了解ASMs的作用机制是恰当地选择药物、了解药物之间相互作用的基础。有些ASMs是单一作用机制，而有些抗ASMs可能是多重作用机制。国内常用ASMs可能的作用机制见表7-3。

表7-3 国内常用ASMs可能的作用机制

	电压依赖性钠通道阻滞剂	增加脑内或突触的GABA水平	选择性增强GABA介导的作用	直接促进氯离子内流	钙通道阻滞剂	其他
卡马西平	＋＋	?				＋
苯二氮䓬类			＋＋			
苯巴比妥		＋	＋	＋＋	?	
苯妥英钠	＋＋				?	＋
丙戊酸钠	?	＋	?		＋	＋＋
加巴喷丁	?	?			＋＋	?
拉莫三嗪	＋＋	＋			＋＋	
左乙拉西坦		?			＋＋	＋＋（Sv2a）
奥卡西平	＋＋	?			＋	＋
替加宾		＋＋				
托吡酯	＋＋	＋			＋	＋
氨己烯酸		＋＋				
唑尼沙胺	＋＋	?			＋＋	
拉考沙胺	＋＋					
吡仑帕奈						＋＋（AMPA受体）

注：GABA，γ-氨基丁酸；AMPA，α-氨基-3-羟基-5-甲基-4-异唑丙酸；Sv2a，突触小泡蛋白2A；＋＋主要作用机制；＋次要作用机制；? 不肯定。

三、抗癫痫发作药物的药代动力学

药代动力学特征是了解药物疗效、用法、安全性及药物之间相互作用的基础。常用ASMs的药代动力学特征和用法见表7-4。

表7-4 常用ASMs的药代动力学特征和用法（成人）

ASMs	水溶性	蛋白结合率（%）	肝酶活性	半衰期（h）	清除率（%） 肾	清除率（%） 肝	维持剂量（mg/d）	每日服药次数	血药浓度
卡马西平	-	65~85	广谱酶诱导	8~20	1	99	400~1200	2~3	4~12μg/ml
氯硝西泮	-	85	诱导酶CYP2B家族	20~60	<5	>90	4~8	2~3	20~90μg/ml
加巴喷丁	+	0	无	5~7	100	0	900~1800	3	4~8μg/ml
拉莫三嗪	-	55	诱导UGTs	15~30	10	90	100~400	2	2~4μg/ml
左乙拉西坦	+	<10	无	6~8	100	0	1000~3000	2	20~60μg/ml
奥卡西平	-	40	诱导CYP3A4, UGTs 抑制CYP2C19	8~25	1	99	600~2400	2	5~50μg/ml
苯巴比妥	+	45~50	广谱酶诱导	40~90	25	75	90~180	1-3	10~40mg/L
苯妥英钠	-	90	广谱酶诱导	12~22	5	95	250~300	2-3	10~20mg/L
托吡酯	+	13	诱导CYP3A4, 抑制CYP2C19	20~30	65	35	100~200	2	2~25μg/ml
丙戊酸	-	90~95	广谱酶抑制	8~15	2	98	600~1800	2-3	50~100mg/L
唑尼沙胺	+/-	50	无	50~70	35	65	200~400	2	10~40mg/L
拉考沙胺	+/-	<15	无	13	95	?	200~400	2	
吡仑帕奈	+/-	95	无	105	?	大部分	4~8	1	

第七章 神经系统疾病的药物治疗及监测

四、抗癫痫发作药物治疗原则

1. 开始药物治疗的原则

当癫痫诊断明确时应开始抗癫痫药物治疗。

（1）通常情况下，第二次癫痫发作后推荐开始应用ASMs。

（2）虽然已有两次发作，但发作间隔期在1年以上，可以暂时推迟药物治疗。

（3）以下情况与患者或监护人商议后可在第一次无诱因发作后开始。

1）预示再发风险增高：脑功能缺陷/脑损伤史；脑电图提示明确癫痫样放电；头部影像学显示脑结构损害；夜间强直阵挛发作。

2）符合某些难治性癫痫综合征诊断。

3）患者或监护人认为不能承受再发一次的风险。

4）非真正首次发作。

2. 停药原则

通常情况下，癫痫患者如果持续无发作2年以上，即存在减停药的可能性。停药注意事项如下。

（1）减停药前须复查脑电图。多数情况建议待脑电图无癫痫样放电再考虑减停药物。过程中定期（每3～6个月）复查长程脑电图，若再次出现癫痫样放电，停止减量。少数年龄相关性癫痫综合征减停药前不要求脑电图正常。

（2）更长时间的癫痫无发作可以增加减药后癫痫缓解的可能性。

（3）单药治疗时减药过程应当不少于6个月；多药治疗时每种ASMs减停时间不少于3个月，一次只撤停一种药（苯二氮䓬类药物与苯巴比妥撤停时间应当不少于6个月）。

（4）撤停过程中癫痫发作再发，应将药物恢复至减量前一次剂量；停药短期内复发，应恢复既往用药。

五、抗癫痫发作药物的选择

1. 全面性强直-阵挛发作

（1）一线药物：丙戊酸、拉莫三嗪、卡马西平、奥卡西平、左乙拉西坦等。

（2）一线治疗无效时，可添加拉莫三嗪、氯巴占、左乙拉西坦、丙戊酸、吡仑帕奈、拉考沙胺、托吡酯等。

2. 失神发作

（1）一线药物：丙戊酸、乙琥胺、拉莫三嗪。

（2）一线治疗无效时，可添加或考虑丙戊酸、乙琥胺、拉莫三嗪、左乙拉西坦、托吡酯、氯硝西泮、氯巴占、吡仑帕奈、唑尼沙胺等。

3. 强直或失张力发作
（1）一线药物：丙戊酸。

（2）一线治疗无效时，可添加或考虑拉莫三嗪、卢非酰胺、托吡酯等。

4. 肌阵挛发作
（1）一线药物：丙戊酸、左乙拉西坦、托吡酯。

（2）一线治疗无效时，可添加或考虑丙戊酸、左乙拉西坦、托吡酯、氯硝西泮、氯巴占、吡仑帕奈、唑尼沙胺等。

5. 局灶性发作
（1）一线用药：卡马西平、拉莫三嗪、奥卡西平、左乙拉西坦、丙戊酸、吡仑帕奈、拉考沙胺。

（2）一线治疗无效时，可添加卡马西平、奥卡西平、拉莫三嗪、左乙拉西坦、丙戊酸、拉考沙胺、托吡酯、氯巴占、加巴喷丁、唑尼沙胺、吡仑帕奈等。

6. 特殊人群药物选择注意事项
（1）老年人

1）代谢减慢，应尽可能缓慢加量、维持较低的有效治疗剂量，加强必要的血药浓度监测。

2）常合并慢性病、服用其他药物，应考虑非抗癫痫发作药物与抗癫痫发作药物的相互作用。

3）容易合并骨质疏松，建议尽可能避免使用有肝酶诱导作用的抗癫痫发作药物，并可补充维生素D和钙剂。

（2）女性

1）长期使用苯妥英钠可导致皮肤多毛和牙龈增生，影响容貌，应尽可能避免长期服用。

2）丙戊酸可能导致体重增加、月经紊乱、多囊卵巢综合征等，使用时应慎重。

3）育龄期女性癫痫患者需要考虑ASMs引起胎儿畸形发生的风险，尽量避免选用丙戊酸，除非其他药物疗效不佳或不耐受。优先选用致畸风险相对较低的药物如左乙拉西坦、拉莫三嗪、奥卡西平等。

六、总结

（1）根据癫痫发作类型和综合征分类选择药物是治疗癫痫的基本原则，同时还需要考虑共患病、合并用药、药物不良反应、特殊人群等进行个体化治疗。

（2）当癫痫诊断明确时应开始ASMs治疗。

（3）尽可能单药治疗，如果第一种药物因为不良反应或仍有发作而治疗失败，转换另一种单药。

（4）如果第二种单药仍无效，推荐合理的联合用药。

（5）剂量个体化调整，规律服用，定期随访。

（6）疗程要足，撤药时需缓慢逐渐减量。

参考文献

[1] 中华医学会神经病学分会脑电图与癫痫学组. 抗癫痫药物应用专家共识 [J]. 中华神经科杂志, 2011, 44（1）: 56-65.

[2] 刘颖, 于海波, 孔庆飞. 癫痫的治疗和药物发现现状 [J]. 药学学报, 2021, 56（4）: 924-938.

[3] 中华医学会神经病学分会, 中华医学会神经病学分会脑电图与癫痫学组. 中国成人局灶性癫痫规范化诊治指南 [J]. 中华神经科杂志, 2022, 55（12）: 1341-1352.

[4] 中国抗癫痫协会. 临床诊疗指南·癫痫病分册（2023修订版）[M]. 北京: 人民卫生出版社, 2023.

（班 瑞 林 楠 卢 强）

第三节　镇静催眠药的分类及选择

一、概述

（1）失眠的诊断有赖于睡眠相关主诉及睡眠问题导致的日间功能障碍两部分。

1）睡眠相关主诉：①入睡困难。②睡眠维持困难（睡眠浅，夜醒＞2次）。③早醒。④长期非恢复性睡眠（不能恢复体力和精力的睡眠），睡眠质量不佳。

2）睡眠问题导致的日间功能障碍：注意力集中困难、精神差、疲惫感导致工作、学习及日常工作无法顺利进行，并出现生活动力下降、情绪异常等精神心理相关问题的状态。

（2）如果患者同时具备睡眠相关的主诉及睡眠问题导致的日间功能障碍，则可以诊断为失眠。当这种疾病以每周至少3次的频率发生并持续至少3个月时，就被认定为慢性失眠。当患者表现符合症状标准，但症状持续时间不足3个月时，就被视为短期失眠。

（3）镇静催眠药，即常提到的安眠药，是能有效帮助睡眠和有效改善睡眠质量的药物。其种类较多，针对不同类型的失眠患者有不同的选药策略。

二、镇静催眠药的分类

尽管最新的中国成人失眠诊断与治疗指南已推荐多种类型的镇静催眠药，但是临床上最常用的仍然是苯二氮䓬类受体激动剂（BZRAs）。

（1）BZRAs：分为苯二氮䓬类药物（BZDs）、非苯二氮䓬类药物（non-BZDs）及新型BZRAs（地达西尼）。

1）BZDs：包括艾司唑仑、阿普唑仑、劳拉西泮、氯硝西泮等，可改善失眠患者的入睡困难，增加总睡眠时间。其不良反应包括日间困倦、头晕、肌张力减低、跌倒和认知功能减退。长期用药患者停药可能会出现戒断症状和反跳性失眠。肝肾功能损害、重症肌无力、路易体痴呆、中重度阻塞性睡眠呼吸暂停（OSA）患者禁用。鉴于上述因素，BZDs已不作为治疗失眠的首选药物。

2）non-BZDs：包括唑吡坦、右佐匹克隆、佐匹克隆、扎来普隆。其催眠疗效与BZDs类似，药物依赖风险较低，半衰期较短，一般不产生日间困倦，且无严重药物不良反应，目前是首选的失眠治疗药物。

（2）双食欲素受体拮抗剂：包括苏沃雷生、莱博雷生、达利雷生，可作为失眠治疗的首选药物。可显著改善主观入睡时间和总睡眠时间等，无成瘾性。主要不良反应是头痛、日间嗜睡。对认知和呼吸影响小，适用于合并痴呆、慢性阻塞性肺疾病（COPD）和OSA的失眠患者。

（3）褪黑素和褪黑素受体激动剂：非处方药物褪黑素和褪黑素受体激动药，如雷美替胺，可用于昼夜节律失调所致的入睡困难为主要表现的失眠。褪黑素受体激动剂无依赖性及成瘾性，无戒断症状及无呼吸抑制作用，次日残留作用少，适合用于合并存在睡眠呼吸障碍及COPD的失眠患者。

（4）具有镇静作用的抗抑郁药物：如曲唑酮、米氮平或多塞平等，尤其适用于伴随焦虑和抑郁症状的失眠患者。

（5）抗精神病药物：部分抗精神病药物具有镇静作用，包括喹硫平、奥氮平、氯氮平等，因具有明确的不良反应，不建议无精神疾病的失眠患者使用此类药物。合并精神疾病的失眠患者可首选小剂量喹硫平，其镇静效果较好，安全性高。

三、镇静催眠药的选择策略

1. 药物选择依据

（1）失眠类型：失眠相关的主诉主要包括入睡困难、睡眠维持困难及早醒，其中入睡困难是由睡眠起始障碍所致，而睡眠维持困难主要包括早醒及夜间多醒表现。

（2）镇静催眠药的半衰期：根据半衰期长短，可分为短效镇静催眠药（唑吡坦、佐匹克隆、扎来普隆等）、中效镇静催眠药（艾司唑仑、阿普唑仑、右佐匹克隆等）及长效镇静催眠药（地西泮、劳拉西泮、氯硝西泮等）（表7-5）。

（3）是否合并其他精神心理症状：失眠患者可合并焦虑、抑郁等精神心理问题，可通过抑郁及焦虑量表进一步评估。

1）抑郁量表评估推荐采用患者健康问卷9（PHQ-9），它是抑郁评估的筛查量表，应用简便，可自评，适用于抑郁的快速筛查。

2）焦虑量表评估推荐使用汉密尔顿焦虑评定量表（HAMD）。

表7-5 治疗失眠的常用药物、半衰期、剂量及常见副作用

常用药物	半衰期（小时）	睡前口服剂量（mg）	常见副作用	备注
唑吡坦	0.7～3.5	10	头晕、头痛、遗忘	老年人5mg；间歇给药（每周3～5次）
佐匹克隆	5	7.5	口苦	老年人3.75mg；老年人半衰期约7小时
艾司唑仑	10～24	1～2	宿醉、口干、虚弱，高剂量可抑制呼吸	老年人0.5mg，易出现呼吸抑制
阿普唑仑	12～15	0.4～0.8	撤药反应、呼吸抑制、头痛、乏力、言语不清	老年人半衰期长，约19小时
劳拉西泮	12～18	2～4	疲劳、嗜睡	主要用于焦虑伴失眠
地西泮	20～70	5～10	嗜睡、头痛、乏力、共济失调	主要用于焦虑伴失眠
苏沃雷生	12～15	10或20	次日嗜睡	老年人10mg

2. 镇静催眠药的选药策略

（1）失眠的药物治疗可采取序贯疗法，根据患者的合并疾病、药物相互作用，个体化选择药物。

（2）首选non-BZDs/新型BZRAs或双食欲素受体拮抗剂，如唑吡坦、右佐匹克隆、扎来普隆、地达西尼、苏沃雷生。non-BZDs可考虑按需服用，间歇用药。若首选药物无效或无法依从，更换为另一种non-BZDs。

（3）伴焦虑和抑郁症状的失眠患者，可添加具有镇静催眠作用的抗抑郁药物（如曲唑酮或米氮平等）。

（4）出现以下情况需要考虑变更药物，如推荐治疗剂量无效，出现耐药性，不良反应严重或药物相互作用，产生成瘾性等。

（5）当患者感觉能够自我控制睡眠时，可考虑逐渐停药，避免突然停药引起反弹或精神症状。

四、镇静催眠药用药注意事项

1. 镇静催眠药的宿醉效应

（1）宿醉效应实质上由药物的过度镇静作用导致，其发生与药物半衰期和用药剂量相关，更多见于长效镇静催眠药或过度服用镇静催眠药。例如，晚间服用长效镇静催眠药或过度服用镇静催眠药，次日血药浓度较高，可出现头晕、困倦、疲乏、定向障碍等，即宿醉效应。

（2）根据患者的失眠特点进行合理选药，可有效规避宿醉效应。

2. 正确看待药物依赖

（1）耐受性增高或出现戒断症状不等同于镇静催眠药成瘾。根据国际疾病分类第11次修订本（ICD-11）关于"镇静催眠药依赖"的诊断标准，除存在依赖性的生理特征外，还强调失控性使用，以及行为模式上存在优于其他活动的特征。

（2）镇静催眠药成瘾除与药物本身的药理特性有关外，还与使用者的易感性、处方者的技巧及多种社会环境因素有关。因此，在临床实践中，对具有确切适应证而无禁忌证的患者，应及时处方镇静催眠药。使用过程中应客观、科学地评估患者可能存在的成瘾问题，并给予相应的医学建议。

（3）考虑到镇静催眠药可能出现的耐受性和依赖性及突然停药出现的戒断（撤药）反应，失眠障碍治疗指南都建议避免长期使用此类药物。但英国精神药理协会（BAP）指南在2019年版更新中指出，右佐匹克隆、唑吡坦等在有效医疗管理下其在1年内的依赖（耐受性和戒断症状）也是可以避免的。

3. 特殊人群用药注意事项

（1）老年人用药：老年人对长效BZDs如地西泮、氯硝西泮等敏感性高，代谢慢，更易发生宿醉效应，故该类药物在老年人中需慎用。

（2）孕妇用药：根据FDA分级，BZDs中艾司唑仑为X级，硝西泮为C级，其他均为D级；non-BZDs中，扎来普隆、唑吡坦、佐匹克隆及右佐匹克隆均为C级。孕妇用药需谨慎。

五、总结

（1）失眠的诊断有赖于睡眠相关主诉及睡眠问题导致的日间

功能障碍。

（2）镇静催眠药的选择依赖于失眠的特点及是否伴随焦虑、抑郁等症状。

（3）合理选药可有效规避宿醉效应。

（4）特殊人群，如老年人、孕妇应用镇静催眠药需谨慎。

参 考 文 献

［1］中华医学会神经病学分会睡眠障碍学组. 中国成人失眠诊断与治疗指南（2023版）［J］. 中华神经科杂志，2024，57（6）：560-584.

［2］RIEMANN D, NISSEN C, PALSGINI L, et al. The neurobiology, investigation, and treatment of chronic insomnia［J］. Lancet Neurol, 2015, 14（5）：547-558.

［3］SATEIA M J, BUYSSE D J, KRYSTAL A D, et al. Clinical practice guideline for the pharmacologic treatment of chronic insomnia in Adults: an American Academy of Sleep Medicine Clinical Practice Guideline［J］. J Clin Sleep Med, 2017, 13（2）：307-349.

［4］American Academy of Sleep Medicine. International Classification of Sleep Disorders［M］. 3rd ed. Darien, IL: American Academy of Sleep Medicine, 2014.

（史佳宇　林　楠　黄　颜）

第四节　糖皮质激素在神经系统疾病中的应用与管理

一、糖皮质激素应用的基本知识

在临床中我们谈及"激素"主要指糖皮质激素，其基本结构为类固醇。

（1）分类如下。①内源性：体内自行分泌，包括可的松、氢化可的松。②外源性：体外合成，包括泼尼松（强的松）、泼尼松龙（强的松龙）、甲泼尼龙（甲强龙、甲基泼尼松龙、美卓乐）、倍他米松、地塞米松。

（2）常见给药途径：口服、注射、吸入、局部外用；在神经系统疾病的临床应用中，主要是口服和注射。

（3）各类激素剂量替换：5mg醋酸泼尼松＝4mg甲泼尼龙＝

0.75mg地塞米松＝0.6mg倍他米松＝20mg氢化可的松＝25mg可的松，即"1片对1片"。

（4）激素应用剂量如下。①冲击治疗剂量：一般静脉给药，500～1000mg/d，疗程多不超过5天。②大剂量：1～4mg/（kg·d）。③足量：1mg/（kg·d）。④中等剂量：0.5～1.0mg/（kg·d）。

（5）临床常用糖皮质激素特点及用途见表7-6。一般而言，越长效的激素，盐皮质激素作用越弱（水钠潴留、促排钾），糖皮质激素作用越强（抗炎、抗过敏、抗休克，对下丘脑－垂体－肾上腺轴抑制作用强）。

表7-6　临床常用糖皮质激素特点及用途

分类	特点	用途	举例（剂量）
短效（内源性）	抗炎效力弱，作用时间短（8～12小时），具有糖和盐皮质激素活性；水钠潴留作用明显，对HPA轴影响低	肾上腺皮质功能不全的替代治疗	氢化可的松（20mg）醋酸可的松（25mg）
中效	抗炎作用加强，水钠潴留作用降低，作用时间延长（12～36小时）	自身免疫病	泼尼松*（5mg）泼尼松龙*（5mg）甲泼尼龙（4mg）
长效	抗炎作用强，水钠潴留作用轻；作用时间更长（36～72小时）；HPA轴抑制作用强	只适合短期使用	地塞米松（0.75mg）倍他米松（0.6mg）

注：HPA轴，下丘脑－垂体－肾上腺轴。*泼尼松，需要在肝内将11位酮基还原为11位羟基后才具有活性。体内分布以肝含量最高，后依次为血浆、脑脊液等。泼尼松龙，较泼尼松多了一个羟基，本身即活性形式，无需经肝转化，肝损害患者适用。

二、糖皮质激素在神经系统疾病中的应用

糖皮质激素在神经系统疾病中的应用主要包括其免疫调节、抗炎及改善神经功能等方面的作用。神经系统疾病中许多病理过程都涉及免疫系统异常和炎症反应，因此糖皮质激素的合理应用能够有效地控制这些症状。下面根据神经系统定位列举糖皮质激素在常见疾病中的应用，主要参考我国各疾病专家共识，不同指南对于各疾病的激素治疗方案略有不同，临床应用也需要根据患者情况权衡，仅作参考。

1. 中枢神经系统疾病（表7-7）

表7-7 中枢神经系统疾病糖皮质激素应用方案

疾病或症候	糖皮质激素应用方案
自身免疫性脑炎	冲击治疗：甲泼尼龙静脉滴注1000mg/d，持续3天，改为500mg/d×3天。后可减量至甲泼尼龙40～80mg qd，静脉滴注2周；或者改为口服泼尼松1mg/（kg·d）（或甲泼尼龙等剂量替换），口服2周，之后每2周减5mg 轻症患者可直接采用口服糖皮质激素，总疗程6个月左右
MS急性期	静脉滴注甲泼尼龙1000mg/d，持续3～5天，后改为口服泼尼松或泼尼松龙60～80mg/d，此后每2天减5～10mg至减停，总疗程小于3～4周
NMOSD急性期	静脉滴注甲泼尼龙1000mg/d，持续3～5天，病情严重者可酌情剂量阶梯减半；序贯口服泼尼松1mg/（kg·d），缓慢减量并小剂量长期维持或停用
MOG-Ig相关疾病急性期	甲泼尼龙1000mg/d，持续3～5天，序贯泼尼松60mg/d，缓慢减量并小剂量长期维持或停用
特发性急性横贯性脊髓炎	通常给予糖皮质激素冲击治疗，甲泼尼龙1000mg/d，持续3～5天，序贯口服糖皮质激素缓慢减量，糖皮质激素治疗无效可考虑血浆置换
ADEM	目前推荐激素冲击为一线治疗，静脉滴注甲泼尼龙30mg/（kg·d）（最大1000mg/d），持续5天，后序贯口服激素1～2mg/（kg·d），4～6周逐渐减量

注：MS，多发性硬化；NMOSD，视神经脊髓炎谱系疾病；MOG-Ig，抗髓鞘少突胶质细胞糖蛋白免疫球蛋白G抗体；ADEM，急性播散性脑脊髓炎。

2. 周围神经系统疾病

（1）特发性面神经麻痹：对于所有无禁忌证的16岁以上患者，急性期尽早口服糖皮质激素治疗，可以促进神经损伤尽快恢复，改善预后。通常选择泼尼松或泼尼松龙口服，30～60mg/d，连用5天，之后在5天内逐步减量至停用。

（2）慢性炎性脱髓鞘性多发性神经根神经病：临床以口服方案最常用，通常以泼尼松1mg/（kg·d）或60mg/d剂量开始，维持4周，若临床好转，每2～4周减5～10mg。疗效判断通常需1～3个月。如果治疗有效，可在6个月左右减量至20mg/d或以下维持；病情稳定者，早期每半年或1年评估是否可进一步减量或停药，长期维持者可1～2年评估1次。

3. 肌病

（1）特发性炎性肌病（IIM）是一组以四肢近端肌肉受累和

慢性炎症为突出表现的异质性疾病，主要包括皮肌炎（DM）、多发性肌炎（PM）、重叠综合征、抗合成酶抗体综合征、免疫介导的坏死性肌病（IMNM）和包涵体肌炎（IBM）。

（2）IBM对抗炎和免疫抑制治疗无反应，其他活动性肌炎的主要初始治疗是糖皮质激素＋免疫抑制剂（甲氨蝶呤、吗替麦考酚酯、硫唑嘌呤、利妥昔单抗）。

（3）DM/PM的初始糖皮质激素治疗：通常的初始剂量是泼尼松1mg/（kg·d），最大剂量为80mg/d。对于病情严重的患者，可在治疗开始时给予甲泼尼龙冲击治疗（1000mg/d，持续3～5天，酌情剂量阶梯减半）。在治疗的最初4～6周，持续使用泼尼松1mg/（kg·d），并对临床反应进行持续评估。一般建议在肌酶正常、肌力恢复健康后才逐渐减停糖皮质激素，但维持使用泼尼松1mg/（kg·d）超过6周可能增加发生类固醇肌病的风险。

（4）肌酶在治疗几周内开始下降，通常在约6周内恢复正常。但肌力恢复滞后于肌酶下降，可能在3个月后才出现最大限度恢复。

4. 重症肌无力（MG）

（1）糖皮质激素仍为治疗重症肌无力的一线药物，主要为口服泼尼松/甲泼尼龙。泼尼松0.5～1mg/（kg·d）清晨顿服，最大剂量不超过100mg/d，一般2周内起效，6～8周效果最为显著。轻至中度MG可以20mg起始，每5～7天递增10mg，至目标剂量。达到治疗目标后，维持6～8周后缓慢减量，每2～4周减5～10mg，至20mg后每4～8周减5mg，酌情隔日口服最低有效剂量。

（2）大剂量糖皮质激素治疗会引起短暂的MG症状恶化，这种短暂恶化常在开始糖皮质激素治疗后5～10天出现，持续5～6天。我国指南建议，对于晚发型、病情严重或球部症状明显的患者应慎用激素，避免诱发肌无力危象。

（3）对于危象前状态或肌无力危象，应积极给予快速起效治疗（IVIg或血浆置换）。国际共识指出大多数肌无力危象患者需开始接受中至大剂量的口服或鼻饲糖皮质激素治疗（如泼尼松60～80mg/d），以便在更为快速的短效治疗（血浆置换和IVIg）带来数周缓解之后实现更持久改善；为减少糖皮质激素带来的症状恶化，可先使用IVIg或血浆置换使病情稳定后再使用糖皮质激素，并做好开放气道的准备。

三、糖皮质激素的不良反应

全身性应用糖皮质激素（泼尼松、泼尼松龙、甲泼尼龙）的主要不良反应如下。

（1）皮肤和外观：①皮肤变薄、瘀斑，小剂量使用也可出现。②类库欣特征（体脂重新分布，形成躯干型肥胖、水牛背和满月脸）和体重增加，与剂量和用药时间有关。

（2）眼部：白内障、青光眼。

（3）心血管：液体潴留、高血压、早发动脉粥样硬化性疾病及心律失常，呈剂量依赖性。

（4）胃肠道：①胃炎、溃疡形成和消化道出血。②脂肪肝。

（5）骨骼肌肉：骨质疏松、股骨头坏死、肌病。

（6）神经精神：与治疗剂量和持续时间相关。①情绪，可有轻躁狂、兴奋。②精神病性症状。③记忆损害。

（7）代谢和内分泌效应：①高血糖。②HPA轴抑制。

（8）免疫系统：影响固有免疫和获得性免疫。

（9）血液系统：白细胞增多。

四、糖皮质激素不良反应的监测

（1）糖皮质激素不良反应的出现部分与其剂量及应用时间相关。

（2）在糖皮质激素方案制订前需要基于个体基线情况、评估并发症的危险因素，如糖尿病、控制不佳的高血压、心力衰竭和外周性水肿、白内障或青光眼、消化性溃疡、感染、骨密度低或骨质疏松。

（3）糖皮质激素应用期间，需要监测不良反应：骨质疏松、感染、糖尿病或糖耐量异常、白内障或青光眼。

（4）推荐定期复查的实验室指标：血常规、肝功能、电解质、血糖、粪便潜血。

（5）目前暂无较全面的糖皮质激素应用监测的指南或共识，针对激素性骨质疏松的评估和建议如下。

1）应用糖皮质激素患者发生骨折的危险因素如下。

✓ 激素相关因素：高剂量糖皮质激素（如泼尼松＞7.5mg/d），累积剂量＞5g，当前或最近（＜3个月）使用糖皮质激素，糖皮质激素相关肌病增加跌倒风险，糖皮质激素性性腺功能减退。

✓ 年龄＞55岁；白种人；女性；更年期；吸烟，过量饮酒；骨密度T值＜-1.5；内分泌疾病，如性腺功能减退、甲状旁腺功能亢进或甲状旁腺功能减退；吸收不良；BMI＜18.5kg/m²；既往骨折。

2）评估工具：骨折风险评估工具（FRAX）；建议对接受糖皮质激素治疗且年龄＞40岁的人进行骨密度测试。

3）预防：包括如下内容。

✓日常生活方式建议，包括保持正常体重、戒烟、限酒及跌倒风险的评估和管理。

✓鼓励饮食中适当摄入钙（1000～1200mg/d）和维生素D（600～800U/d）。

✓药物治疗的目标人群：①既往骨质疏松骨折病史，接受糖皮质激素（泼尼松剂量＞2.5mg/d）治疗的患者。②接受糖皮质激素治疗的患者中，骨密度检测脊椎或股骨颈T值≤-2.5。③50岁以上男性和绝经后女性。④经评估骨折风险较高患者。

五、糖皮质激素停用指征

（1）已达到最大的期待治疗效益。

（2）经过充分试用后，达到的治疗效益仍不足。

（3）糖皮质激素副作用变得很严重或药物无法控制，如骨质疏松或高血压。

（4）如果患者发生以下两种并发症，需要立即停用或迅速大量减量，而不是逐渐减量。

1）类固醇引发的急性精神病症状，并且抗精神病药物无效。

2）疱疹病毒引起的角膜溃疡，这种溃疡可快速引起角膜穿孔，并可能导致永久性失明。

参 考 文 献

[1]糖皮质激素急诊应用共识专家组．糖皮质激素急诊应用专家共识（2020）[J]．中华急诊医学杂志，2020，29（6）：765-772．

[2]糖皮质激素类药物临床应用指导原则（2011）[EB/OL]．（2011-02-16）．https://www.gov.cn/gzdt/2011-02/24/content_1810219.htm.

[3]COOK A M，MORGAN J G，HAWRYLUK G W J，et al．Guidelines for the acute treatment of cerebral edema in neurocritical care patients[J]．Neurocrit Care，2020，32（3）：647-666.

[4]BUVKLEY L，HUMPHREY M B．Glucocorticoid-induced osteoporosis[J]．N Engl J Med，379（26）：2547-2556.

[5]SAAG K G．Major adverse effects of systemic glucocorticoids[DB/OL]．Beijing：Wolters Kluwer UpToDate．（2024-01-08）．https://www.uptodate.com/contents/major-adverse-effects-of-systemic-glucocorticoids.

（黄欣莹　林　楠　周立新）

第五节 神经系统疾病免疫抑制剂及生物制剂的应用与监测

一、神经系统疾病常用免疫抑制剂及生物制剂的分类

1. 神经系统疾病常用免疫抑制剂分类（表7-8）

表7-8 神经系统病常用免疫抑制剂分类

种类	作用机制	代表药物	临床应用	禁忌证
传统免疫抑制剂				
钙调磷酸酶抑制剂（CNI）	抑制细胞内钙调磷酸酶活性，减少IL-2释放，从而选择性抑制T细胞活化增殖及肿瘤坏死因子-α、IL-6、IL-17等细胞因子转录	环孢素（CsA）	CIDP、IIM、MG	过敏、恶性肿瘤、肝肾功能不全、难以控制的高血压、病毒感染等
		他克莫司（FK506）	NMOSD、MG	过敏、对其他大环内酯类药物过敏、妊娠
抗细胞增殖类药物	竞争性抑制嘌呤生物合成而抑制DNA、RNA及蛋白合成，抑制淋巴细胞增殖反应	硫唑嘌呤（AZA）	CIDP、IIM、NMOSD、MOGAD、MG、PACNS、AE、血管炎性神经病	过敏、妊娠

种类	作用机制	代表药物	临床应用	禁忌证
抗细胞增殖类药物	选择性抑制T细胞和B细胞中次黄嘌呤单核苷酸脱氢酶的活性，抑制鸟嘌呤合成，从而选择性抑制T细胞和B细胞增殖，发挥免疫抑制作用	吗替麦考酚酯（MMF）	AE、CIDP、NMOSD、MG、MS、PACNS	过敏、妊娠
	烷化剂类；同时具备细胞毒性作用和免疫抑制作用（使T细胞及B细胞绝对数减少，抑制B细胞功能，降低免疫球蛋白水平）	环磷酰胺（CTX）	ADEM、AE、CIDP、IIM、NMOSD、MG（说明书内）、MMN、PACNS、血管炎性神经病	严重骨髓抑制、感染、肝肾功能损害、已应用细胞毒性药物治疗、放疗、过敏、妊娠
	蒽环类抗肿瘤药：阻断DNA合成、复制、转录及抑制II型拓扑异构酶活性，对DNA产生影响	米托蒽醌（Mitoxantrone）	NMOSD、MS（超说明书）	累积剂量达160mg/m²、重度肝肾功能损害、过敏、妊娠
免疫调节剂*				
鞘氨醇-1-磷酸酯受体（S1PR）调节剂	选择性与S1PR1和S1PR5高亲和力结合、减轻中枢炎症	西尼莫德（Siponimod）	MS	CYP2C9*3/*3基因型、近期心脏事件、严重房室传导阻滞或病态窦房结综合征
		芬戈莫德（Fingolimod）	MS	近期心脏事件、严重房室传导阻滞或病态窦房结综合征、基线QT间期>500ms、服用I a类或III类抗心律失常药物

续 表

种类	作用机制	代表药物	临床应用	禁忌证
		奥扎莫德（Ozanimod）	MS	近期心脏事件，严重房室传导阻滞或病态窦房结综合征，免疫抑制状态，活动性恶性肿瘤，重度肝损伤（Child-Pugh C级）
烟酸受体激动剂	激活核因子 E2 相关因子 2（Nrf2）- 抗氧化反应元件（ARE）抗氧化信号通路，可同时激活抗氧化和抗炎反应	富马酸二甲酯（DMF）	MS	过敏
嘧啶合成抑制剂	抑制参与嘧啶从头合成的关键线粒体酶二氢乳清酸脱氢酶（DHODH），导致外周活化T细胞和B细胞增殖减少，具有抗炎作用	特立氟胺（Teriflunomide）	MS	重度肝损伤，过敏，妊娠
多肽混合物	激活其反应性Th2细胞，促进抗炎症细胞因子产生，诱导髓鞘反应性T细胞的免疫耐受而发挥抗炎作用	醋酸格拉替雷（Glatiramer acetate）	MS	无（除对本品活性成分或甘露醇过敏的患者禁用）

注：CIDP，慢性炎性脱髓鞘性多发性神经根神经病；IIM，特发性炎症性肌病；MG，重症肌无力；NMOSD，视神经脊髓炎谱系病；MOGAD，抗髓鞘少突胶质细胞糖蛋白免疫球蛋白 G 抗体相关疾病；PACNS，原发中枢神经系统血管炎；AE，自身免疫性脑炎；MS，多发性硬化；MMN，多灶性运动神经病。* 此类药物目前仅被批准用于 MS 的疾病修饰治疗（DMT）。特立氟胺为改善病情的抗风湿药物（DMARDs）来氟米特的活性代谢物。

438

2. 神经系统疾病常用生物制剂分类（表7-9）

表7-9 神经系统病常用生物制剂分类

种类	作用机制	代表药物	适应证（临床应用）	禁忌证
抗CD20单抗	与B细胞表面的CD20结合，特异性杀伤表达CD20的B细胞	利妥昔单抗（RTX）	AE、CIDP、IIM、NMOSD、MOGAD、MG、MS、PACNS、血管炎性神经病（超说明书）	严重活动性感染或免疫反应、严重损害、严重心力衰竭（NYHA分级IV级）、过敏
		奥瑞珠单抗（Ocrelizumab）	MS	活动性HBV感染、过敏
		奥法妥木单抗（Ofatumumab）	MS	活动性HBV感染、过敏
抗CD19单抗	与B细胞表面的CD19结合，特异性杀伤表达CD19的B细胞	伊奈利珠单抗（Inebilizumab）	成人抗AQP4抗体阳性的NMOSD	活动性HBV感染、活动性或未经治疗的潜伏性结核、过敏
抗CD52单抗	选择性靶向T细胞和B细胞上CD52的单克隆抗体，导致循环细胞的耗竭	阿仑单抗（Alemtuzumab）	MS（超说明书）	HIV感染、过敏

续表

种类	代表药物	作用机制	适应证（临床应用）	禁忌证
IL-6受体抑制剂	托珠单抗（Tocilizumab）	抗IL-6R的人源化IgG亚类单克隆抗体，阻断IL-6信号通路	AE、NMOSD、MG（超说明书）	活动性感染、过敏
	萨特利珠单抗（Satralizumab）		12岁以上的抗AQP4抗体阳性的NMOSD	活动性HBV感染、活动性或未接受治疗的潜伏性结核、过敏
补体抑制剂	依库珠单抗（Eculizumab）	防止C5裂解为C5a和C5b，从而防止末端攻击复合物C5b-9的形成	抗AChR抗体阳性的难治性的全身型MG、成人抗AQP4抗体阳性的NMOSD	未缓解的脑膜炎奈瑟球菌感染、过敏
FcRn拮抗剂	艾加莫德（Efgartigimod）	减少FcRn与IgG的结合，从而增加IgG降解，降低循环抗体含量	抗AChR抗体阳性的成人全身型MG	过敏
α4β整合素抑制剂	那他珠单抗（Natalizumab）	通过与整合素α4亚基α4β1和α4β7的结合，阻断其与内皮受体过迟的结合，从而防止白细胞穿过内皮移至炎症组织，阻断活化免疫细胞的进一步聚集和炎症活动	MS	进行性多灶性白质脑病或有此病史、过敏、18岁以下

注：抗AQP4抗体，抗水通道蛋白4抗体；抗AChR抗体，抗乙酰胆碱受体抗体；HBV，乙型肝炎病毒；HIV，人类免疫缺陷病毒。

二、免疫治疗药物相关不良反应及监测指标

1. 临床应用中免疫抑制剂常见不良反应及并发症

（1）感染相关不良反应（增加感染风险/重新激活潜伏感染）：见表7-10。

表7-10　免疫抑制剂常见感染相关不良反应及相应诊疗安排

风险分类	诊疗安排
骨髓抑制作用	所有免疫抑制剂均可发生骨髓抑制作用 白细胞计数 $<3\times10^9/L$，淋巴细胞计数 $<0.5\times10^9/L$，以及连续用药者感染风险更高；给药后需常规监测血常规 注意：TPMT活性缺失患者接受AZA治疗时具有发生严重骨髓抑制风险
HBV/HCV感染	HBV再激活：患者既往HBV DNA检测不出但现在HBV DNA处于可检出水平；HBV DNA增至之前的 $>10\sim100$ 倍；血清学逆转，即患者从以前的HBsAg阴性/抗HBc阳性变为HBsAg阳性 应用B细胞清除剂患者HBV/HCV病毒重激活风险显著增高 对潜在感染需要免疫抑制剂治疗的患者，筛查项目需包括肝功能、HBV DNA病毒载量或HCV RNA病毒载量、HBV/HCV抗体 具体预防及治疗安排详见后文
结核感染	潜伏性结核再激活：免疫抑制剂使用6个月内出现结核感染的症状和体征 接受TNF-α抑制剂治疗患者再激活风险最高 对潜在感染需要免疫抑制剂治疗的患者，筛查项目需包括结核菌素皮肤试验（TST）、γ干扰素释放试验（IGRAs）、胸部X线/胸部CT 具体预防及治疗安排详见后文
肺孢子菌肺炎（PCP）	接受强效免疫抑制剂治疗（泼尼松剂量 $>15\sim30$ mg/d 或等效剂量激素治疗 $>2\sim4$ 周，联合多种免疫抑制剂、CTX治疗）均应考虑预防性抗感染治疗 首选用药：甲氧苄氨嘧啶/复方磺胺甲噁唑（TMP/SMZ）480mg/d 或 960mg/tiw 停用指征：对非HIV人群，免疫抑制危险因素去除后即可停用（部分专家建议将 $CD4^+T$ 细胞计数 >200 /ml 持续6个月以上作为停用指征）

风险分类	诊疗安排
进行性多灶性白质脑病（PML）	潜伏感染的JCV再激活所致的亚急性脱髓鞘性疾病，与免疫功能低下有关 接受免疫抑制或免疫调节治疗患者中的高危群体：艾滋病患者，恶性血液系统疾病者，器官移植者，合并自身免疫病者 用于治疗MS的免疫抑制剂/调节剂均与PML存在相关性，其中那他珠单抗风险最高 诊断：①脑组织活检证实为脱髓鞘病变，病灶内检测到JCV或其DNA表达。②CSF中测及JCV DNA表达 治疗：尚无有效的治疗方法，最重要的治疗措施是重建机体免疫系统 建议：警惕可能提示PML的临床症状（视觉障碍、肌无力和认知功能下降等）或MRI异常（典型表现为累及双侧大脑半球，呈多发非对称性融合分布），如有怀疑立即停药
HIV感染	免疫抑制剂治疗前，筛查项目可包括抗HIV抗体检测、HIV核酸定性和定量检测、CD4$^+$T细胞计数 使用免疫抑制剂/生物制剂可能会增加感染并发症的风险，故不推荐HIV阴性患者应用免疫抑制剂/生物制剂 若HIV阳性患者必须应用相关治疗，应常规预防PCP感染和/或同时应用阿昔洛韦或伐昔洛韦以预防单纯疱疹和水痘感染 HIV阳性且CD4$^+$T细胞计数低的患者真菌感染风险增加，尤其是念珠菌病和隐球菌病，建议预防性使用氟康唑
细菌性脑膜炎	细菌性脑膜炎是依库珠单抗最严重的不良反应 启动依库珠单抗治疗前患者应接种脑膜炎奈瑟菌、肺炎链球菌和B型流感嗜血杆菌疫苗

注：JCV，JC病毒；TPMT，硫代嘌呤甲基转移酶；HBsAg，乙型肝炎表面抗原；抗HBc抗体，抗乙型肝炎核心抗体；HCV，丙型肝炎病毒。

（2）非感染相关不良反应：见表7-11。

表7-11 免疫抑制剂常见非感染相关不良反应及相应诊疗安排

风险分类	诊疗安排
消化道反应	多种免疫抑制剂常见不良反应，尤其糖皮质激素（GC）增加溃疡及上消化道出血等并发症风险 应用GC时，消化性溃疡高风险患者（同时应用NSAIDs、有消化性溃疡病史、高龄、泼尼松总剂量≥1000mg或治疗时间≥30天）常规予质子泵抑制剂（PPI）预防性治疗 持续性腹泻是MMF最常见的不良反应
肝肾毒性	推荐接受CTX、CsA及MMF治疗的患者定期监测肾功能 接受CTX、AZA、MMF、TNF-α抑制剂治疗可能存在潜在肝毒性，须定期监测肝酶 CTX可致出血性膀胱炎，大剂量应用时应水化、利尿，同时予尿路保护剂
恶性肿瘤风险	多种免疫抑制剂或生物制剂均可增加恶性肿瘤风险 TNF-α抑制剂、CsA、MMF、AZA、阿仑单抗等治疗可增加黑色素瘤风险，推荐定期皮肤学检查 AZA、MMF等治疗可增加淋巴瘤风险（肾移植或类风湿关节炎患者风险最高） 建议：治疗前进行肿瘤标志物及影像学等肿瘤相关检查
糖皮质激素诱导的骨质疏松（GIOP）	长期糖皮质激素治疗（≥3个月）前，常规监测血压、血脂、血糖及25-羟维生素D_3水平，测定骨密度（≥40岁） 治疗：用药期间常规予钙和维生素D_3补充剂 警惕：长期或短期大剂量GC治疗致非创伤性骨坏死（**警示：持续性关节疼痛或活动受限；常见部位：股骨头、膝关节及胯骨头**）
TNF-α抑制剂相关脱髓鞘疾病	TNF-α抑制剂治疗（英夫利西单抗、依那西普）与神经脱髓鞘不良事件有关 MS和NMOSD患者禁用TNF-α抑制剂 建议：TNF-α抑制剂治疗期间若出现脱髓鞘病变相关症状或体征，应立即停用，并行进一步评估
可逆性后部脑病综合征（PRES）	与PRES可能相关的药物包括甲氨喋呤、CsA、FK506、利妥昔单抗、奥扎莫德等 甲氨蝶呤及CsA是报道发生PRES的最常见诱因 治疗：如疑似PRES，应终止免疫抑制治疗，消除潜在诱因；积极控制血压

2. 临床应用免疫抑制剂筛查及监测指标（表7-12）

表7-12 临床应用免疫抑制剂前筛查项目及使用中所需监测指标

基础项目：推荐所有患者在开始免疫抑制剂治疗之前均考虑	
病史及体格检查	考虑可能的禁忌证 评估感染史（特别是肝炎史）、恶性肿瘤病史、当前或既往用药、妊娠检查（育龄期女性）
常规检验检查	血/尿/便常规、肝肾功能
感染筛查	HBV/HCV筛查：肝功能、HBV DNA/HCV RNA载量、抗HBV/HCV抗体 HIV筛查：抗HIV-1/2抗体检测 结核筛查：结核菌素皮肤试验（TST）、γ干扰素释放试验（IGRA）、胸部X线
疫苗接种	几乎所有免疫抑制剂/生物制剂说明书均不推荐治疗期间接种减毒活疫苗或活疫苗 用药期间如需接种灭活疫苗，接种时机选择： B细胞清除剂：末次治疗12周后/下次治疗4周前 IL-6受体抑制剂：末次治疗3周后/下次治疗1周前 奥法妥木单抗/伊奈利珠单抗/萨特利珠单抗：在开始使用前至少2周进行接种 评估疫苗接种的必要性，根据当地的建议更新疫苗接种，例如，在启动依库珠单抗治疗前接种脑膜炎奈瑟菌、肺炎链球菌和B型流感嗜血杆菌疫苗 阿仑单抗、芬戈莫德/西尼莫德/奥扎莫德：在开始治疗前，检测患者的水痘−带状疱疹病毒（VZV）抗体；建议抗体阴性在启动治疗前需接种VZV疫苗
进阶项目：某些具体药物需考虑筛查或监测指标	
糖皮质激素	体重、血压、血糖、血钾、血脂 眼科学评估 25-羟维生素D_3、骨密度
CsA、FK506	血药浓度、血压、*CYP3A5*基因多态性
AZA	血药浓度、硫代嘌呤甲基转移酶（TPMT）和核苷酸二磷酸酶（NUDT15）基因多态性
MMF	血糖、血压
CTX	尿常规、尿酸
西尼莫德	CYP2C9代谢酶基因、心电图 眼科学评估、基线和年度皮肤检查
芬戈莫德/奥扎莫德	心电图、眼科学评估、水痘−带状疱疹病毒IgG
抗CD20/19单抗	心电图、$CD19^+$B细胞数量、血清免疫球蛋白定量检测
阿仑单抗	甲状腺功能、基线和年度皮肤检查、$CD4^+$T细胞计数

三、免疫治疗药物的相互作用及特殊人群用药

1. 常见药物相互作用（表7-13）

表7-13 常见药物相互作用

药物	不可合用药物列表（推荐意见：避免合用）	原因
CsA、FK506	大环内酯类（红霉素、克拉霉素、阿奇霉素） 唑类抗真菌药（氟康唑、伊曲康唑、伏立康唑、克霉唑、曲康唑） 抗病毒药（利托那韦、奈韦拉平、齐多夫定、拉米夫定） 钙通道阻滞剂、甲硝唑、胺碘酮、达那唑、别嘌呤醇等 西柚、葡萄柚、红心柚等水果和葡萄柚汁	升高血药浓度
	肝酶诱导剂：利福平、苯妥英、苯巴比妥、卡马西平、异烟肼等	降低血药浓度
	氨基糖苷类、喹诺酮类等，两性霉素B，NSAIDs，血管紧张素转换酶抑制剂（ACEI）	增加药物毒性
AZA	降尿酸类药物：非布司他、别嘌醇	非布司他升高血药浓度 别嘌醇抑制硫唑嘌呤代谢
	抗病毒药物及抗生素：利巴韦林、复方磺胺甲噁唑、甲氧苄啶等	增强AZA骨髓抑制作用
	ACEI禁用	增强AZA骨髓抑制作用
MMF	DNA聚合酶抑制剂（阿昔洛韦和更昔洛韦）	升高血药浓度
	抗酸药和PPI（如氢氧化镁、氢氧化铝、奥美拉唑、兰索拉唑等）	降低血药浓度
	抗生素（如氨基糖苷、头孢菌素、喹诺酮和青霉素类）	
	螯合剂（消胆胺和司维拉姆）	降低药物利用率

第七章 神经系统疾病的药物治疗及监测

药物	不可合用药物列表（推荐意见：避免合用）	原因
CTX	硫唑嘌呤、环孢素	CTX＋硫唑嘌呤→均有肝毒性 CTX＋环孢素→移植物抗宿主病发生率升高
	氟康唑、酮康唑、两性霉素B	三唑环结构对CTX产生显著抑制作用 CTX＋两性霉素B→增加肾损害发生率
	喹诺酮类、利福平	CTX＋喹诺酮类→减弱喹诺酮类药物抗菌作用 利福平增加CTX药物毒性
	华法林	因竞争抑制作用延长华法林半衰期，增加出血风险
	别嘌醇、其他抗痛风药物	显著增加CTX的骨髓毒性（CTX增加血清尿酸水平，合用需调整抗痛风药物剂量）
	大剂量巴比妥或GC	增加急性毒性
	多柔比星	增加心脏毒性
米托蒽醌	多柔比星	增加心脏毒性
西尼莫德/芬戈莫德/奥扎莫德	抗心律失常药物、延长QT间期药物、可能降低心率的药物	对心率的潜在累加效应
奥扎莫德	单胺氧化酶抑制剂、CYP2C8诱导剂（利福平）	降低药物利用率
西尼莫德	CYP2C9和CYP3A4抑制剂（如利福平或卡马西平）	升高血药浓度
芬戈莫德	酮康唑	增加药物暴露及不良反应风险
特立氟胺	华法林	二者合用致INR降低约25%，合用需密切监测INR
	CYP1A2底物药物（阿洛司琼、度洛西汀、茶碱、替扎尼定等）	特立氟胺可致此类药物暴露降低（合并使用时，对上述药物药效或药物浓度进行监测，做个体化剂量调整）

药物	不可合用药物列表（推荐意见：避免合用）	原因
特立氟胺	CYP2C8底物药物（紫杉醇、吡格列酮、瑞格列奈、罗格列酮等） BCRP底物（如米托蒽醌） OATP家族药物（甲氨蝶呤、利福平） OAT3底物药物（头孢克洛、西咪替丁、环丙沙星、青霉素G、呋塞米、甲氨蝶呤等）	特立氟胺体内抑制CYP2C8、OAT3、BCRP和OATP1B1/1B3的活性，故应用上述药物需降低剂量
	HMG-CoA还原酶抑制剂	服用特立氟胺的患者，瑞舒伐他汀剂量不应超过10mg/d
托珠单抗	CYP450 3A4、1A2或2C9代谢类药物（如甲泼尼龙、地塞米松、阿托伐他汀、钙通道阻滞剂、茶碱、华法林、苯妥英、环孢素或苯二氮䓬类）	托珠单抗致CYP450底物药物的代谢增加（合并使用时，对上述药物药效或药物浓度进行监测，行个体化剂量调整）
	CYP3A4底物类药物（如口服避孕药、辛伐他汀、阿托伐他汀、奥美拉唑、右美沙芬、华法林、环孢素、茶碱）	托珠单抗与CYP3A4底物联用会降低该类药物疗效

注：BRCP，乳腺癌耐药蛋白；OATP，有机阴离子转运多肽；OAT3，有机阴离子转运体3；HMG-CoA，羟甲戊二酰辅酶A。

第七章　神经系统疾病的药物治疗及监测

2. 妊娠或生育计划安排（表 7-14）

表 7-14 美国 FDA 药物分级

药物	妊娠分级	生殖毒性	妊娠期	哺乳期
CsA、FK506	C类	动物实验中对胎儿有毒副作用，但尚无关于人类孕妇的对照研究数据，对人类胎儿的毒副作用不明确	可能增加妊娠期高血压、子痫和妊娠期糖尿病的发生率	禁用
AZA	D类	根据作用机制和动物实验结果，可能会对胎儿有伤害	目前国内外专家共识认为围妊娠期用药相对安全	哺乳期尽量停用（建议丢弃服药后4小时内所产的乳汁）
MMF	D类	可能增加先天性畸形等风险	妊娠前计划停药 6～12 周妊娠期禁用	禁用
CTX	D类	对生殖系统有较明显的毒性，有生育要求者尽量避免使用	妊娠前计划停药 3～6 个月妊娠期禁用	禁用
米托蒽醌	D类	可出现胎儿生长受限或Pierre-Robin综合征	妊娠期禁用	禁用
芬戈莫德/西尼莫德	C类	治疗期间和末次治疗后2个月内应采取有效的避孕措施	不推荐妊娠期使用	哺乳期妇女慎用，仅在利大于弊时可用
奥扎莫德	C类	治疗期间和末次治疗后3个月内应采取有效的避孕措施	孕妇禁用	哺乳期禁用

药物	妊娠分级	生殖毒性	妊娠期	哺乳期
富马酸二甲酯	C类	尚无妊娠女性使用本品的数据	动物实验数据显示哺乳期和妊娠期 动物实验数据显示哺乳期和妊娠期 不良影响，建议综合考虑 娠期不良影响，建议综合考虑	
特立氟胺	X类	动物实验中对胎儿可见死性和致畸性 通过药物加速消除方案，未次治疗后6周 内应采取有效的避孕措施；若不采用加速 清除方案，停药2年后才能妊娠	妊娠或正在计划妊娠患者禁用	禁用
醋酸格拉替雷	B类	动物研究证实对胎儿无害 孕妇人群研究报道与一般人群中相似的胎 儿畸形率	相对安全	相对安全
利妥昔单抗	C类	治疗期间和末次治疗后12个月内应采取 有效的避孕措施	妊娠期禁用	禁用
奥瑞珠单抗	C类	根据动物数据，妊娠用药可能致胎儿损害	尚无妊娠女性使用本品的数据	在治疗期间和末次给药后18个 月内应停止哺乳
奥法妥木单抗	C类	治疗期间和末次治疗后6个月内采取有 效的避孕措施	不推荐妊娠期使用	多个国际指南推荐哺乳期慎用 应用
伊奈利珠单抗	C类	对胎儿可能的安全性风险不详 治疗期间和末次治疗后6个月内应采取有 效的避孕措施	尚无妊娠女性使用本品的数据	暂无建议

续 表

药物	妊娠分级	生殖毒性	妊娠期	哺乳期
阿仑单抗	C类	可能对胎儿造成伤害治疗期同和末次治疗后3个月内应采取有效的避孕措施	不推荐妊娠期使用	建议哺乳期女性在治疗期同和末次给药后至少3个月内不要哺乳
托珠单抗	C类	可透过胎盘屏障，影响胎儿免疫系统	治疗期同和末次治疗后3个月内应采取有效的避孕措施 不推荐妊娠期使用	哺乳期女性慎用，仅在利大于弊时可用
萨特利珠单抗、依库珠单抗	一	安全性尚不明确，需咨询专科医师	安全性尚不明确	围妊娠期及哺乳期使用的安全性尚不明确
艾加莫德	一	艾加莫德可能从母体通过胎盘进入发育中的胎儿体内 对在宫内曾暴露于艾加莫德的婴儿接种活疫苗或减毒活疫苗之前，应考虑感染风险和获益	建议谨慎使用，咨询专科医师	建议谨慎使用，咨询专科医师
那他珠单抗	C类	尚无妊娠女性使用本品的数据，对胎儿可能的安全性风险不详	专家建议，如果可能的话，可考虑在妊娠期间使用6周，延长给药方案继续治疗，直到妊娠中期结束或在必要时直到第34周，并在产后恢复治疗	可能安全，需更多数据

注：美国FDA根据药物在治疗过程中对胎儿的危害程度，将药物安全分为A、B、C、D、X 5个等级；其中A、B类药物相对较安全，C、D类药物可能会有较大的风险，需要慎用，X类药物明确备孕或者妊娠期禁止使用。

3. HBV再激活预防和治疗安排

（1）步骤1：风险评估。

循证证据：根据美国胃肠病学会（AGA）指南关于免疫抑制药物治疗期间HBV再激活的预防和治疗指南，将使用免疫抑制药物的患者按HBV再激活风险分为高危组（HBV再激活风险＞10%）、中危组（HBV再激活风险为1% ～ 10%）和低危组（HBV再激活风险＜1%）（表7-15）。

表7-15　AGA指南关于HBV再激活风险分组

组别	表现
高危组	HBsAg阳性或阴性/抗HBc阳性患者使用B细胞清除剂治疗（如利妥昔单抗、奥法妥木单抗） HBsAg阳性/抗HBc阳性患者使用蒽环衍生物治疗（如多柔比星、表柔比星） HBsAg阳性/抗HBc阳性患者每日使用中高剂量（≥10mg泼尼松或相等的）糖皮质激素治疗≥4周
中危组	HBsAg阳性或阴性/抗HBc阳性患者使用TNF-α抑制剂治疗 HBsAg阳性或阴性/抗HBc阳性患者使用其他细胞因子或整合素抑制剂（如那他珠单抗） HBsAg阳性或阴性/抗HBc阳性患者使用酪氨酸激酶抑制剂（如伊马替尼） HBsAg阳性/抗HBc阳性患者每日使用低剂量（＜10mg泼尼松或相当的）糖皮质激素治疗≥4周 HBsAg阴性/抗HBc阳性患者每日使用中高剂量（≥10mg泼尼松或相等的）糖皮质激素治疗4周 HBsAg阴性/抗HBc阳性患者使用蒽环衍生物治疗
低危组	HBsAg阳性或阴性/抗HBc阳性患者使用传统免疫抑制剂（如AZA、MTX等） HBsAg阳性或阴性/抗HBc阳性患者关节内使用糖皮质激素治疗 HBsAg阳性或阴性/抗HBc阳性患者每日口服任何剂量糖皮质激素≤1周 HBsAg阴性/抗HBc阳性患者使用低剂量（＜10mg/d泼尼松或相当的）糖皮质激素治疗≥4周

（2）步骤2：临床实践。

1）HBsAg阳性或抗HBc阳性，需进行HBV DNA检测；若无HBV感染证据推荐先行疫苗接种再行治疗。

2）预防性治疗取决于发生再激活的风险水平；高病毒载量是发生乙型肝炎再活动最重要的危险因素。

治疗取决于所用免疫抑制治疗的类型、HBV DNA水平和基

451

础肝病的程度。

中度至极高风险：开始免疫抑制治疗的同时或之前1周给予抗病毒治疗。此类患者优选预防治疗，再激活再开始抗病毒可能无法预防肝炎发作。

3）循证证据，具体推荐意见如下。

✓ 高危组推荐预防性抗病毒治疗（推荐等级：强；证据等级：中）。

✓ 中危组推荐预防性抗病毒治疗（推荐等级：弱；证据等级：中）。

✓ 低危组不推荐常规预防性抗病毒治疗（推荐等级：弱；证据等级：中）。

✓ 不推荐所有组患者根据抗HBs抗体状态指导预防性抗病毒治疗（推荐等级：弱；证据等级：低）。

✓ 推荐与拉米夫定相比具有更高耐药基因屏障的抗病毒药物（如恩替卡韦、恩曲他滨、替比夫定等）进行预防性抗病毒治疗（推荐等级：弱；证据等级：中）。

✓ 不推荐通过监测HBV DNA进行挽救治疗代替预防性抗病毒治疗（推荐等级：无；证据等级：无）。

✓ 推荐中高危组除敏感的HBV DNA检测外，还需定期监测HBsAg和抗HBc抗体（推荐等级：强；证据等级：中）。

✓ 低危组不推荐常规筛查HBV DNA（推荐等级：弱；证据等级：中）。

（3）步骤3：用药安排。

1）预防用药：选用替诺福韦25mg/d或恩替卡韦0.5mg/d进行预防性治疗。不建议使用干扰素或拉米夫定。

2）启动时机及疗程：

✓ 在开始免疫抑制剂及生物制剂前1周或至少同时开始应用抗病毒治疗。

✓ 在免疫抑制剂治疗停止后，应继续核苷类似物（NAs）抗病毒治疗至少6个月。

✓ 生物制剂相关治疗：①抗CD20单抗治疗，抗病毒治疗应在停药后维持至少12个月（HBsAg阳性且HBV DNA＞2000U/ml或有肝硬化证据的患者需延长治疗）。②抗CD19单抗治疗HBsAg阳性或阴性/抗HBc抗体阳性者，治疗方案同抗CD20单抗。③抗CD30单抗治疗被认为会导致HBV再激活，预防方案同抗CD20单抗治疗。④抗CD52单抗治疗被认为会导致HBV再激活，治疗停止后6～12个月密切监测病毒载量，可应用替诺福韦、恩替卡韦、拉米夫定预防。

3）监测项目及频率：治疗期间及治疗后6个月内。监测肝功能、HBV DNA、乙肝5项。每1～3个月进行一次监测。

4. 结核感染的预防和治疗

（1）步骤1：风险评估。

1）在使用免疫抑制剂前，识别潜伏结核感染（LTBI）高危人群。

✓ 用药前需仔细询问结核相关病史（既往是否有结核感染病史及接触史）。

✓ 具有一种或多种独立危险因素（实体器官移植受者、干细胞移植受者、年龄＞60岁、既往结核病史、患有慢性阻塞性肺疾病、患有肺纤维化病变、大量吸烟或饮酒增加、糖尿病或终末期肾病、矽肺、HIV感染、接受双重免疫疗法，或化疗联合免疫疗法等）。

✓ 对拟使用免疫抑制剂或生物制剂的患者，应常规进行LTBI筛查。

2）LTBI筛查项目：结核菌素皮肤试验（TST）、γ干扰素释放试验（IGRAs）。

✓ LTBI是一种对结核分枝杆菌抗原刺激产生持续免疫反应的状态，临床上无结核病相关症状、细菌学或影像学方面无活动结核的证据。

✓ LTBI试验阳性患者，完善结核分枝杆菌病原学检查及胸部影像学检查，判断有无活动性结核病。

✓ 对于即将开始长期免疫抑制治疗的患者，如果存在无反应性结核或LTBI试验结果不明，应根据有无LTBI流行病学危险因素作出治疗决策。

（2）步骤2：临床实践。

1）在疑似LTBI和计划开始免疫治疗的患者中是否需预防性抗结核仍具有争议，LTBI并非所有免疫抑制剂的绝对禁忌证。

2）目前临床推荐根据结核感染的危险因素，考虑存在结核再激活的风险时，才考虑进行结核预防，再激活风险低的患者在治疗前不需进一步管理。

3）对于有潜伏性或活动性结核病史且无法确定是否接受过足够疗程治疗的患者，以及潜伏性结核病检测呈阴性反应但有结核感染风险因素的患者，应在开始治疗前考虑抗结核治疗。

4）既往完成规范抗结核治疗5年以内者，可不予预防性抗结核治疗，建议此类患者在使用生物制剂时首选非TNF-α抑制剂。

5）若病情允许，建议LTBI患者开始预防性抗结核治疗至少2～4周后再评估是继续免疫治疗。如病情紧急需要立即启动免疫抑制剂/生物制剂治疗时，建议在充分评估风险后同时启动生物制剂和预防性抗结核治疗，但需严密监测肝功能。

6）用药期间如确诊为活动性结核，应立即考虑停用免疫抑制剂药物，抗结核治疗至痰结核菌阴性、影像学阴性。

（3）步骤3：用药安排。

1）治疗原则：①排除活动性结核病。②评估共存疾病。

基础肝病：活动性肝炎和终末期肝病是使用肝毒性药物的相对禁忌证。对于基线血清氨基转移酶水平超出正常值上限3倍的患者，应推迟LTBI治疗，直到获得基础病因评估结果。

周围神经病变及视神经病变。

合并用药：华法林、口服或其他激素类避孕药，某些降压药，某些抗心律失常药，某些抗抑郁药，某些抗癫痫药，美沙酮，以及蛋白酶抑制剂类抗反转录病毒药物。

2）用药方案：①基于利福霉素的方案（4R、3HR或3HP）。②WHO则支持每日使用异烟肼持续6个月，或每周使用3HP方案持续3个月。

3）监测：①基线评估后每月临床评估时监测肝功能及肝炎症状，出现此类症状时立即停药。②利福霉素类可能引起皮疹和/或血小板减少，用药时若出现皮疹或不明原因瘀斑，则应立即停药。

四、总结

（1）免疫抑制剂常见的不良反应包括感染及非感染相关不良反应。

（2）使用免疫抑制剂需要慎重，并在专科医师的监督下进行。

（3）充分了解并监测不同免疫抑制剂的不良反应是确保疗效和患者安全的关键。

参 考 文 献

［1］VODOPIVEC I，MILOSLAVSKY E M，KOTTON C N，et al. A neurologist's guide to safe use of immunomodulatory therapies ［J］. Semin Neurol，2014，34（4）：467-478.

［2］FRAGOULIS G E，NIKIPHOROU E，DEY M，et al. 2022 EULAR recommendations for screening and prophylaxis of chronic and opportunistic infections in adults with autoimmune inflammatory rheumatic diseases［J］. Ann Rheum Dis，2023，82（6）：742-753.

［3］DIAMANTOPOULOS P T，KALOPISIS K，TSATSOU A，et al. Progressive multifocal leukoencephalopathy in the context of newer therapies in hematology and review of new treatment strategies［J］. Eur J Haematol，2022，108（5）：359-368.

［4］ANAND P. Neurologic infections in patients on immunomodulatory and immunosuppressive therapies［J］. Continuum（Minneap Minn），2021，27（4）：1066-1104.

［5］https：//www. fda. gov/drugs/labeling-information-drug-products/ pregnancy-and-lactation-labeling-drugs-final-rule（Accessed on August 26，2023）.

（舒美钧　尹翮翔　周立新）

第六节　静脉注射免疫球蛋白在神经系统疾病中的应用与管理

一、概述

静脉注射免疫球蛋白（IVIg）来源于多克隆血清免疫球蛋白G（IgG）制备方法。作为一种广泛有效的抗炎和免疫调节剂，IVIg目前用于治疗多种神经系统免疫疾病，如吉兰-巴雷综合征、慢性炎性脱髓鞘性多发性神经根神经病、多灶性运动神经病、重症肌无力、自身免疫性脑炎、僵人综合征等。同时也应注意规范管理，避免滥用。

二、制备及作用机制

IVIg是从每批1000～15 000例捐赠者血清中制备的血液制品，它含有正常人血浆中所有的特异性抗体成分，其中主要是IgG及少许IgA和IgM（图7-1），具有多种免疫调节作用。通过影响自身抗体、补体激活、新生儿Fc受体（FcRn）饱和、Fcγ受体ⅡB（FcγRⅡb）、细胞因子和炎症介质等机制，对免疫调节网络产生影响。这些机制相互协同。

（1）中和致病性自身抗体：从健康血液中纯化出来的IVIg含有多种特异性抗体，这些抗体既可与机体抗原结合形成抗原抗体复合物被吞噬细胞吞噬，又能直接通过先天免疫系统封闭这些抗原的作用位点，使致病性抗体效价下降。

（2）加速致病性IgG抗体的降解：来自IVIg的超生理水平的IgG与血管内皮细胞上高度表达的保护性FcRn受体结合，使其饱和。使内源性的致病性IgG抗体无法被循环回收，于是被降解，从而减少循环中的致病性抗体。

（3）补体：IVIg中某些IgG分子的某些特定受体位点可与C3之间形成共价或非共价复合物。从而抑制补体激活、防止膜攻击

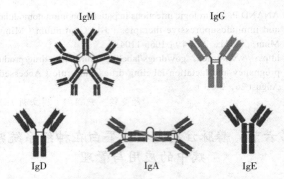

图7-1 5种免疫球蛋白示意图（Created with BioRender.com）

注：Ig分子由两条相同的轻链（L链）和两条相同的重链（H链）组成，L链与H链由二硫键连接形成一个四肽链分子，称为Ig分子的单体，是构成Ig分子的基本结构。根据H链恒定区结构的不同将免疫球蛋白分为5种：IgG、IgA、IgM、IgD和IgE。

复合物的形成。

（4）细胞因子：IVIg对体内多种细胞因子和免疫调节因子的分泌有调节作用，能抑制促炎症细胞因子的产生，从而达到抗炎作用。

（5）树突状细胞：IVIg抑制树突状细胞的分化和成熟，并下调与细胞因子分泌和抗原提呈相关的共刺激分子。

（6）巨噬细胞：IVIg调节或阻断巨噬细胞的Fcγ受体（FcγR），从而抑制吞噬作用并阻断抗体依赖性细胞介导的细胞毒性。

（7）T细胞：IVIg含有不同量的可溶性CD4、CD8、HLA-Ⅰ和HLA-Ⅱ分子，可干扰T细胞的抗原识别。此外，它包含能识别并绑定到HLA-Ⅰ分子α_1螺旋高度保守的肽序列的抗体，这可能抑制CD8介导的细胞毒性。IVIg还抑制T细胞凋亡分子如Fas和CD59，进一步增强其对活化的T细胞的抑制作用。

三、用法

（1）常规使用方法：2g/kg，2～5天内使用完毕。

（2）如应用5天，则剂量为0.4mg/（kg·d）。

四、不良反应

（1）常见不良反应为头痛、发热、皮疹等，少见的严重不良反应为血栓栓塞事件、溶血性贫血和急性肾小管坏死。

（2）对于有冠状动脉疾病、近期心肌梗死、卒中或血栓事件、高凝状态（继发性或家族性）或口服避孕药的患者应谨慎使用。

（3）在已有肾脏疾病的患者中，尤其是在老年患者和糖尿病患者中，接受IVIg治疗偶尔会发生可逆性急性肾小管坏死。血清肌酐水平可能在输注后1～10天内升高，但在停用2～60天内通常会恢复到基线水平。这种并发症在输注后2～4小时内出现，通常是可逆的，但如果症状严重，应及时就医。

（4）IVIg禁忌人群包括对人免疫球蛋白过敏或有其他严重过敏史者，以及有抗IgA抗体选择性IgA缺乏者。

（5）因血浆置换（PE）可消除免疫球蛋白，故应用IVIg之后不宜立即进行PE治疗。

五、IVIg在神经系统疾病中的应用（表7-16）

表7-16　IVIg治疗神经系统疾病推荐意见

疾病	适应证	推荐级别	其他推荐意见
GBS	急性期	I A	不推荐IVIg和PE联合使用（I B）。对于效果不佳或出现症状波动者不推荐启用第二疗程IVIg（I A）。目前没有证据证明不同GBS亚型之间存在IVIg疗效的差异
CIDP	急性期	I A	纯运动型CIDP应首选IVIg（I级）。IgG4亚型抗体相关CIDP（抗NF155、CNTN1、CASPR1、NF186抗体）对IVIg治疗无效，应避免使用（IV D）
	缓解期	II B	
MMN	急性期	—	对于初次IVIg治疗有效但数周或数月后出现肌力下降和功能减退者，应再次予以IVIg诱导治疗
MG	急性加重期或MG危象	I A	对于抗MuSK抗体阳性的MG患者疗效欠佳，弱于PE，仅在其他治疗方案效果不理想时推荐（III C）
	缓解期	III C	

疾病	适应证	推荐级别	其他推荐意见
AE	急性期	ⅢC	推荐在LGI1和CASPR2脑炎患者使用IVIg控制癫痫发作（ⅠB）。对重症及复发性AE患者，可每2～4周重复使用IVIg（ⅣD）
僵人综合征	—	ⅢC	
NMOSD	急性期	ⅢC	IVIg可联合静脉糖皮质激素用于治NMOSD严重发作（EDSS＞6.5）（ⅢC）
	缓解期	ⅢC	不推荐IVIg作为NMOSD缓解期用药。但在无法使用其他免疫治疗措施时，可每2～3个月应用1次IVIg（1g/kg）预防复发（ⅣD）
MOGAD	急性期	ⅣD	—
	缓解期	ⅢC	
MS	急性期	—	—
	缓解期	ⅡB	
ADEM	急性期	ⅣD	对激素不耐受，有禁忌证或存在感染隐患的病例应将IVIg作为首选治疗；使用激素疗效较差的病例可考虑应用IVIg改善临床症状（ⅣD）
PNS	急性期	ⅡB	仅推荐使用IVIg治疗副肿瘤性LEMS和眼肌麻痹-共济失调综合征
DM/PM	糖皮质激素和免疫抑制剂无效或反应差的患者	ⅠB	
ICIs相关神经疾病	确诊患者，早期使用	ⅣD	部分ICIs相关神经系统疾病患者可能对IVIg无效，可选用PE

注：GBS，吉兰-巴雷综合征；CIDP，慢性炎性脱髓鞘性多发性神经根神经病；MMN，多灶性运动神经病；MG，重症肌无力；AE，自身免疫性脑炎；NMOSD，视神经脊髓炎谱系病；MOGAD，髓鞘少突胶质细胞糖蛋白抗体相关疾病；MuSK，肌肉特异性酪氨酸激酶；PE，血浆置换；NF155、CNTN1和CASPR1，为3种郎飞结旁蛋白；NF186，郎飞结节蛋白；LGI1，富含亮氨酸的胶质瘤失活1蛋白；CASPR2，接触蛋白相关蛋白-2；IVMP，静脉注射甲泼尼龙；EDSS，扩展残疾状况量表；RRMS，复发缓解型多发性硬化；SPMS，继发进展型多发性硬化；MS，多发性硬化；ADEM，急性播散性脑脊髓炎；PNS，神经系统副肿瘤综合征；为二线治疗推荐级别；DM，皮肌炎；PM，多发性肌炎；ICIs，免疫检查点抑制剂；LEMS，Lambert-Eaton肌无力综合征。

治疗指南中证据推荐强度：Ⅰ级，基于A级证据或专家高度一致的共识（如不能做随机对照试验的情况）；Ⅱ级，基于B级证据和专家共识；Ⅲ级，基于C级证据和专家共识；Ⅳ级，基于D级证据和专家共识。证据水平：A级，多个随机对照试验的荟萃分析或系统评价、多个随机对照试验或1个样本量足够的随机对照试验；B级，至少一个较高质量的随机对照试验；C级，虽未随机但设计良好的对照试验或设计良好的队列研究或病例对照研究；D级，无同期对照的系列病例分析或专家共识。

值得注意的是，IVIg获批的适应证并不多，多数情况下患者属于超适应证使用，需要自行担负费用，尤其是罕见病治疗，很多情况下缺乏较高级别的循证医学证据。但也应注意使用规范，避免滥用。此外，IVIg的用药需要静脉注射，且输注时间长，存在一定不便。

六、总结

IVIg是血液制品。它含有正常人血浆中所有的特异性抗体成分，主要是IgG及少许IgA和IgM，具有多种免疫调节作用。目前在多种神经免疫病中均有应用。应用时注意规范管理，避免滥用。

参考文献

[1] 中国免疫学会神经免疫分会. 静脉注射人免疫球蛋白治疗神经系统免疫疾病中国指南［J］. 中国神经免疫学和神经病学杂志，2022，29（6）：437-448.

[2] TAVEE J, BRANNAGAN T H 3RD, LENIHAN M W, et al. Updated consensus statement: Intravenous immunoglobulin in the treatment of neuromuscular disorders report of the AANEM ad hoc committee［J］. Muscle Nerve, 2023, 68（4）：356-374.

[3] DALAKAS M C. Update on Intravenous Immunoglobulin in neurology: modulating neuro-autoimmunity, evolving factors on efficacy and dosing and challenges on stopping chronic IVIg therapy［J］. Neurotherapeutics, 2021, 18（4）：2397-2418.

（严婧文 谭 颖 周立新）

第七节 重症肌无力患者急诊常见慎用或禁用药物

一、概述

抗菌药物、钙通道阻滞剂、β受体阻滞剂、抗心律失常药、麻醉药、抗精神病药物等可能诱发或加剧重症肌无力（MG）。这些药物有些影响免疫状态，有些具有神经肌肉传导阻滞作用，有些影响乙酰胆碱浓度，MG患者需避免或谨慎使用。临床应用中应根据患者具体情况权衡利弊并加强监测。

二、抗菌药

1. 喹诺酮类

（1）药物：左氧氟沙星、莫西沙星、环丙沙星。

（2）机制：竞争性抑制突触后膜上的乙酰胆碱受体。所有喹诺酮类都有神经肌肉阻断活性，并可能加剧MG患者肌无力症状。

（3）MG患者使用喹诺酮类存在病情加重的风险，需慎用。如果使用，应监测生命体征和MG体征。

2. 氨基糖苷类

（1）药物：阿米卡星、庆大霉素、卡那霉素、新霉素、奈替米星、链霉素和妥布霉素，引起神经肌肉麻痹的严重程度顺序为妥布霉素＜庆大霉素＜阿米卡星或卡那霉素＜链霉素＜新霉素。

（2）机制：可能是药物与Ca^{2+}络合竞争，减少了节前神经末梢乙酰胆碱的释放，并降低突触后膜对乙酰胆碱的敏感性，导致神经肌肉接头处传递阻断，可用葡萄糖酸钙和新斯的明治疗。

（3）对已知有MG病史患者应用时，应监测生命体征和MG体征。

3. 大环内酯类

（1）药物：红霉素、阿奇霉素、克拉霉素、替利霉素等。

（2）机制：有加重神经肌肉接头阻滞的可能，MG患者慎用。

（3）对已知有MG病史的患者应用时，应监测生命体征和MG体征。

4. 四环素类

（1）药物：多西环素、米诺环素、四环素、土霉素。

（2）机制：有弱的神经肌肉阻滞作用，会使MG者肌无力加重。部分可用钙剂拮抗。

（3）应用时注意询问MG病史。

5. 其他

（1）药物：林可霉素、克林霉素、多黏菌素B、多黏菌素E、伏立康唑、两性霉素B。

（2）上述药物可能使MG患者无力症状加重，应用时注意询问MG病史。

三、镇静催眠药

（1）苯二氮䓬类：地西泮、氯硝西泮。具有肌松和降低肌张力作用，大剂量对神经肌肉接头有阻断作用，MG患者慎用。

（2）巴比妥类：具有抑制呼吸中枢作用，用于呼吸困难的MG患者应警惕症状加重。

（3）佐匹克隆、唑吡坦：可使肌张力下降，MG患者需注意。

对于肌无力症状控制稳定、无呼吸肌受累的MG患者，如需应用上述镇静催眠药可在专科医师指导下应用并密切监测。

四、心血管系统用药

1. 抗心律失常药

（1）药物：普鲁卡因、奎尼丁、利多卡因、普罗帕酮等。

（2）机制：对钙通道有一定的阻滞作用，可影响乙酰胆碱的合成和释放，抑制后膜通道，减少终板电位，引起神经肌肉传导阻滞，应慎用。

2. β受体阻滞剂

（1）药物：普萘洛尔、阿替洛尔、醋丁洛尔、倍他洛尔、比索洛尔、卡维地络、拉贝洛尔等。

（2）机制：通常会引起疲劳、无力感，使得MG患者增加其溴吡斯的明用药剂量，但很少报道会诱发MG，应在专科医师指导下应用，同时密切监测。

3. 钙通道阻滞剂

（1）药物：硝苯地平、尼卡地平、氨氯地平、维拉帕米、地尔硫䓬等。

（2）作用：可阻止肌肉动作电位及突触前传递，进而减少神经递质释放，使神经肌肉传导减慢，出现肌病、肌痛、关节痛、严重肌肉痉挛或横纹肌溶解等。用药需在专科医师指导下应用，并注意监测。

五、其他药物

（1）糖皮质激素：可用于MG的治疗。大剂量糖皮质激素用药前2周内可引起短暂性加重，应密切观察。

（2）他汀类药物：可引起肌细胞线粒体内的辅酶Q_{10}缺乏而致细胞代谢紊乱，影响细胞内信号转导通路中多种蛋白转录后修饰或激活及使硒蛋白合成减少，进而致肌毒性的发生。可选用诱发肌病可能性相对较小的他汀类，如亲水性的瑞舒伐他汀；调整剂量；间断/隔日用药；可选血浆半衰期相对较长的如瑞舒伐他汀和阿托伐他汀；选择PCSK9抑制剂等非他汀类降脂药等。

（3）阿片类药物：吗啡、羟考酮、哌替啶等。有中枢呼吸抑制的作用，有可能会加重病情，增加剂量时需谨慎。

（4）三环类抗抑郁药：阿米替林。有抗胆碱的作用，可能会干扰乙酰胆碱信号传输而加重MG患者的症状，使用时需谨慎调整剂量。

（5）抗癫痫药：卡马西平、加巴喷丁、苯妥英钠、乙琥胺等。可能影响神经肌肉信号传输，需注意。

（6）抗精神分裂症药：氯丙嗪、氯氮平等，以及抗躁狂症药碳酸锂，可诱发肌无力，可能与其抗胆碱作用有关。

（7）抗疟药：羟氯喹可诱发以进行性虚弱及近端肌肉萎缩为特征的肌病，在几周至几年的疗程后隐匿发生，过程可逆，停止治疗后恢复可能需几个月。MG患者慎用。

（8）抗风湿药、肝豆状核变性治疗药物：青霉胺。可诱发MG，应避免使用。

（9）镁剂：可减少乙酰胆碱释放和机体对其敏感性，引起神经肌肉阻滞，有可能会加重MG。镁在联合肌松剂使用时，可增加其神经肌肉阻滞作用。

（10）肉毒毒素：可导致神经肌肉阻滞，MG患者应避免使用。

六、总结

急诊用药需警惕用药禁忌，对于MG患者慎用抗菌药物、他汀类药物、钙通道阻滞剂、β受体阻滞剂、抗心律失常药、麻醉药、抗精神系统疾病药物如下（表7-17）。如需应用需咨询专科意见并注意监测。

表7-17 MG常见慎用/禁用药物

药物种类	药物不良反应可能性*	说明书备注
喹诺酮类	较可能	
左氧氟沙星氯化钠注射液		警示：应避免使用
盐酸莫西沙星氯化钠注射液		警示：应避免使用
乳酸环丙沙星氯化钠注射液		警示：应避免使用
氨基糖苷类	确定	
硫酸阿米卡星注射液		慎用
硫酸链霉素片		慎用
大环内酯类	确定	
注射用阿奇霉素		有MG恶化的报道
他汀类药物	较可能	
瑞舒伐他汀钙片		未提及
阿托伐他汀钙片		未提及
镇静催眠药	可能	
氯硝西泮片		慎用
地西泮片		慎用
苯巴比妥		未提及
佐匹克隆		禁忌，必要时在专科医师指导下应用并监测
唑吡坦		禁忌，必要时在专科医师指导下应用并监测
抗心律失常药	确定	
盐酸普罗帕酮片		未提及
β受体阻滞剂	可能	
酒石酸美托洛尔片		未提及
盐酸普萘洛尔片		未提及
钙通道阻滞剂	可能	
硝苯地平控释片		未提及
苯磺酸氨氯地平片		未提及

续　表

药物种类	药物不良反应可能性*	说明书备注
糖皮质激素	确定	
甲泼尼龙片		慎用
醋酸泼尼松片		未提及
醋酸泼尼松龙片		慎用
肌松药及吸入麻醉药	确定	未明确提及
抗抑郁药		
盐酸阿米替林片	不明	未提及
抗精神病药		
氯氮平片	不明	未提及
抗癫痫药		
卡马西平片	不明	未提及
加巴喷丁胶囊	不明	未提及
苯妥英钠片	不明	未提及
抗疟疾药		
硫酸羟氯喹片	不明	未提及
青霉胺	不明	禁忌

注：*信息来自药品说明书，具体应用根据临床需求调整。

参 考 文 献

[1] KRENN M, GRISOLD A, WOHLFARTH P, et al. Pathomechanisms and clinical implications of myasthenic syndromes exacerbated and induced by medical treatments [J]. Front Mol Neurosci, 2020, 13: 156.

[2] 李海峰. 重症肌无力的伴随症状及药物相关性加重：如何看待临床因果关系 [J]. 中国现代神经疾病杂志, 2012, 12（2）: 135-139.

[3] 陈顿, 彭丹涛, 钱璐璐, 等. 药物对重症肌无力的影响 [J]. 中国神经免疫学和神经病学杂志, 2015, 22（1）: 71-75.

[4] 常婷. 中国重症肌无力诊断和治疗指南（2020版）[J]. 中国神

经免疫学和神经病学杂志，2021，28（1）：1-12.

［5］NARAYANASWAMI P，SANDERS D B，WOLFE G，et al. International consensus guidance for management of myasthenia gravis: 2020 Update［J］. Neurology，2021，96（3）：114-122.

［6］SHEIKH S，ALVI U，SOLIVEN B，et al. Drugs that induce or cause deterioration of myasthenia gravis：an update［J］. J Clin Med，2021，10（7）：1537.

［7］谭颖，朱珠，管宇宙. 重症肌无力与安全用药［J］. 中国合理用药探索，2022，19（12）：1-9.

（严婧文　范思远　谭　颖　管宇宙）

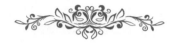

第八章
神经系统疾病围手
术期评估与处理

第八章

神经系统疾病

水肿

第一节　围手术期卒中风险评估

一、概述

　　围手术期卒中是发生在术中或术后30天内的短暂性脑缺血发作、缺血性脑卒中或脑出血，其中绝大多数是缺血性的。围手术期卒中的发生率为0.1%～1.0%，其发生与预后不良密切相关。

二、危险因素

1. 术前危险因素

（1）高龄（＞70岁）。

（2）女性。

（3）高血压病史。

（4）糖尿病病史。

（5）肾功能不全病史（肌酐＞177μmol/L）。

（6）吸烟史。

（7）慢性阻塞性肺疾病（COPD）病史。

（8）周围血管病病史。

（9）心脏疾病病史（冠心病、心律失常、心力衰竭）。

（10）心脏收缩功能下降（射血分数＜40%）。

（11）短暂性脑缺血发作（TIA）或卒中病史。

（12）颈动脉狭窄病史。

（13）术前突然停用抗栓药物。

2. 术中危险因素

（1）手术类型及时长。

（2）麻醉方式（全身麻醉）。

（3）术中心律失常。

（4）术中高血糖。

（5）术中低血压。

（6）术中高血压。

3. 术后危险因素

（1）术后心脏疾病（心肌梗死、心律失常、心力衰竭、射血分数下降、房颤）。

（2）术后脱水失血。

（3）术后高血糖。

三、病理生理机制

1. 围手术期缺血性卒中可能的机制

（1）低灌注：常见于低血压等原因导致。

（2）血栓栓塞：心源性栓塞、动脉到动脉栓塞、脂肪栓塞等。

（3）贫血相关的组织缺氧。

（4）颅内外大动脉狭窄。

（5）高凝机制：全身炎症、内皮功能障碍或抗血栓药物停药后的高凝状态。

2. 围手术期出血性卒中目前假设的机制

（1）合并脑血管病：高血压小动脉硬化（未控制的高血压）、脑淀粉样血管病、脑血管畸形等。

（2）抗血栓药物的使用。

（3）颈动脉内膜剥脱术后再灌注损伤或高灌注综合征。

四、围手术期卒中的预防策略

（1）卒中后手术时机的选择如下。

1）对于既往有卒中病史的患者，择期非心脏手术建议至少于卒中后延迟6个月进行，若有条件应延长至9个月，以降低患者围手术期卒中的风险。

2）既往有脑卒中病史拟行限期及急诊手术的患者，时机选择应充分权衡风险与获益。

（2）术前血管重建治疗

1）对于既往6个月内症状性重度颈动脉狭窄（狭窄70%～99%）的患者，建议术前行血管重建治疗，即颈动脉内膜剥脱术或颈动脉支架植入术。

2）对于既往6个月内症状性中度颈动脉狭窄（狭窄50%～69%）的患者，可考虑行血管重建治疗。

3）对于无症状性重度颈动脉狭窄的患者，可考虑行血管重建治疗。

4）对于颅内动脉狭窄的患者，无证据支持需要行预防性支架治疗。

（3）术前血压目标一般为≤140/90mmHg，根据病因不同降压目标可做相应调整。术中低血压可接受范围一般为平均动脉压或收缩压基线值的80%以上。

（4）老年患者术前控制HbA1c＜7%。术中避免高血糖或低血糖，高危患者将血糖控制于7.8～10.0mmol/L。

（5）脂代谢异常患者术前维持血脂在正常范围，可继续规律服用他汀类药物。

（6）持续性房颤患者，建议术前将静息心室率控制在＜100次/分；对卒中高风险不能耐受长期抗凝治疗的非瓣膜性房颤患者，可考虑左心耳封堵术进行卒中的预防。

（7）对于术前长期服用抗栓或抗凝药物的患者，应根据手术部位、创伤大小、围手术期出血/血栓风险决定术前是否停用、停用种类、停用时间及替代方案，确保患者围手术期出血/血栓风险最小化。

（8）如果患者在此前1个月内发生静脉血栓栓塞症，因手术或重大操作需暂停抗凝治疗，可放置临时下腔静脉滤器。

（9）围手术期卒中高危患者应避免低碳酸血症。术中应将$PaCO_2$维持在正常范围，积极避免低碳酸血症造成的脑低灌注现象发生。

（10）对于有近期卒中史或严重脑血管病变（如颈动脉或颅内动脉狭窄＞70%）的患者，输血阈值为Hb 80g/L是合理的。

（11）围手术期卒中风险在术后72小时内尤其前24小时的风险最高，应注意识别新发卒中的症状和体征。

五、总结

（1）对于围手术期患者，应依据围手术期卒中相关危险因素完善相关检查以评估风险。

（2）对于既往有卒中病史的患者，建议至少于卒中后延迟6个月进行择期手术，若有条件应延长至9个月；对于限期及急诊手术的患者，建议充分权衡利弊风险以决策手术时机。

（3）对于6个月内症状性重度颈动脉狭窄患者，建议术前行血管重建治疗。

（4）围手术期多需于术前停用抗血小板药物及抗凝药，可继续应用他汀类药物及β受体阻滞剂。

参 考 文 献

[1] MASHOUR G A, MOORE L E, LELE A V, et al. Perioperative care of patients at high risk for stroke during or after non-cardiac, non-neurologic surgery: consensus statement from the Society for Neuroscience in Anesthesiology and Critical Care [J]. J Neurosurg Anesthesiol, 2014, 26: 273-285.

[2] SELIM M. Perioperative stroke [J]. N Engl J Med, 2007, 356（7）: 706-713.

［3］VASIVEJ T, SATHIRAPANYA P, KONGKAMOL C. Incidence and risk factors of perioperative stroke in noncardiac, and nonaortic and its major branches surgery［J］. J Stroke Cerebrovasc Dis, 2016, 25: 1172-1176.

［4］CURTIS B, LAURENT G G, COLIN P D, et al. Perioperative neurological evaluation and management to lower the risk of acute stroke in patients undergoing noncardiac, nonneurological Surgery［J］. J Circulation, 2021, 143: e923-e946.

（张梦雨　张君怡　姚　明）

第二节　缺血性卒中患者围手术期抗栓药物的调整

一、概述

对于长期使用抗栓药物的缺血性脑卒中患者，围手术期需充分评估血栓栓塞风险与手术出血风险，权衡后决定抗栓药物的调整策略，停药时机和恢复抗栓药物时机，必要时由神经科医师、外科医师及麻醉科医师进行多学科讨论制订围手术期抗栓方案。

二、围手术期继续应用抗栓药物的出血风险

围手术期大出血风险主要取决于手术类型（表8-1）。此外，患者的合并症（高龄、肾功能不全、凝血功能异常等）也与出血风险增加相关。

表8-1　不同手术的出血风险分层（2022版CHEST指南）

出血风险分层	手术类别
高风险（手术时不应有残留的抗凝药效，即术前停药4～5个药物半衰期）	组织损伤范围大的大手术 癌症手术，尤其是实体瘤（肺、食管、胃、结肠、肝、胆、胰）切除术 大型骨科手术，包括肩关节置换术 整形重建手术 胸外科大手术 泌尿外科或胃肠道手术，尤其是吻合术 经尿道前列腺切除术、膀胱切除术或肿瘤消融术 肾切除术

出血风险分层	手术类别
	肾活检
	结肠息肉切除术
	肠切除术
	经皮内镜下胃造口术（PEG）、内镜逆行性胰胆管造影（ERCP）
	供血丰富器官（肾、肝、脾）的手术
	心脏、颅内或脊柱手术
	任何手术时间＞45分钟的大手术
	椎管内麻醉
	硬膜外注射
中/低风险（手术时允许有部分残留的抗凝药效，即术前停药2～3个药物半衰期）	关节镜
	皮肤/淋巴结活检
	足/手外科
	冠状动脉造影术
	胃镜/结肠镜检查±活检术
	腹部子宫切除术
	腹腔镜胆囊切除术
	腹外疝修补术
	痔疮手术
	支气管镜检查±活检术
极低风险（在足量抗凝时也可以安全进行手术，但应在手术当日控制直接口服抗凝药（DOAC）的剂量以避免最大抗凝效果）	小型皮肤手术
	眼科（白内障）手术
	小型牙科手术，牙齿清洁与填充
	起搏器或心脏复律除颤器植入

三、围手术期卒中风险

（1）对于正在使用抗血小板药物治疗的患者，建议符合下列之一者即为围手术期卒中高风险人群。

1）既往有卒中病史，特别是近9个月内发生的卒中。

2）Essen卒中风险评分≥3分（表8-2）。

（2）对于正在使用抗凝药物治疗的患者，血栓栓塞风险评估如表8-3所示。

表8-2 Essen卒中风险评估量表

危险因素	分值
年龄65～75岁	1
年龄＞75岁	2
高血压	1
糖尿病	1
既往心肌梗死	1
其他心血管疾病（除外心肌梗死和房颤）	1
周围动脉疾病	1
吸烟	1
既往TIA或缺血性卒中	1
总分	

注：TIA，短暂性脑缺血发作。

表8-3 围手术期血栓栓塞风险分层

风险分类	机械瓣	房颤	VTE
高风险（ATE风险＞10%/年或VTE风险＞10%/月）	任何机械性二尖瓣 二尖瓣/主动脉瓣笼式球阀或倾斜盘状人工瓣膜 近3个月内卒中或TIA	CHA_2DS_2-VASc评分≥7分，或CHA_2DS_2评分5～6分 近3个月内卒中或TIA 风湿性心脏瓣膜病	近3个月内（尤其1个月内）VTE 重度血栓形成倾向（蛋白S、蛋白C或抗凝血酶缺乏，因子V Leiden突变或凝血酶原基因的纯合突变或双重杂合突变，多重易栓因素） 抗磷脂抗体 腔静脉滤器相关 VTE高风险的活动性癌症（包括胰腺癌、骨髓增生性疾病、原发性脑肿瘤、胃癌、食管癌）

风险分类	机械瓣	房颤	VTE
中风险（ATE风险为4%～10%/年或VTE风险为4%～10%/月）	双叶主动脉瓣人工瓣膜，伴一种主要的卒中危险因素*	CHA$_2$DS$_2$-VASc评分5～6分，或CHA$_2$DS$_2$评分3～4分	近3～12个月发生VTE 复发性VTE 非重度血栓形成倾向（因子V Leiden突变或凝血酶原基因杂合突变） 活动性癌症，或近5年内癌症病史（不包括皮肤癌，但黑色素瘤除外）
低风险（ATE风险＜4%/年或VTE风险＜2%/月）	双叶主动脉瓣人工瓣膜，不伴主要的卒中危险因素*	CHA$_2$DS$_2$-VASc评分1～4分，或CHA$_2$DS$_2$评分0～2分，且无卒中或TIA史	VTE＞12个月

注：*卒中危险因素：房颤、卒中或TIA史，高血压，糖尿病，充血性心力衰竭，年龄＞75岁；ATE，动脉血栓栓塞；VTE，静脉血栓栓塞症。

四、决定是否停用抗栓药物的具体建议（表8-4）

表8-4　针对不同手术的围手术期是否停用抗栓药物的具体建议

	抗血小板药物	抗凝药物	推荐来源
牙科手术、皮肤手术、小型眼科（白内障）手术	建议围手术期继续应用抗血小板药物	建议围手术期继续应用华法林	《缺血性脑卒中患者围手术期抗血小板药物应用中国专家共识2016》；2022版CHEST指南

	抗血小板药物	抗凝药物	推荐来源
非白内障眼科手术	建议卒中低风险患者术前停用阿司匹林，卒中高风险患者继续应用抗血小板单药治疗，但要充分告知患者很可能会增加围手术期的出血风险		《缺血性脑卒中患者围手术期抗血小板药物应用中国专家共识2016》
椎管内麻醉	建议椎管内麻醉期间继续应用阿司匹林。其他抗栓药物或阿司匹林与其他抗栓药物联用均有增加椎管内血肿的风险		
内镜检查	建议围手术期应用阿司匹林治疗。建议卒中低风险的人群在内镜下黏膜剥离术（ESD）和结肠内镜下黏膜切除术（EMR）前停用阿司匹林，卒中高风险人群在ESD和EMR期间继续服用阿司匹林治疗		
骨科手术	建议围手术期继续应用阿司匹林		
腹腔镜手术	建议围手术期继续应用阿司匹林		
腹部手术	建议卒中低风险的患者术前停用阿司匹林；建议卒中高风险患者在围手术期继续应用抗血小板药物治疗，但要告知患者可能增加围手术期的出血风险		
CABG	继续服用阿司匹林，停用P2Y12抑制剂		
植入起搏器或ICD		建议继续应用华法林	2022版CHEST指南

注：CABG，冠状动脉旁路移植术；ICD，植入型心律转复除颤器。

五、围手术期停用抗栓药物和恢复使用抗栓药物的时机

（1）阿司匹林：建议术前停用阿司匹林≤7天，而不是停用7～10天（2022版CHEST指南，有条件的推荐）。术后24小时内恢复使用阿司匹林。

（2）P2Y12受体抑制剂：建议术前停用氯吡格雷5天，替格瑞洛3～5天，普拉格雷7天。术后24小时内恢复用药。

（3）双联抗血小板药物：如果是择期手术，则建议推迟手术至双联抗血小板药物的疗程结束。如果手术必须进行且手术出血风险高，则停用氯吡格雷5～7天，继续使用阿司匹林。

（4）华法林：建议术前停用华法林至少5天（INR＞2.5的患者及年龄较大患者的INR恢复正常的时间可能更长）。在术前1天检测INR，INR≤1.4时可进行手术。如果INR＞1.5，予患者口服低剂量维生素K（如1～2mg）并在第2天复查INR。在充分止血的情况下，术后12～24小时以平时剂量恢复使用华法林。

（5）DOAC：建议在术前1～4天停用达比加群，1～2天停用阿哌沙班、依度沙班或利伐沙班，建议在术后≥24小时恢复使用DOAC（2022版CHEST指南，有条件的推荐）。对于低－中等出血风险手术，术前1天停用DOAC，并在术后1天（约24小时）恢复用药，总停药时间为2天；对于高出血风险手术，术前2天停用DOAC，并在术后2天（约48小时）恢复用药，总停药时间为4天（PAUSE研究方案，UpToDate）。对于肌酐清除率＜50ml/min且服用达比加群者，低出血风险手术前3天、高出血风险手术前4～5天给予最后剂量（2021年AHA/ASA科学声明）。

六、围手术期肝素桥接治疗的方法

（1）对于接受华法林治疗的患者，血栓栓塞高风险患者建议停用华法林期间使用桥接治疗，低－中风险患者建议不使用桥接治疗。血栓栓塞风险评价方法见表8-3。

（2）对于因择期手术需要停用抗血小板药的患者，建议围手术期不使用桥接治疗。

（3）对于因择期手术需要停用DOAC的患者，建议围手术期不使用桥接治疗，除非术后较长时间无法服用DOAC（如消化道手术后出现肠麻痹）且血栓栓塞风险非常高（包括长期使用抗凝药物患者在停药期间曾出现过血栓栓塞）（基于专家意见，UpToDate）。

（4）术前3天开始使用桥接药物。对于采用低分子量肝素（LMWH）桥接治疗的患者，建议在术前约24小时给予最后一次LMWH（建议最后一次给予LMWH总日剂量的一半而不是全量），术后≥24小时恢复使用LMWH。对于使用静脉注射普通肝素（UFH）桥接治疗的患者，建议在术前停用UFH≥4小时，术后≥24小时恢复使用UFH。对于接受大手术或高出血风险操作的患者，应推迟到确保止血48～72小时后再给予桥接药物。

（5）治疗剂量LMWH（如依诺肝素1mg/kg bid）或全量

UFH（目标APTT延长至基线正常值的1.5～2.0倍，或目标抗因子Xa水平为0.35～0.70U/ml）用于预防围手术期新发缺血性卒中等ATE事件。而预防剂量LMWH（如依诺肝素40mg bid）用于预防术后VTE，不用于预防ATE（2022版CHEST指南）。

七、总结

对于既往有缺血性卒中或TIA史的患者，应根据手术的出血风险及停用抗栓药物的血栓栓塞风险决定抗栓药物是否停用、停用种类、停用时间及替代方案。

参 考 文 献

[1] DOUKETIS J D, SPYROPOULOS A C, MURAD M H, et al. Perioperative management of antithrombotic therapy: an American College of Chest Physicians Clinical Practice Guideline [J]. Chest, 2022, 162（5）: e207-e243.

[2] BENESCH C, GLANCE L G, DERDEYN C P, et al. Perioperative neurological evaluation and management to lower the risk of acute stroke in patients undergoing noncardiac, nonneurological surgery: a scientific statement from the American Heart Association/American Stroke Association [J]. Circulation, 2021, 143（19）: e923-e946.

[3] 国家卫生计生委脑卒中防治工程委员会，中国老年医学学会脑血管病专业委员会. 缺血性脑卒中患者围手术期抗血小板药物应用中国专家共识2016 [J]. 中华医学杂志，2016，96（43）: 3443-3453.

[4] 中华医学会麻醉学分会老年人麻醉学组，国家老年疾病临床医学研究中心，中华医学会精神病学分会，等. 中国老年患者围术期脑健康多学科专家共识（一）[J]. 中华医学杂志，2019, 99（27）: 2084-2110.

（姜　南　张君怡　姚　明）

第三节 应用抗栓药物患者的腰椎穿刺围手术期管理

一、术前风险评估（图8-1）

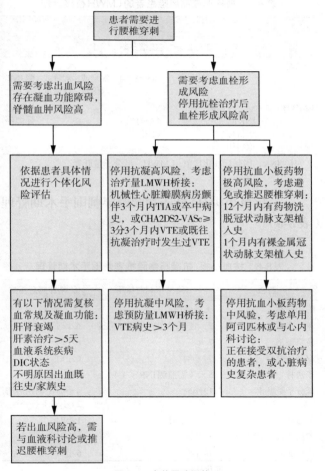

图8-1 术前风险评估

注：DIC，弥散性血管内凝血；LMWH，低分子量肝素；VTE，静脉血栓栓塞症。

二、血栓形成高风险患者的LMWH桥接治疗
（表8-5）

表8-5 血栓形成高风险患者的LMWH桥接治疗

	天							
	−5	−4	−3	−2	−1	腰椎穿刺	1	2	3
华法林	×	×		×	×	×	√ INR ≤ 1.4	√ 常量或双倍量	√ 常量或双倍量	√ 测INR
LMWH	×	√ INR低于目标值启用	√	√	×	√ 4小时后启用	√		√ INR达标即停

注：INR，国际标准化比值；LMWH，低分子量肝素。

三、抗血小板/抗凝药物腰椎穿刺围手术期管理
（表8-6）

表8-6 抗血小板/抗凝药物腰椎穿刺围手术期管理

药物	腰椎穿刺前停用	腰椎穿刺后重启
阿司匹林	无需停用	—
氯吡格雷	7天（可考虑阿司匹林桥接）	6小时
替格瑞洛	7天	6小时
双嘧达莫	24小时	6小时
华法林	5天（需监测INR < 1.4）	12小时
低分子量肝素	12小时	4小时（创伤后需24小时）
普通肝素	4～6小时	1小时
利伐沙班/阿哌沙班	24小时	6小时
达比加群	48小时	6小时

注：INR，国际标准化比值。

参考文献

[1] DODD K C, EMSLEY H C A, DESBOROUGH M J R, et al. Periprocedural antithrombotic management for lumbar puncture： association of British Neurologists clinical guideline ［J］. Pract Neurol, 2018, 18（6）：436-446.

（沈东超　林　楠　周立新）

第四节　帕金森病患者围手术期管理

一、概述

手术对患者的影响不仅与操作本身相关，还来源于围手术期的禁食、制动，以及药物使用，因此会与帕金森病症状及帕金森病治疗药物间产生多方面的相互影响，导致帕金森病患者围手术期并发症增加。

二、围手术期禁食影响帕金森药物服用

（1）围手术期若因禁食而导致帕金森药物减量或中断可造成运动不能，甚至诱发帕金森病高热综合征，类似神经阻滞剂恶性综合征。具体表现为肌张力显著增高、运动迟缓、高热、横纹肌溶解、意识障碍、自主神经功能障碍等症状。因可出现一过性多巴胺能药物抵抗，常为难治性。

（2）除多巴胺能药物摄入量下降外，围手术期因禁食而脱水、营养不良，也可诱发帕金森病高热综合征。

三、麻醉药、镇痛药、止吐药与帕金森药物的相互作用

（1）作用于中枢多巴胺受体的止吐药，如普鲁氯嗪和甲氧氯普胺，可能加重帕金森病症状。推荐应用作用于外周的多潘立酮，也可选用5-羟色胺拮抗剂（如昂丹司琼）。

（2）个案报道提示丙泊酚可能加重异动症。

（3）芬太尼等阿片类药物可能加重强直或诱发急性肌张力障碍。

（4）哌替啶、曲马多等与单胺氧化酶抑制剂、抗抑郁药等同

时使用，可能导致5-羟色胺综合征。

（5）抗胆碱能药物增加唾液黏度，影响吞咽功能。

四、手术应激加重或诱发帕金森病相关症状

（1）手术操作、内环境紊乱、约束、监护、麻醉及镇静药物等的使用可诱发谵妄。

（2）在帕金森病患者自主神经功能障碍基础上，可能诱发或加重胃肠动力障碍、排尿困难、直立性低血压等情况。

五、帕金森病对手术的影响

（1）震颤、强直影响术中患者的配合（如吸入麻醉），对监护仪器造成干扰。

（2）运动迟缓、姿势平衡障碍影响术后恢复，增加跌倒风险。

（3）吞咽功能障碍增加误吸风险。

（4）已行脑起搏器植入术（DBS）的帕金森病患者对电灼术器具有具体要求。

六、围手术期事项

1. 术前准备

（1）加强多学科协作：应包括神经科运动障碍专业组、外科、麻醉科、康复科等团队参与，以利于识别高危患者，给予个体化治疗方案。

（2）减少帕金森药物剂量的波动：口服药物应尽量继续使用直到麻醉诱导前；口服药物受限时，采用肠外给药的帕金森药物，包括罗替高汀贴剂、罗匹尼罗贴剂、左旋多巴-卡比多巴肠内缓释凝胶、皮下注射阿扑吗啡（其中国内仅有罗替高汀贴剂上市）。

2. 术中处理

（1）实施加速康复外科，优化治疗流程，减少不必要的侵入性操作。

（2）尽可能采用局部麻醉，以便早期识别谵妄，并减少围手术期禁食对于口服帕金森药物的干扰；若确需全身麻醉，推荐术中脑电监测，以避免过度镇静。

（3）电灼术可能损坏脑起搏器的线路，术中应严格按照说明书要求操作。

3. 术后恢复

（1）预防谵妄：处理原发病、改善一般状况、尽量避免诱发谵妄的药物（苯二氮䓬类、喹诺酮类等药物）、调整睡眠节律、减少侵入性管路、提供安静舒适的环境。

（2）术后尽早恢复帕金森病药物的服用。如果胃管给药需注意等效剂量换算及与营养液间隔时间，注意药物是否可研碎。

七、总结

（1）帕金森病患者围手术期并发症增多，妥善预防和处理手术与帕金森病之间的影响，有助于改善手术结局，多学科协作有助于优化患者管理。

（2）应尽量缩短口服帕金森药物中断的时间，或用肠外给药方式替代。

（3）避免可能诱发或加重帕金森病运动及非运动症状的药物或处理；应关注麻醉、镇痛、止吐药物与帕金森病药物间的相互作用及配伍禁忌。

（4）实施加速康复外科，促进患者尽快从手术应激中恢复。

参 考 文 献

［1］BRENNAN K A，GENEVER R W. Managing Parkinson's disease during surgery［J］. BMJ，2010，341：c5718.

［2］DEUSCHL G，ANTONINI A，COSTA J，et al. European Academy of Neurology/Movement Disorder Society - European Section guideline on the treatment of Parkinson's disease：I. Invasive therapies［J］. Eur J Neurol，2022，29（9）：2580-2595.

［3］YIM R L H，LEUNG K M M，POON C C M，et al. Perioperative management of patients with Parkinson's disease［J］. Anaesthesia，2022，77（Suppl 1）：123-133.

［4］中华医学会神经病学分会帕金森病及运动障碍学组，中国医师协会神经内科医师分会帕金森病及运动障碍学组. 中国帕金森病治疗指南（第四版）［J］. 中华神经科杂志，2020，53（12）：973-986.

（刘曼歌　徐　丹　王　含）

第五节　重症肌无力患者围手术期管理

一、概述

（1）重症肌无力（MG）患者在治疗过程中可能会接受手术治疗，包括与MG相关的胸腺切除术和其他疾病相关的手术。然而，目前尚无良好的循证证据来指导MG患者的围手术期管理，围手术期的管理方案多为经验性的。

（2）本文基于目前已发表的指南或共识，对神经科医师面临的常见问题进行了总结。虽然这些指南共识多是关于胸腺切除术的围手术期管理，但许多内容对非胸腺手术的围手术期管理也是适用的。

二、术前管理

（1）对于急诊手术、限期手术，MG并不是手术的绝对禁忌，可根据原发病的病情需要及时手术。

（2）对于择期手术，由于手术本身及术后感染等情况可能加重MG，甚至导致术后危象，因此，手术应在MG症状稳定且能安全地耐受手术时进行。以下是关于择期手术的术前管理的推荐。

术前药物调整方案如下。

1）溴吡斯的明：术前维持平日口服剂量。2014年日本重症肌无力术前管理建议：考虑到其可增加呼吸道分泌物、影响心律和神经肌肉阻滞剂的反应，建议手术当天早上停用。一项随机对照研究表明，手术当天停用溴吡斯的明会增加呼吸不适，需要术前紧急应用新斯的明缓解症状的风险。

2）糖皮质激素：术前最好调整至最低有效剂量，不能突然停药。2014年日本重症肌无力术前管理建议：考虑到糖皮质激素可能增加围手术期感染风险、影响切口愈合，推荐术前口服糖皮质激素＜25mg泼尼松当量。围手术期应该维持原有糖皮质激素剂量口服，或使用等效剂量的静脉制剂。围手术期可额外加用氢化可的松，请内分泌科会诊酌情处理。

3）非激素免疫抑制剂：尚无可靠的证据指导这些药物的围手术期使用。围手术期不建议停用非激素免疫抑制剂。

4）静脉注射免疫球蛋白（IVIg）、血浆置换：可在病情急性进展、症状严重及防止围手术期危象时使用。许多回顾性研究表明，术前应用血浆置换或IVIg可降低术后危象的发病率。然而，具体哪些患者可从这些治疗中获益尚不明确。术前症状控制不满意的患者，可考虑使用IVIg或血浆置换。一项随机对照研究表明，术前达到最小临床状态（即仅存在不影响日常生活的轻微肌无力）的患者发生术后危象的概率很低，对于这部分患者，术前使用IVIg并无明显获益。

三、术中麻醉管理

（1）麻醉前应尽量避免使用镇静药。

（2）麻醉诱导与维持：①强效吸入性麻醉药及静脉用麻醉药（如丙泊酚）即可产生理想的肌松水平，多数情况下可不使用神经肌肉阻滞剂（NMBA）。②如需使用NMBA，避免使用去极化NMBA（如琥珀胆碱），而推荐使用非去极化NMBA（如罗库溴铵、维库溴铵），同时建议使用舒更葡糖钠而非新斯的明进行NMBA逆转。

四、术后危象

（1）危险因素：包括术前MG症状加重、球部症状、高效价抗AChR抗体、既往MG危象病史、50岁以上、肺活量＜2.0L、术中失血量＞1000ml、术后感染等。手术本身也是MG加重的危险因素。

（2）若术后数日内出现严重的球麻痹/呼吸症状，或全麻后24小时仍难以拔管，应认为出现危象。

（3）术后危象的管理如下。

1）积极呼吸支持，如无创正压通气、气管插管。

2）排除可能的诱因：积极治疗感染，避免使用可能加重MG的药物等。

3）首选IVIg或血浆置换治疗术后危象。糖皮质激素不是禁忌，但大剂量使用时应注意治疗后有早期症状加重、糖皮质激素影响伤口愈合、导致血管及其他组织脆性增加、感染、消化道出血等风险。

4）生物制剂如抗新生儿Fc受体拮抗剂（FcRn拮抗剂）、补体抑制剂等起效迅速，有望在未来被应用于MG危象的治疗，但目前尚无证据支持。

5）日本2015年指南：机械通气期间可减少或停用胆碱酯酶抑制剂，以减少气道分泌物，提高拔管后对胆碱酯酶抑制剂的敏感性。预计2周内无法完成拔管时，可考虑气管切开。但对于开胸手术，由于气切口接近胸骨切口，同时MG患者使用免疫抑制剂的情况，应警惕纵隔炎。

五、围手术期感染控制、镇痛与镇静

具体药物使用的注意事项详见"重症肌无力急诊常见慎用禁用药物"。

1. 感染控制

（1）MG患者使用的糖皮质激素、免疫抑制剂会增加感染的风险，而球部症状、呼吸肌无力会增加误吸肺炎的风险。

（2）应注意，尽量不使用大环内酯类、氨基糖苷类等可能加重MG症状的抗生素。

2. 镇痛与镇静

（1）非甾体抗炎药（NSAIDs）相对安全，而阿片类药物存在呼吸抑制的风险，应注意密切监测患者症状。

（2）安眠药与抗焦虑药物（主要是苯二氮䓬类），存在一定的肌松效应，使用时需密切监测症状的变化情况。

六、重症肌无力患者胸腺切除术的指征

（1）合并胸腺瘤的MG患者：应接受胸腺切除（除非罕见情况下不适宜手术治疗）。

（2）非胸腺瘤、抗AChR抗体阳性MG患者做如下考虑。

1）18～50岁的全身型MG：可考虑行胸腺切除术，手术可有效改善症状、降低免疫抑制治疗的剂量和减少MG加重。

2）眼肌型MG：是否可获益于胸腺切除尚不明确，胸腺切除可作为其他治疗无效或存在禁忌证的一种考虑。

3）青春期前的全身型MG：若溴吡斯的明/免疫抑制治疗疗效不满意，或为了避免相应并发症的出现，可考虑进行胸腺切除。

（3）晚发型MG（起病年龄>50岁），抗MuSK抗体、抗LRP4抗体阳性及抗体阴性的MG：其病理生理机制与胸腺的相关性不明确，胸腺切除在这些患者中的证据很少，不推荐常规手术治疗。

七、总结

（1）对于择期手术，建议在术前将MG控制稳定，最好将糖皮质激素减量至最小有效剂量。可考虑在手术当天停用溴吡斯的明，并额外给予氢化可的松应对手术应激。

（2）术中麻醉尽量不使用NMBA。

（3）若出现术后危象，应积极给予呼吸支持，可使用IVIg、

血浆置换、大剂量糖皮质激素治疗（需注意治疗后早期症状加重）。

（4）围手术期抗感染、镇痛及镇静，需考虑所使用的药物可能加重MG，需密切关注症状。

（5）合并胸腺瘤的患者，以及无胸腺瘤的18～50岁、抗AChR抗体阳性的全身型MG患者，胸腺切除能有明确的获益。

参 考 文 献

［1］KADOTA Y，HORIO H，MORI T，et al．Perioperative management in myasthenia gravis：republication of a systematic review and a proposal by the guideline committee of the Japanese Association for Chest Surgery 2014［J］．Gen Thorac Cardiovasc Surg，2015，63（4）：201-215

［2］SANDERS D B，WOLFE G I，BENATARM，et al．International consensus guidance for management of myasthenia gravis：executive summary［J］．Neurology，2016，87（4）：419-425．

［3］NARAYANASWAMI P，SANDERS D B，WOLFE G，et al．International consensus guidance for management of myasthenia gravis：2020 update［J］．Neurology，2021，96（3）：114-122．

［4］日本神経学会．重症筋無力症／ランバート・イートン筋無力症候群診療ガイドライン2022．

［5］KVERAGA R，PAWLOWSKI J．Anesthesia for the patient with myasthenia gravis［DB/OL］．Beijing：Wolters Kluwer UpToDate．（2024-11-07）．https://www.uptodate.com/contents/anesthesiafor-the-patient-with-myasthenia-gravis.

（黄杨钰　谭　颖　管宇宙）

第六节　妊娠期及围产期重症肌无力患者的管理

一、概述

重症肌无力（MG）在女性中的一个发病高峰与育龄期重合。因此，如何管理妊娠期及围产期的女性患者是一个需要关注的重要问题。

二、妊娠对MG的影响

（1）妊娠前控制稳定的MG患者，绝大多数在妊娠期不会加重。

（2）妊娠初期的MG状态似乎不能预测妊娠期的MG情况。

（3）妊娠期MG的加重最常出现在产后6个月内，其次是妊娠早、中期。妊娠晚期MG多保持稳定。

（4）妊娠期MG的加重多为轻中度，危象罕见。

（5）同一孕妇的各次妊娠中，MG的病程不相同。一次妊娠中MG的病程并不能预测下一次妊娠的情况。

（6）妊娠不会影响MG的长期病程。

三、MG对妊娠的影响

（1）MG可能与胎膜早破、早产等产科并发症相关，而这些并发症的出现可能与激素使用相关。

（2）MG患者中流产的发病率与普通人群相同。

（3）MG会影响一些产科疾病的治疗，如妊娠期高血压疾病。

1）镁剂：硫酸镁是治疗子痫和预防癫痫发作的一线药物。然而，该药会抑制突触前膜钙离子内流，可能加重MG，镁剂禁用于重症MG患者。

2）其他治疗子痫的药物：包括苯妥英及地西泮，需注意前者有加重MG的风险，后者存在呼吸抑制的风险，应在密切监测下使用。

3）降压药：血管紧张素转换酶抑制剂（ACEI）和血管紧张素受体阻滞剂（ARB）在妊娠期内禁用，同时妊娠期一般不使用利尿药降压，以防止血液浓缩、有效循环血量减少和高凝倾向。因此，β受体阻滞剂、钙通道阻滞剂是可选择的降压药。虽然既往有二者用药后加重MG的罕见报道，仍可在密切监测MG症状的情况下使用。

四、分娩

（1）分娩方式应由产科适应证决定，而MG不影响分娩方式的决策。

（2）局部麻醉、硬膜外麻醉是安全的。

（3）产后镇痛应慎用阿片类药物，因其存在抑制呼吸的风险。

五、孕产妇各个时期的具体管理建议

治疗MG的各种药物在各个时期的安全性及使用建议见表8-7。

1. 妊娠前

（1）所有可能妊娠的青年和成年女性MG患者应该在成人神经科进行孕前咨询。

（2）应对各种疗法在妊娠期的安全性提出建议（表8-7），明确提出在妊娠期不要停用安全的免疫抑制剂或溴吡斯的明。

（3）如果计划近期妊娠，应该避免开始使用或提前停用有致畸性的药物（表8-7）。

（4）由于MG患者合并甲状腺疾病的可能性升高，在妊娠前要检查甲状腺功能和甲状腺自身抗体，以保证妊娠时甲状腺功能正常。

（5）计划妊娠前应尽量将MG症状控制良好。

（6）如有胸腺切除的适应证，应在计划妊娠前完成手术。但由于提前的胸腺切除并不能带来妊娠期内益处，不应无选择地、以改善妊娠期症状为目的推荐患者在妊娠前切除胸腺。

2. 妊娠期

（1）未接受过咨询的患者应给予上述建议。若在使用具有致畸性的药物时妊娠，由于突然停药也难以避免致畸性且可能导致MG加重，因此不应突然停药。应再次向患者宣教可安全使用的药物，并建议不要停用这些药物。

（2）妊娠期患者的治疗应由不同专业医护人员组成的团队完成。诊疗计划应由有妊娠期MG诊治经验的神经科团队制订。将妊娠期MG的药物选择概述如下，具体见表8-7。

1）溴吡斯的明：国际共识推荐的妊娠期一线治疗，妊娠期、哺乳期可安全使用。但应避免使用静脉胆碱酯酶抑制剂，因其可导致宫缩增加。

2）口服糖皮质激素：国际共识推荐的妊娠期免疫抑制治疗的首选。应维持最小剂量。泼尼松龙由于其可被胎盘代谢、进入胎盘循环的剂量小，是推荐的口服药物。

3）硫唑嘌呤：不同国家地区对其安全性有不一致的规定。

4）环孢素、他克莫司：妊娠期安全，2022年日本神经学会重症肌无力/Lambert-Eaton肌无力综合征诊疗指南不推荐用于哺乳期。

5）吗替麦考酚酯、甲氨蝶呤、环磷酰胺：具有致畸性，应提前停用。

6）静脉注射免疫球蛋白（IVIg）、血浆置换：国际共识推荐可在需要迅速改善症状时使用。

表 8-7 MG治疗药物的安全性及其使用建议

药物	不良反应	妊娠前推荐	FDA分类	妊娠安全性	哺乳安全性	备注
溴吡斯的明	腹泻、肌肉痉挛、呼吸道分泌物增多、心动过速	维持使用	B	是	是	国际共识推荐的妊娠期一线治疗静脉用AChEI为禁忌，可能导致宫缩增加
糖皮质激素	可能增加唇腭裂风险（既往研究不一致）高血压、高血糖、体重增加、骨质疏松、肌病、感染风险增加	维持使用	C	是	是	国际共识推荐的妊娠期免疫抑制治疗的首选维持最小有效剂量英国2014指南：长期口服泼尼松当量＞7.5mg qd时，分娩前应予氢化可的松100mg tid应对应激
硫唑嘌呤	肝毒性、骨髓抑制、消化道反应、血液系统肿瘤	停用	D	否	否	美国FDA不推荐用于妊娠期及哺乳期妇女；男性服用亦存在潜在致畸风险英国2014指南：在整个妊娠及哺乳期均可安全使用
环孢素	早产、低出生体重、高血糖、肾毒性、感染风险增加、震颤、多毛、牙龈增生	维持使用	—	是	是?	日本2022指南：妊娠期安全，但应避免哺乳
他克莫司	早产、低出生体重、高血压、高血糖、肾毒性、感染风险增加	维持使用	—	是	是?	日本2022指南：避免哺乳期使用
吗替麦考酚酯	致畸性	维持使用	C	是	否	日本2022指南：避免哺乳期使用
		妊娠前应停用6周	D	否		计划妊娠时应避免使用

药物	不良反应	FDA分类	妊娠前推荐	妊娠安全性	哺乳安全性	备注
甲氨蝶呤	致畸性	X	妊娠前停用3个月	否	否	计划妊娠时应避免使用
环磷酰胺	致畸性	D	妊娠前停用1年	否	否	计划妊娠时应避免使用
静脉注射免疫球蛋白	高凝、头痛、无菌性脑膜炎、超敏反应	C	无限制	是	是	国际共识推荐可在需要迅速改善症状时使用
血浆置换	高凝、低血压、电解质紊乱、心动过缓、超敏反应	—	无限制	是	是	国际共识推荐可在需要迅速改善症状时使用
利妥昔单抗	发热、头痛、感染等	C	妊娠前数月停用	否	是	无致畸风险 但利妥昔单抗可穿过胎盘，新生儿可出现短暂的B细胞耗竭，多6个月时恢复 妊娠期使用对儿童发育尚不明

注：*FDA妊娠安全分类。A.充分且对照良好的研究并未显示妊娠各个阶段有胎儿风险；B.尽管动物实验发现胎儿风险但无分娩对胎儿的风险；C.缺乏充分的对照良好的人类研究，动物实验也未发现良好的人类研究；但动物实验显示未见胎儿风险或动物实验缺乏胎儿风险的动物实验资料，潜在获益大于胎儿风险；D.人类研究已经显示胎儿风险，但潜在获益大于胎儿风险；X.动物实验或人类研究均发现胎儿风险，且风险大于获益。但FDA已于2015年废除了该系统。此后提交审批的药物需要提供关于妊娠期、哺乳期妇女风险及获益的详细信息而非简单的分类。

（3）应告知患者：妊娠前症状稳定的患者，大多数在妊娠期症状会保持稳定。MG不会影响分娩的时间和方式。

（4）应告知患者：妊娠期应慎用或禁用的药物，如镁剂、喹诺酮类及大环内酯类抗生素等。

（5）罕见的情况下，MG母亲的胎儿会出现先天性多发性关节弯曲，原因是母亲的IgG结合胎儿型AChR导致胎儿在宫内活动受限。因此，应严密监测胎儿的运动情况。同样地，如果未被诊断过MG的母亲的胎儿出现关节弯曲，应完善MG的自身抗体以筛查MG。

3. 分娩

（1）分娩过程需要包括产科医师、麻醉科医师、新生儿医师及神经科医师的多学科团队共同参与，这些医师在需要时均可到位。对病情比较严重的患者应该准备监护设备。

（2）MG不影响分娩方式的选择，剖宫产仅取决于产科适应证。对于症状控制良好的患者，应考虑让患者经阴道自然分娩。

（3）产程管理：第一产程主要为子宫平滑肌收缩，MG不影响平滑肌，因此该阶段不受MG影响。第二产程横纹肌参与，因此可能出现易疲劳，产科可采取适当方式助产。硬膜外麻醉下的剖宫产是安全的。

（4）考虑到阿片类药物产生的可能抑制呼吸的风险，产后镇痛应尽量使用非甾体抗炎药（NSAIDs）。

（5）新生儿MG

1）推荐在新生儿病房观察。

2）出现在10%的新生儿中，是由于抗AChR抗体或抗MuSK抗体透过胎盘影响新生儿所致。

3）多在出生后24小时内出现，可逐渐恢复。症状可持续4周，但多在第1周内最显著。

4）需关注新生儿的相关症状：肌张力减低、吸吮无力、吞咽困难、哭声无力。罕见的情况下可出现呼吸无力、误吸及肺炎。

5）治疗：大多症状轻微，无需治疗。非常低剂量的溴吡斯的明/新斯的明可改善肌力。极少情况下需要IVIg或血浆置换。

（6）其他罕见的新生儿并发症如下。①先天性多发性关节弯曲：如上所述。②永久性肌肉无力：可能由于妊娠期胎儿的突触后膜因母亲的抗AChR抗体诱导而产生永久性改变，导致全身无力或部分肌无力，如永久性面瘫。

4. 产后

（1）鼓励母乳喂养：母亲服用溴吡斯的明、糖皮质激素等药物时不是母乳喂养的禁忌。硫唑嘌呤、环孢素、他克莫司在不同国家的推荐情况并不一致。

（2）产后比妊娠期更容易出现MG的加重，尤其是在术后或合并产后感染时。应教育患者关注症状情况，如有加重需尽快神经科就诊。

六、总结

（1）妊娠前控制稳定的MG患者，绝大多数在妊娠期不会加重。

（2）妊娠前应将MG控制稳定，可能有致畸性的药物应避免开始或提前停用。

（3）妊娠期安全的一线药物包括溴吡斯的明与糖皮质激素，应避免突然停用。

（4）治疗产科并发症的常用药物（如镁剂）禁用于MG或可能加重MG，需与产科医师协同管理。

（5）MG不会影响分娩方式的选择。由于可能出现新生儿重症肌无力，推荐在新生儿病房监测相关症状。

（6）哺乳期使用溴吡斯的明与糖皮质激素是安全的。

参 考 文 献

［1］MADDISON P．Myasthenia gravis and pregnancy：pressing time for best practice guidelines［J］．J Neurol Neurosurg Psychiatry，2014，85（5）：477．

［2］HAMEL J，CIAFALONI E．An update：myasthenia gravis and pregnancy［J］．Neurol Clin，2018，36（2）：355-365．

［3］WATERS J．Management of myasthenia gravis in pregnancy［J］．Neurol Clin，2019，37（1）：113-120．

［4］SANDERS D B，WOLFE G I，BENATARM，et al．International consensus guidance for management of myasthenia gravis：executive summary［J］．Neurology，2016，87（4）：419-425．

［5］日本神経学会．重症筋無力症／ランバート・イートン筋無力症候群診療ガイドライン 2022．

（黄杨钰　谭　颖　管宇宙）

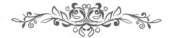

附　　　录

缩略语表

缩略语	英文全称	中文
AAN	American Academy of Neurology	美国神经病学学会
ABC	aphasia battery of Chinese	汉语失语成套测验
ACE	angiotensin converting enzyme	血管紧张素转化酶
AChR	acetylcholine receptor	乙酰胆碱受体
ACP	acid phosphatase	酸性磷酸酶
ACS	acute coronary syndrome	急性冠脉综合征
AD	Alzheimer disease	阿尔茨海默病
ADC	apparent diffusion coefficient	表观扩散系数
ADEM	acute disseminated encephalomy-elitis	急性播散性脑脊髓炎
ADLQ	activities of daily living question-naire	日常生活活动能力问卷
AE	autoimmune encephalitis	自身免疫性脑炎
AED	antiepileptic drug	抗癫痫药
AES	American Epilepsy Society	美国癫痫学会
AHA	American Heart Association	美国心脏协会
AIDP	acute inflammatory demyelinating polyneuroradiculopathy	急性炎性脱髓鞘性多发性神经根神经病
ALD	adrenoleukodystrophy	肾上腺脑白质营养不良
ALS	amyotrophic lateral sclerosis	肌萎缩侧索硬化
AMAN	acute motor axonal neuropathy	急性运动轴突性神经病
AMPAR	α-amino-3-hydroxy-5-methyl-4-isoxa-zolepropionic acid receptor	α-氨基-3-羟基-5-甲基-4-异唑酸受体
AMSAN	acute motor sensory axonal neu-ropathy	急性运动感觉轴索性神经病
ANA	antinuclear antibody	抗核抗体
ANCA	antineutrophil cytoplasmic anti-body	抗中性粒细胞胞质抗体
ANE	acute necrotizing encephalopathy	急性坏死性脑病
APS	antiphospholipid syndrome	抗磷脂综合征
APTT	activated partial thromboplastin time	活化部分凝血活酶时间
AQP4	aquaporin-4	水通道蛋白4

缩略语	英文全称	中文
ASA	atrial septal aneurysm	房间隔膨出瘤
ASA	American Stroke Association	美国卒中协会
ASAN	acute sensory ataxic neuropathy	急性感觉共济失调性神经病
ASCVD	atherosclerotic cardiovascular disease	动脉粥样硬化性心血管疾病
ASL	arterial spin labeling	动脉自旋标记
ASMs	anti-seizure medications	抗癫痫发作药物
ASPECTS	Alberta stroke program early CT score	Alberta卒中项目早期CT评分
ATM	acute transverse myelitis	急性横贯性脊髓炎
AVED	ataxia with vitamin E deficiency	共济失调伴选择性维生素E缺乏
AVM	arteriovenous malformation	动静脉畸形
BAD	branch atheromatous disease	穿支动脉粥样硬化性疾病
BADL	basic activities of daily living	基本生活能力
BAP	British Association for Psychopharmacology	英国精神药理协会
BDAE	The Boston Diagnostic Aphasia Examination	波士顿诊断性失语症检查
BNT	Boston naming test	波士顿命名测验
BOLD	blood oxygen level dependent	血氧水平依赖成像
BR	blink reflex	瞬目反射
BTBGD	biotin-thiamine-responsive basal ganglia disease	生物素-硫胺素反应性基底节病
bvFTD	behavioral variant FTD	行为变异型额颞叶痴呆
BZDs	benzodiazepine drugs	苯二氮䓬类药物
BZRAs	benzodiazepine receptor agonists	苯二氮䓬类受体激动剂
CAA	cerebral amyloid angiopathy	脑淀粉样血管病
CAD	coronary atherosclerotic heart disease	冠状动脉粥样硬化性心脏病
CAD	cerebral artery dissection	脑动脉夹层
CADASIL	cerebral autosomal dominant arteriopathy with subcortical infarcts and leukoencephalopathy	伴皮质下梗死和白质脑病的常染色体显性遗传性脑动脉病

缩略语	英文全称	中文
CAES	Chinese aphasia examination scale	汉语失语症检查法
CAM	confusion assessment method	意识模糊评估法
CAM-ICU	confusion assessment method of intensive care unit	ICU患者意识模糊评估法
Caspr2	anti-contactin associated protein-like 2	抗接触蛋白相关蛋白2
CBA	cell based assay	基于细胞底物的实验
CBD	corticobasal degeneration	皮质基底节变性
CBS	corticobasal syndrome	皮质基底节综合征
CBV	cerebral blood volume	脑血容量
CDR	clinical dementia rating	临床痴呆评定量表
CE-MRA	contrast enhancement MRA	对比增强MRA
CFD	computational fluid dynamics	计算流体力学
CGRP	calcitonin gene related peptide	降钙素基因相关肽
CIDP	chronic inflammatory demyelinating polyradiculoneuropathy	慢性炎性脱髓鞘性多发性神经根神经病
CIPN	chemotherapy-induced peripheral neuropathy	化疗诱导的周围神经病变
CIS	clinically isolated syndrome	临床孤立综合征
CJD	Creutzfeldt-Jakob disease	克-雅病
CK	creatine kinase	肌酸激酶
CLIPPERS	chronic lymphocytic inflammation with pontine perivascular enhancement responsive to steroids	类固醇激素反应性慢性淋巴细胞性炎症伴脑桥血管周围强化
CMAP	compound muscle action potential	复合肌肉动作电位
CMBs	cerebral microbleeds	脑微出血
CMT	Chart-Marie-Tooth disease	腓骨肌萎缩症
CMV	cytomegalovirus	巨细胞病毒
CNS	central nervous system	中枢神经系统
CNV	copy number variation	拷贝数异常
COPD	chronic obstructive pulmonary disease	慢性阻塞性肺疾病
COX	cytochrome c oxidase	细胞色素C氧化酶
CPP	cerebral perfusion pressure	脑灌注压
CRP	C-reactive protein	C反应蛋白

缩略语	英文全称	中文
CSA	cross sectional area	横截面积
CSF	cerebrospinal fluid	脑脊液
CSVD	cerebral small vessel disease	脑小血管病
CTA	CT angiography	CT血管造影
CTCAE	common terminology criteria for adverse event	常见不良事件评价标准
cTEE	contrast transesophageal echocardiography	经食管超声心动图声学造影
CTLA-4	cytotoxic T lymphocyte associate antigen 4	细胞毒性T细胞抗原4
CTP	CT perfusion	CT灌注成像
CTV	CT venography	CT静脉造影
CTX	cerebrotendinous xanthomatosis	脑腱黄瘤病
CVST	cerebral venous sinus throbosis	脑静脉窦血栓形成
CVT	cerebral venous thrombosis	颅内静脉系统血栓形成
DAPT	dual antiplatelet therapy	双重抗血小板治疗
DAVF	dural arteriovenous fistula	硬脊膜动静脉瘘
DBS	deep brain stimulation	脑深部电刺激
DCE	dynamic contrast enhanced	动态对比增强
DCVT	deep cerebral venous thrombosis	深部颅内静脉系统血栓形成
DLB	dementia with Lewy body	路易体痴呆
DM	diabetes mellitus	糖尿病
DM	dermatomyositis	皮肌炎
DMARDs	disease-modifying anti-rheumatic drugs	改善病情的抗风湿药物
DMD	Duchenne muscular dystrophy	迪谢内肌营养不良
DMF	dimethyl fumarate	富马酸二甲酯
DMT	disease-modifying therapies	疾病修饰治疗
DN4	Douleur Neuropathique en 4 Questions	神经病理性疼痛评估量表
DPN	diabetic peripheral neuropathy	糖尿病周围神经病
DPPX	dipeptidyl-peptidase-like protein	二肽基肽酶样蛋白
DSA	digital subtraction angiography	数字减影血管造影
DSC	dynamic susceptibility contrast	动态磁化率对比

缩略语	英文全称	中文
DTI	diffusion tensor imaging	弥散张量成像
DVT	deep venous thrombosis	深静脉血栓形成
DWI	diffusion weighted imaging	弥散加权成像
EAN	European Academy of Neurology	欧洲神经病学学会
EBV	Epstein-Barr virus	EB病毒
ECASS	The European Cooperative Acute Stroke Study	欧洲急性卒中协作研究
ECG	electrocardiogram	心电图
ECHO	echocardiography	超声心动图
EDX	electrodiagnostic	电诊断
EEG	electroencephalography	脑电图
EFIC	European Pain Federation	欧洲疼痛联盟
EFNS	European Federation of Neurological Societies	欧洲神经科学协会联盟
EIC	early ischemic change	早期缺血性病变
END	early neurological deterioration	早期神经功能恶化
ESC	European Society of Cardiology	欧洲心脏病学会
ESR	erythrocyte sedimentation rate	红细胞沉降率
ESUS	embolic stroke of undetermined source	来源不明的栓塞性卒中
FAQ	functional activities questionnaire	社会功能活动问卷
FDA	Food and Drug Administration	食品与药品管理局
FHM	familial hemiplegic migraine	家族性偏瘫性偏头痛
FIRES	febrile infection-related epilepsy syndrome	发热感染相关性癫痫综合征
FLAIR	fluid attenuated inversion recovery	液体抑制反转恢复
FMD	fibromuscular dysplasia	肌纤维发育不良
FTD	frontotemporal dementia	额颞叶痴呆
GABABR	γ-amino butyric acid type B receptor	γ-氨基丁酸B型受体
GAD	glutamic acid decarboxylase	谷氨酸脱羧酶
GBS	Guillain-Barré syndrome	吉兰-巴雷综合征
GCS	Glasgow coma scale	格拉斯哥昏迷评分
GCSE	generalized convulsive status epilepticus	全面性惊厥性癫痫持续状态

附录

缩略语	英文全称	中文
GFAP	glial fibrillary acidic protein	胶质纤维酸性蛋白
GIOP	glucocorticoid-induced osteoporosis	糖皮质激素诱导的骨质疏松
GLD	globoid cell leukodystrophy	球形细胞脑白质营养不良
GlyR	glycine receptor	甘氨酸受体
HAD-D	hospital anxiety and depression scale for depression	医院焦虑抑郁量表的抑郁部分
HAMD	Hamilton depression rating scale	汉密尔顿焦虑评定量表
Hcy	homocysteine	同型半胱氨酸
HDL-C	high-density lipoprotein cholesterol	高密度脂蛋白胆固醇
HDLS	hereditary diffuse leukoencephalopathy with spheroids	遗传性弥漫性白质脑病合并轴索球样变
HF-rTMS	high-frequency repetitive transcranial magnetic stimulation	高频重复经颅磁刺激
HHV	human herpes virus	人类疱疹病毒
HI	hemorrhagic infarction	出血性脑梗死
HIT	heparin induced thrombocytopenia	肝素诱导的血小板减少症
HIV	human immunodeficiency virus	人类免疫缺陷病毒
HNPP	hereditary neuropathy with liability to pressure palsies	遗传性压力易感性周围神经病
HRMRI	high resolution MRI	高分辨率磁共振成像
hsCRP	hypersensitive C-reactive protein	超敏C反应蛋白
HSV	herpes simplex virus	单纯疱疹病毒
HTN	hypertension	高血压
IADL	instrumental activities of daily living	工具性日常生活活动能力
IASP	International Association for the Study of Pain	国际疼痛研究协会
IBM	inclusion body myositis	包涵体肌炎
ICA	internal carotid artery	颈内动脉
ICD	implantable cardioverter defibrillator	植入型心律转复除颤器
ICH	intracerebral hemorrhage	脑出血
ICH	intracranial hypertension	颅内压增高

缩略语	英文全称	中文
ICI	immune checkpoint inhibitor	免疫检查点抑制剂
ICIQ	International Consultation on Incontinence Questionnaire	国际尿失禁咨询委员会尿失禁问卷
ICIs	immune checkpoint inhibitor	免疫检查点抑制剂
ICP	intracranial pressure	颅内压
IGRA	interferon-γ release assay	γ干扰素释放试验
IHS	intracranial hypotension syndrome	低颅压综合征
IIM	idiopathic inflammatory myopathy	特发性炎性肌病
IMNM	immune-mediated necrotizing myopathy	免疫介导的坏死性肌病
INO	internuclear ophthalmoplegia	核间性眼肌麻痹
iNPH	idiopathic normal pressure hydrocephalus	特发性正常压力脑积水
iNPHGS	iNPH Grading Scale	iNPH等级评分量表
INR	international normalized ratio	国际标准化比值
irNAEs	immune-related neurological adverse events	免疫相关神经系统不良反应
IVIg	intravenous immunoglobulin	静脉注射免疫球蛋白
IWG MCI	International Working Group on Mild Cognitive Impairment	轻度认知障碍国际工作组
LANSS	Leeds Assessment of Neuropathic Symptoms and Signs	Leeds神经病理性症状和体征疼痛评分
LCC	leukoencephalopathy with cerebral calcifications and cysts	伴钙化与囊变的脑白质病
LCT	levodopa challenge test	左旋多巴负荷试验
LDL-C	low-density lipoprotein cholesterol	低密度脂蛋白胆固醇
LED	levodopa equivalent dose	左旋多巴等效剂量
LEMS	Lambert-Eaton myasthenic syndrome	Lambert-Eaton肌无力综合征
LGI1	leucine-rich glioma-inactivated protein 1	富含亮氨酸胶质瘤失活蛋白1
LHI	large hemispheric infarction	大脑半球大面积脑梗死
LPA	logopenic progressive aphasia	logopenic型进行性失语
LSS	Lewis-Sumner syndrome	Lewis-Sumner综合征
LTBI	latent tuberculosis infection	潜伏结核感染

附

录

缩略语	英文全称	中文
LVEF	left ventricular ejection fraction	左心室射血分数
MAOI	monoamine oxidase inhibitor	单胺氧化酶抑制剂
MBD	Marchiafava-Bignami disease	原发性胼胝体变性
MCA	middle cerebral artery	大脑中动脉
MCI	mild cognitive impairment	轻度认知功能障碍
MDS-UPDRS	MDS Unified-Parkinson Disease Rating Scale	MDS统一帕金森病评定量表
MELAS	mitochondrial encephalomyopathy with lactic acidosis and stroke	线粒体脑肌病伴高乳酸血症和卒中样发作
MERS	mild encephalopathy with a reversible splenial lesion	伴胼胝体压部可逆性病变的轻度脑病
MFS	Miller Fisher syndrome	Miller Fisher综合征
MG	myasthenia gravis	重症肌无力
mGluR5	metabotropic glutamate receptor 5	代谢型谷氨酸受体5
MGT	modified Gomori trichrome	改良Gomori三色
MGUS	monoclonal gammopathy of undetermined significance	意义未明单克隆丙种球蛋白血症
MHC	major histocompatibility complex	主要组织相容性复合体
MIBG	metaiodobenzylguanidine	间位碘代苄胍
MLD	metachromatic leukodystrophy	异染性脑白质营养不良
MLPA	multiplex ligation-dependent probe amplification	多重连接依赖性探针扩增
MMA	methylmalonic acidemia	甲基丙二酸尿症
MMN	multifocal motor neuropathy	多灶性运动神经病
MMSE	mini-mental state examination	简易精神状态检查量表
MND	motor neuron disease	运动神经元病
mNGS	metagenomic next-generation sequencing	宏基因组二代测序
MoCA	Montreal cognitive assessment	蒙特利尔认知评估量表
MPT	maximum plaque thickness	最大斑块厚度
MRA	magnetic resonance angiography	磁共振血管成像
MRI	magnetic resonance imaging	磁共振成像
MRP	magnetic resonance imaging perfusion	磁共振灌注成像
MRS	magnetic resonance spectroscopy	磁共振波谱成像

缩略语	英文全称	中文
MRV	magnetic resonance venography	磁共振静脉成像
MS	multiple sclerosis	多发性硬化
MSA	multiple system atrophy	多系统萎缩
MUAP	motor unit action potential	运动单位动作电位
MuSK	muscle-specific receptor tyrosine kinase	肌肉特异性受体酪氨酸激酶
NADH-TR	nicotinamide adenine dinucleotide tetrazolium reductase	还原型辅酶Ⅰ四氮唑还原酶
NEOS 评分	Anti-NMDAR Encephalitis One-Year Functional Status	抗NMDAR脑炎1年功能状态评分
NeuPSIG	Neuropathic Pain Special Interest Group of the International Association for the Study of Pain	国际疼痛学会神经病理性疼痛特别兴趣小组
Nfl	neurofilament light	神经丝轻链蛋白
NGS	next generation sequencing	二代测序
NIHSS	National Institutes of Health Stroke Scale	国立卫生研究院卒中量表
NINDS	National Institute of Neurological Disorders and Stroke	国家神经系统疾病与卒中研究所
NMDAR	N-methyl-D-aspartate receptor	N-甲基-D-天冬氨酸受体
NMOSD	neuromyelities optica spectrum disorder	视神经脊髓炎谱系疾病
NMS	neuroleptic malignant syndrome	神经阻滞剂恶性综合征
NOAC	new oral anticoagulants	新型口服抗凝药
NOAC	non-vitamin K antagonist oral anti-coagulants	非维生素K口服抗凝药
nOH	neurogenic orthostatic hypotension	神经原性体位性低血压
non-BZDs	non-benzodiazepine drugs	非苯二氮䓬类药物
NP	neuropathic pain	神经病理性疼痛
NPH	normal pressure hydrocephalus	正常压力脑积水
NPI	neuropsychiatric inventory	神经精神问卷
OAC	oral anticoagulants	口服抗凝药
OB	oligoclonal bands	寡克隆区带
ODS	osmotic demyelination syndrome	渗透性脱髓鞘综合征
OH	orthostatic hypotension	直立性低血压

附录

缩略语	英文全称	中文
OSAS	obstructive sleep apnea	阻塞性睡眠呼吸暂停
PACNS	primary angiitis of the central nervous system	原发性中枢神经系统血管炎
PAO	proximal arterial occlusion	近端大动脉闭塞
PCB	pharyngeal-cervical-brachia	咽颈臂
PCR	polymerase chain reaction	聚合酶链反应
PD-1	programmed cell death protein 1	程序性死亡蛋白1
PDD	Parkinson's disease dementia	帕金森病痴呆
PD-L1	programmed cell death protein ligand 1	程序性死亡受体配体1
PD-Plus	Parkinsonism-plus syndrome	帕金森叠加综合征
PERM	progressive encephalomyelitis with rigidity and myoclonus	伴有强直与肌阵挛的进行性脑脊髓炎
PET	positron emission tomography	正电子发射体层成像
PFO	patent foramen ovale	卵圆孔未闭
PFO-AS	patent foramen ovale-associated stroke	卵圆孔未闭相关卒中
PH	parenchymal hemorrhage	脑实质出血
PHQ-2	Patient Health Questionnaire 2	患者健康问卷2
PHQ-9	Patient Health Questionnaire 9	患者健康问卷9
PI	pulsatility index	搏动指数
PKAN	pantotenate kinase-associated neurodegeneration	泛酸激酶相关性神经变性病
PM	polymyositis	多发性肌炎
PMD	Pelizaeus-Merzbacher disease	佩梅病
PML	progressive multifocal leukoencephalopathy	进行性多灶性白质脑病
PN	peripheral neuropathy	周围神经病
PPA	primary progressive aphasia	原发性进行性失语症
PPMS	primary progressive multiple sclerosis	原发进展型多发性硬化
PRES	posterior reversible encephalopathy syndrome	可逆性后部脑病综合征
PSG	polysomnography	多导睡眠监测
PSP	progressive supranuclear palsy	进行性核上性麻痹

缩略语	英文全称	中文
PSWC	periodic sharp wave complex	周期性尖锐复合波
PT	prothrombin time	凝血酶原时间
PVS	perivascular space	血管周围间隙
PWI	perfusion weighted imaging	灌注成像
RBD	rapid eye movement sleep behavior disorder	快速眼动期睡眠行为障碍
RCT	randomized controlled trial	随机对照试验
RCVS	reversible cerebral vasoconstriction syndrome	可逆性血管收缩综合征
REM	rapid eye movement	快速眼动
RESLES	reversible splenial lesion syndrome	可逆性胼胝体压部病变综合征
RI	resistant index	阻力指数
RIPA	radioimmunoprecipitation assay	放射免疫沉淀法
RLS	restless legs syndrome	不宁腿综合征
RNS	repetitive nerve stimulation	重复神经电刺激
RPR	rapid plasma reagin	梅毒快速血清反应素试验
RRMS	relapsing remitting multiple sclerosis	复发缓解型多发性硬化
rt-PA	recombinant tissue-type plasminogen activator	重组人组织型纤溶酶原激活剂
RT-QuIC	realtime quaking-induced conversion	实时震动诱导蛋白扩增
RVCL	retinal vasculopathy with cerebral leukodystrophy	视网膜血管病变伴白质脑病
SAH	subarachnoid hemorrhage	蛛网膜下腔出血
SARA评分	Scale for Assessment and Rating of Ataxia	共济失调评估和评级量表
SCA	spinocerebellar ataxia	脊髓小脑性共济失调
SCD	subacute combined degeneration	亚急性联合变性
SDH	succinate dehydrogenase	琥珀酸脱氢酶
SIPR	sphingosine-1-phosphate receptor	鞘氨醇-1-磷酸受体
SLE	systemic lupus erythematosus	系统性红斑狼疮
SLE	stroke-like episodes	卒中样发作
SNAP	sensory nerve action potential	感觉神经动作电位

附

录

缩略语	英文全称	中文
SNRI	serotonin-noradrenalin reuptake inhibitor	5-羟色胺去甲肾上腺素再摄取抑制剂
SOB	specific oligoclonal bands	特异性寡克隆区带
SPECT	singlephoton emission computed tomography	单光子发射计算机断层成像
SPMS	secondary progressive multiple sclerosis	继发进展型多发性硬化
SPSD	Stiff person syndrome spectrum disorders	僵人综合征谱系障碍
SSPE	subacute sclerosing panencephalitis	亚急性硬化性全脑炎
SSR	skin sympathetic response	皮肤交感反应
SSRI	selective serotonin reuptake inhibitor	选择性5-羟色胺再摄取抑制剂
SWI	susceptibility weighted imaging	磁敏感加权成像
TBA	tissue based assay	基于组织底物的实验
TBI	traumatic brain injury	创伤性脑损伤
TC	total cholesterol	总胆固醇
TCA	tricyclic antidepressive agent	三环类抗抑郁药
TCD	transcranial Doppler	经颅多普勒超声
TEE	transesophageal echocardiography	经食管超声心动图
TENS	transcutaneous electrical nerve stimulation	经皮神经电刺激
TG	triglyceride	甘油三酯
TIA	transient ischemic attack	短暂性脑缺血发作
TLOC	transient loss of consciousness	一过性意识丧失
TOF-MRA	time of flight MRA	时间飞跃法MRA
TPPA	treponema pallidum particle agglutination	梅毒螺旋体颗粒凝集试验
TST	tuberculin skin test	结核菌素皮肤试验
TTR	time in therapeutic range	治疗范围内的时间百分比
UIA	unruptured intracranial aneurysm	未破裂颅内动脉瘤
VAS	visual analogue scale	视觉模拟评分
VD	vascular dementia	血管性痴呆

缩略语	英文全称	中文
VDRL	venereal disease research laboratory	性病研究实验室试验
VFT	verbal fluency test	词语流畅性测验
V-PSG	video-polysomnography	视频多导睡眠图
VWM	vanishing white matter	白质消融性脑病
VZV	varicella-zoster virus	水痘-带状疱疹病毒
WAB-R	western aphasia battery-revised	西方失语症检查量表
WE	Wernicke encephalopathy	Wernicke脑病
WES	whole exome sequencing	全外显子组测序
WGS	whole genome sequencing	全基因组测序
WSS	wall shear stress	壁面剪切应力

附 录

ISBN 978-7-5679-2565-6

定价: 69.00 元